U0122076

《本草纲目》医案译注

徐荣鹏 编著

人民卫生出版社
·北京·

图书在版编目（CIP）数据

《本草纲目》医案译注 / 徐荣鹏编著 . —北京：
人民卫生出版社，2023.3
ISBN 978-7-117-34280-3

Ⅰ.①本… Ⅱ.①徐… Ⅲ.①《本草纲目》—医案 —
注释 Ⅳ.①R281.3

中国版本图书馆 CIP 数据核字（2022）第 244247 号

人卫智网	**www.ipmph.com**	医学教育、学术、考试、健康， 购书智慧智能综合服务平台
人卫官网	**www.pmph.com**	人卫官方资讯发布平台

《本草纲目》医案译注
《Bencao Gangmu》Yi'an Yizhu

编　　著：徐荣鹏
出版发行：人民卫生出版社（中继线 010-59780011）
地　　址：北京市朝阳区潘家园南里 19 号
邮　　编：100021
E - mail：pmph @ pmph.com
购书热线：010-59787592　010-59787584　010-65264830
印　　刷：北京汇林印务有限公司
经　　销：新华书店
开　　本：710×1000　1/16　印张：23
字　　数：331 千字
版　　次：2023 年 3 月第 1 版
印　　次：2023 年 3 月第 1 次印刷
标准书号：ISBN 978-7-117-34280-3
定　　价：69.00 元
打击盗版举报电话：010-59787491　E-mail：WQ @ pmph.com
质量问题联系电话：010-59787234　E-mail：zhiliang @ pmph.com
数字融合服务电话：4001118166　　E-mail：zengzhi @ pmph.com

序

　　徐荣鹏先生与我既是校友,也是师友,亦是道友。我们都毕业于湖北中医药大学,都从事教学、临床工作,都对中医抱有一颗赤子之心。徐先生读大二时与我相识,我任其中药学老师,从那时起他便随我习医,时光荏苒,岁月如梭,转眼已十五载。书山问道,学海泛舟,他之于中医,可谓用心矣!

　　徐先生师从我学习推拿、火罐,技艺纯熟之后,便转向内科、妇科。寒来暑往,操场上常闻其背书之声;暮去朝来,图书馆恒有其看书之影。药性汤头之外,博涉文史;读书临证之余,勤于写作。虽志于中医,而中药鉴别亦曾习得;虽娴于理论,而临床实践未尝偏废。研究生毕业后,为锤炼中医实战技术,坐诊于一乡镇中药店,任何疾病均用纯中药治疗,白天看病,晚上看书,因疗效显著,渐有医名,广受病家赞誉。后又考取我校博士,以《黄帝内经》为研究方向,理论得到进一步夯实。毕业后,执教于湖北中医药高等专科学校,授课深入浅出,说理通俗易懂,课风活泼开放,深受学生喜爱。

　　近日,以所著《〈本草纲目〉医案译注》一书见示,余通览全书,觉其可贵之处有三:《本草纲目》为中药学之瑰宝,世人多以药书目之,本书独辟蹊径,收集整理《本草纲目》中零星散载的医案,从医学的角度对《本草纲目》进行了深入发掘,此其一;《本草纲目》为明代著作,文辞古奥,艰涩难懂,有文字不识之障碍,有句读不通之困惑,有文义不解之迷茫,非专门研究者,实难潜心阅览。本书译文流畅,语言简洁,条达文理的同时兼顾医理,能让阅读者悦读,此其二;《本草纲目》中的医案是李时珍本人及其引用古代医家的经典案例,蕴含着深邃的医理,然时过境迁,其治病之理、择方之由、遣药之因,我们无法起古人于地下而问之,本书上考《内》《难》,下引诸家,辨析医理,证之临床,使医案中的辨证论治之理易于通晓,遣方用药之由得以明晰。理论研究者,研究之时可多一角度;临床实践者,临证之时可多一路径。

该书可读性大,实用性强,故不揣愚蒙,濡笔数语,以为序。

湖北中医药大学

王绪前

2022 年 11 月 1 日

前 言

　　明代伟大医药学家李时珍知识渊博，阅历丰富，穷毕生之精力，采众家之精华，实地考察数省，书稿增删三次，始完成巨著《本草纲目》。该书问世以来，屡付剞劂，反复再版。习本草者，以其为渊薮；著本草者，以其为依归。国内风行，海外流传，赞誉之词，不绝于耳。

　　余自潜心中医以来，览灵兰秘典，诵金匮真言，专注古籍，醉心本草。恩师王绪前教授尝谓：《本草纲目》之精华在于"发明"一栏，可精读之。余谨遵师命，授课之余暇，临证之闲隙，即参悟文辞，探究医理。偶见零散医案夹杂其间，读之令人兴趣盎然，爱不释手。盖李时珍不但精于本草，而且医术高超，为证明药物之功效，常以医案为佐证，读之可彰功效之理，可知配伍之用，可察疗效之确。自此以后，对《本草纲目》医案留心搜求，揣摩其理，推敲其用，施之于临床，果然大放异彩，试举几例：

　　《卷13·延胡索》："荆穆王妃胡氏，因食荞麦面着怒，遂病胃脘当心痛，不可忍……乃以玄胡索末三钱，温酒调下，即纳入，少顷大便行而痛遂止。"延胡索为活血行气止痛之良药，此案用治胃痛疗效甚佳，受其启发，凡遇胃痛则加入此药，果真止痛效速。

　　《卷16·车前》："欧阳公常得暴下病，国医不能治。夫人买市人药一贴，进之而愈。力叩其方，则车前子一味为末，米饮服二钱匕。"患者腹泻，不治泻而利小便，即"开支河"之法。治腹泻时参用此法，真能事半功倍。

　　《卷17·大黄》："治风热积壅，一切牙痛，去口气，大有奇效。好大黄瓶内烧存性，为末，早晚揩牙，漱去。都下一家专货此药，两宫常以数千赎之，其门如市也。"足阳明胃经"入上齿中"，手阳明大肠经"入下齿中"，大黄可清泻胃肠,故为治牙疼之良药。余治火热牙疼,不论患者便秘与否,于清胃散中加入酒大黄,一二剂牙疼即止。

《卷18·牵牛子》:"外甥柳乔,素多酒色。病下极胀痛,二便不通,不能坐卧,立哭呻吟者七昼夜……乃用楝实、茴香、穿山甲诸药,入牵牛加倍,水煎服。一服而减,三服而平。"患者症状类似急性前列腺炎,李时珍所用之药皆入肝经,余推测前列腺隶属于肝。后治前列腺肥大、增生,用济生肾气丸为主方,加入疏肝散结、活血化瘀之品,果收佳效。

《卷30·银杏》:"金陵一铺治哮喘,白果定喘汤,服之无不效者,其人以此起家。"此方即定喘汤,文中极言其效,临床试验,方知所言不虚。一男性患者,六十余岁,患哮喘二十余载,辗转治疗,求治于余。余以病久难治,告之需长期服药,始能见效。忆及此案,径书定喘汤原方,嘱服一周。复诊之时,患者笑容满面,谓病已去大半,诘问医生既有回春妙手,何故谦虚如此? 余谓此皆李时珍之功也!

凡此等等,越读越领略到《本草纲目》之博大精深,越读越感受到《本草纲目》之实用性强。为使《本草纲目》惠泽后世,遂萌发编撰之志。对零落散布的医案加以收集归类,便于汇观;对佶屈聱牙的文字加以翻译疏通,便于众览;对晦涩难懂的医理加以发微抉隐,便于参考。历经七载,始得成书。

本次编撰,对原著中涉及鬼神,荒诞离奇等医案,未予收录;对于现在临床已不适用的药物、食物等,为保留文献原貌,未做删减,仅供研读参考,不做使用依据。然笔者水平有限,谬误之处在所难免,尚请同道不吝指正。

徐荣鹏

于湖北中医药高等专科学校

2022 年 11 月 1 日

目 录

十三、养生服食病案 ··· 308

一、肺系病案

（一）咳　　嗽

1. 时珍咳嗽

【出处】《本草纲目·卷13·黄芩·发明》

【原文】予年二十时，因感冒咳嗽既久，且犯戒，遂病骨蒸发热，肤如火燎，每日吐痰碗许，暑月烦渴，寝食几废，六脉浮洪。遍服柴胡、麦门冬、荆沥诸药，月余益剧，皆以为必死矣。先君偶思李东垣治肺热如火燎，烦躁引饮而昼盛者，气分热也。宜一味黄芩汤，以泻肺经气分之火。遂按方用片芩一两，水二钟，煎一钟，顿服。次日身热尽退，而痰嗽皆愈。药中肯綮，如鼓应桴，医中之妙，有如此哉。

【译文】李时珍二十岁时，因患感冒，咳嗽了很长时间，且违反了病症应当遵守的禁忌，病症发展为骨蒸发热，皮肤发热如同用火燎过，每日吐痰一碗左右，夏天烦躁口渴，卧不安眠，茶饭不思，两手寸、关、尺的脉象浮洪。遍服柴胡、麦冬、荆沥等药，一个多月后病情更加严重，都以为必死无疑。父亲李言闻偶然想到李东垣治疗肺热所致的皮肤发热如同用火燎过，烦躁口渴喜饮而白天较甚的病，是气分有热。应该用一味黄芩汤，以泻肺经气分之火热。于是按照药方用黄芩一两，水二钟，煎取一钟，一次服完。第二日身热退尽，且咳嗽吐痰皆愈。用药切中病证的要害，效果非常明显。医道中的美妙之处，就像上面所述的那样。

【解读】此为痰热蕴肺之证。李时珍因患感冒,咳嗽既久,邪气入里化热,热邪煎灼津液成痰,肺为贮痰之器,故咳吐大量痰涎;肺主皮毛,痰热之邪客于肺中,故肤如火燎。病经月余,邪气已经入里,六脉浮洪,乃痰热壅盛之表现。柴胡解表退热,麦冬养阴润肺,荆沥除风热、化痰涎,均非所治,故无效可言。黄芩味苦性寒,功能清热燥湿,善清肺脏之湿热,重剂使用,使痰热得祛,则热退咳止。

2. 痰饮咳嗽

【出处】《本草纲目·卷46·蚌·附方》

【原文】痰饮咳嗽:用真蚌粉新瓦炒红,入青黛少许,用淡齑(jī)水滴麻油数点,调服二钱。《类编》云:徽宗时,李防御为入内医官时,有宠妃病痰漱,终夕不寐,面浮如盘。徽宗呼李治之,诏令供状,三日不效当诛。李忧惶技穷,与妻泣别。忽闻外叫卖:咳嗽药一文一帖,吃了即得睡。李市一帖视之,其色浅碧。恐药性犷悍,并二服自试之,无他。乃取三帖为一,入内授妃服之。是夕嗽止,比晓面消。内侍走报,天颜大喜,赐金帛直万缗(mín)。李恐索方,乃寻访前卖药人,饮以酒,厚价求之,则此方也。云自少时从军,见主帅有此方,剽得以度余生耳。

【译文】痰饮咳嗽:取真蚌粉放在新瓦上炒红,加入少量青黛,用淡齑水滴入麻油数点,调服二钱。《类编》记载:宋徽宗时,李防御担任宫内的医官,有一受宠的妃子病痰饮咳嗽,日夜不能睡觉,面部浮肿如盘。宋徽宗叫来李防御,让他治疗,并颁下圣旨告诉他,三日无效,罪当诛杀。李防御方法用尽也没有效,忧愁惶恐,与妻子流泪告别。忽然听见屋外叫卖声:咳嗽药一文一帖,吃了即得睡。李防御买来一帖察视,药物呈浅碧色。他担心药性峻猛,亲自取二帖作为一次量服用,没有感觉到不适。于是取三帖作为一次量,送入宫内给患病的妃子服用。妃子当天晚上咳嗽即止,第二日拂晓面部浮肿消失。太监奔往相告,宋徽宗大喜,赐给李防御黄金、丝绸,价值一万贯铜钱。李防御担心宋徽宗向他索要药方,于是寻找到那个卖药人,请他喝酒,并出很高的价钱向他购买药方,即是此方。卖药人说他年少时投身军旅,看见主帅有这个药方,剽窃得到,晚年则货卖此药以度余生。

【解读】以药测证,宋徽宗宠妃的咳嗽当为肝火犯肺所致。妃子久居深宫,情怀幽怨,肝气郁结而化火,木火刑金犯肺,发为咳嗽。此种咳嗽阵发连连,呈连续性,咳引胸胁,影响睡眠,故日夜不寐;肝肺之火炎于上,故面部浮肿如盘。治宜清肝火、降肺气。方中海蛤壳咸寒,入肺、胃经,功擅清肺热而化痰清火;青黛咸寒,归肝、肺、胃经,功能清肝泻火,凉血止血。两药共用,共奏清肝利肺、降逆止咳之功。

本方名为黛蛤散,为治疗肝火犯肺之代表方剂。笔者临床凡见咳引胸胁、脉弦者,即使用此方,恒收良效。

3. 肺热咳嗽

【出处】《本草纲目·卷30·枇杷·发明》

【原文】宗奭曰:治肺热嗽甚有功。一妇人患肺热久嗽,身如火炙,肌瘦将成劳。以枇杷叶、木通、款冬花、紫菀、杏仁、桑白皮各等分,大黄减半,如常治讫,为末,蜜丸樱桃大。食后、夜卧各含化一丸,未终剂而愈矣。

【译文】寇宗奭说:枇杷叶治疗肺热咳嗽效果非常好。有一妇人患肺热久嗽,身体发热如同用火烘烤,肌肉消瘦,即将发展成肺痨。用枇杷叶、木通、款冬花、紫菀、杏仁、桑白皮各等份,大黄剂量减半,如常法炮制,研为细末,做成如樱桃大小的蜜丸。吃饭后、睡觉前各含化一丸,一剂药尚未吃完,而病已痊愈。

【解读】热邪犯肺,导致肺的宣发肃降失职,故咳嗽不已;肺主皮毛,肺中有热,故肤热如火烤;热邪煎灼津液,故肌肉消瘦。方中枇杷叶味苦能降,性寒能清,具有清降肺气之功;桑白皮味甘性寒降,能清泻肺火;杏仁主入肺经,味苦降泄,肃降兼宣发肺气而能止咳平喘;款冬花、紫菀乃化痰止咳之套药。以上药味,皆作用于肺,共奏清肺泻火、宣降肺气、化痰止咳之功。此方之妙处,在于大黄、木通这两味药。肺与大肠相表里,用大黄泻肠腑之热即是泻肺热;木通味苦性寒,具有利尿之功,可使体内热邪从小便而出。这两味药虽未直接作用于肺,但是是在为肺热寻找出路,肺热邪气得出,则病自愈。

4. 虚乏咳嗽

【出处】《本草纲目·卷16·酸浆·发明》

【原文】时珍曰：酸浆利湿除热。除热故清肺治咳，利湿故能化痰治疸。一人病虚乏咳嗽有痰，愚以此加入汤中用之，有效。

【译文】李时珍说：酸浆功能利湿除热。除热，故能清肺治咳；利湿，故能化痰治疸。有一人身体虚弱、咳嗽有痰，我将酸浆加入补虚的汤药中使用，有效。

【解读】酸浆，为茄科酸浆属多年生直立草本植物，以果实入药。其味苦，性凉，功能清热利湿、化痰止咳、软坚散结。案中患者病虚乏咳嗽有痰，李时珍加入酸浆，是取其化痰止咳之功。

5. 一切咳嗽

【出处】《本草纲目·卷16·鼠曲草·发明》

【原文】按陈氏《经验方》云：三奇散治一切咳嗽，不问久近，昼夜无时。用佛耳草五十文，款冬花二百文，熟地黄二两，焙研末。每用二钱，于炉中烧之，以筒吸烟咽下，有涎吐去。予家一仆久病此，医治不效。偶在沅（yuán）州得一婢，用此法，两服而愈也。

【译文】宋代陈晔《家藏经验方》记载：三奇散可以治疗一切咳嗽，不管患病时间的长短，还是白天、夜间咳嗽。用佛耳草五十文，款冬花二百文，熟地黄二两，焙干，研为细末。每次取用二钱，于炉中烧烟，用筒吸烟，咽下，喉间有涎则吐去。我家里的一个仆人久患此病，延医治疗，没有效果。我偶然在沅州得一婢女，她知道使用这种治疗方法，仆人服用两次而病愈。

【解读】鼠曲草又叫佛耳草，性平，味微甘，功能化痰、止咳、平喘、祛风湿；款冬花辛温而润，功能润肺下气、止咳化痰。此二味药药性平和，治疗咳喘无论寒热虚实，皆可随证选用，故案中云能治疗一切咳嗽。熟地黄甘温质润，功能补血养阴、填精益髓。考立方之意，大抵取鼠曲草、款冬花止咳化痰之功，熟地黄补血养阴，使气归于血，而收止咳之效。然此方尚缺驱邪之药味,属新感或外邪未尽者,不宜使用本方。

6. 痰嗽并喘

【出处】《本草纲目·卷18·五味子·附方》

【原文】痰嗽并喘:五味子、白矾等分,为末。每服三钱,以生猪肺炙熟,蘸末细嚼,白汤下。汉阳库兵黄六病此,百药不效。于岳阳遇一道人传此,两服,病遂不发。《普济方》。

【译文】咳嗽有痰兼喘:五味子、白矾等份,研为细末。每次服用三钱,将生猪肺烤熟,切片,蘸取药末,慢慢嚼烂,白开水送下。汉阳有一库兵(守仓库的兵士),名叫黄六,患此病,方药遍尝,没有疗效。在岳阳时遇一道士传授此方,服完两剂,病即不发。(《普济方》)

【解读】以药测证,本病当属久咳肺虚证。肺主气,久咳不已,每致肺气耗散,肺虚不敛,必致久咳不愈,甚则气喘。治宜敛肺止咳、益气化痰。方中五味子味酸收敛,甘温而润,能上敛肺气,下滋肾阴,为治疗久咳虚喘之要药;白矾味酸涩,具收敛之功,且能化痰。咳嗽发自于肺,嚼食猪肺可通过"以脏补脏"以达到补肺之效,且能引药直达病所。诸药合用,药证相符,故病得愈。本方具收敛之效,适用于肺虚所致的久咳,对于外感邪气所致的咳嗽则禁用。

7. 咳嗽上气

【出处】《本草纲目·卷26·干姜·附方》

【原文】咳嗽上气:用合州干姜(炮),皂荚(炮,去皮、子及蛀者),桂心(紫色者,去皮),并捣筛等分,炼白蜜和捣三千杵,丸梧子大。每饮服三丸,嗽发即服,日三五服。禁食葱、面、油腻。其效如神。禹锡在淮南与李亚同幕府,李每治人而不出方,或诮其吝。李曰:凡人患嗽,多进冷药。若见此方用药热燥,必不肯服,故但出药即多效也。试之信然。刘禹锡《传信方》。

【译文】咳嗽上气:用合州干姜(炮)、皂荚(炮,去掉皮、子及被虫蛀的)、桂心(呈紫色的,去皮)各等份,一起捣碎过筛,将白蜜炼后与前药末混匀,用杵捣三千下,制成药丸,如梧桐子大小。每次服用三丸,咳嗽发作时即服用,每日服三到五次。禁食葱、面、油腻之物。其效如神。刘禹锡在淮南时与李亚同在幕府,李亚每次为人治病而不出示处方,有的人风言冷语说他吝啬。李亚说:只要人们患了咳嗽,大部分都是服用寒凉的药。如果看见此方用热燥的药,必定不肯服用,所以只给药即能多取效。试验后果然是这样。(刘禹锡《传信方》)

【解读】此方为补偏救弊而设。世俗治疗咳嗽多用寒凉药,咳嗽属热证者乃药之所宜,属寒证者则冰伏气机,迁延难愈。故用一派热药,消融寒邪,展布气机。方中干姜辛热,入肺经,善能温肺散寒化饮;肉桂辛甘大热,能补火助阳,益阳消阴,为治命门火衰之要药;皂荚辛能通利气道,咸能软化胶结之痰,适用于治疗顽痰胶阻于肺所致的咳逆上气。三药伍用,温振阳气,使寒邪得除,则咳嗽自愈。此方只能治疗咳嗽属寒证者,属热证者则非所宜。

8. 顽固咳嗽

【出处】《本草纲目·卷36·桑·枝·发明》

【原文】按赵潘《养疴漫笔》云:越州一学录少年苦嗽,百药不效。或令用南向柔桑条一束。每条寸折纳锅中,以水五碗,煎至一碗,盛瓦器中,渴即饮之。服一月而愈。

【译文】据宋代赵潘《养疴漫笔》记载:越州有一学录(古代文官官名,从事业务相当于老师或学校行政人员),年少时病咳嗽,服药无数,没有效果。有人教他取指向南方的嫩桑枝一把,每条桑枝成寸折断,放入锅中,加水五碗,煎至一碗,将药液取出,盛放在瓦罐中,感觉口渴即饮用,连续服用一个月,病即痊愈。

【解读】桑枝具有祛风湿、利关节之功,并无止咳之效,久服能治咳者,盖桑枝能祛肺中之风湿邪气。

9. 经年气嗽

【出处】《本草纲目·卷30·橘·黄橘皮·附方》

【原文】经年气嗽：橘皮、神曲、生姜焙干等分，为末，蒸饼和，丸梧子大。每服三五十丸，食后、夜卧各一服。有人患此服之，兼旧患膀胱气皆愈也。寇氏《衍义》。

【译文】经年咳嗽：橘皮、神曲、生姜各等份，焙干，研为细末，蒸饼和匀，制成药丸，如梧桐子大小。每次服用三五十丸，吃饭后、睡觉前各服一次。有人患咳嗽病而服此方，连原来的膀胱气也一起好了。(寇宗奭《本草衍义》)

【解读】以药测证，本方所治之咳嗽当为寒痰咳嗽。方中橘皮辛行温通，既能燥湿化痰，又能温化寒痰，且辛行苦泄而能宣肺止咳；神曲辛以行散消食，甘温健脾开胃，可杜生痰之源；生姜辛温发散，能温肺散寒，化痰止咳。三药伍用以治疗寒痰咳嗽，正合其用。

膀胱气，是指小腹肿痛而不得小便的病证。沈金鳌《杂病源流犀烛·膀胱病源流》："膀胱气，膀胱经病也。其症小腹肿痛，必小便秘涩。宜五苓散加茴香、葱白、盐。服药后，若下小便如墨汁，膀胱之邪去矣，邪去而便通、痛止矣。"治疗膀胱气用五苓散加茴香、葱白、盐，可推测出此病之因在于膀胱气化失职。服药后排出小便黑如墨汁，而肾在天为寒，在色为黑，故可推测出此病感受的是寒邪。综上所述，膀胱气是寒气侵犯膀胱经所致。但是治疗寒痰咳嗽之方为何亦可愈膀胱气呢？盖肺为水之上源，肺之寒痰得祛，源清而流洁，膀胱气亦可随之而愈。

10. 经久咳嗽

【出处】《本草纲目·卷1·神农本经名例》

【原文】有人病久嗽，肺虚生寒热。以款冬花焚三两芽，俟烟出，以笔管吸其烟，满口则咽之，至倦乃已。日作五七次，遂瘥。

【译文】有人患经久不愈的咳嗽，肺气亏虚，发冷发热。取款冬花三两，焚烧待烟出，用笔管吸烟入口，烟充满整个口腔则咽下，一直吸到感到疲倦为止。每日使用五到七次，病即痊愈。

【解读】款冬花性味辛温，具有润肺下气、化痰止咳的作用。款冬花气味虽温，但润而不燥，则温热之邪郁于肺经而不得疏泄者，亦能治之。故外感内伤、寒热虚实的咳嗽,皆可应用。特别是肺虚久咳不止,最为适用。案中患者咳嗽经久不愈,肺气亏虚,发冷发热,使用款冬花治疗非常妥帖。此案的给药方式十分巧妙,让药物直接通过喉咽部,并保存一定时间,可以发挥最大的治疗作用。

11. 病嗽多日

【出处】《本草纲目·卷16·款冬花·发明》

【原文】宗奭曰:有人病嗽多日,或教然款冬花三两,于无风处以笔管吸其烟,满口则咽之,数日果效。

【译文】寇宗奭说:有人病咳嗽多日,有人教以用款冬花三两,点燃,于无风处用笔管吸其烟,满口则咽下,使用数日后,果然有效。

【解读】此案与上案虽文字有异,尚属同一病案在不同卷次的重复,兹不赘述。

(二) 哮　　喘

1. 哮喘痰嗽

【出处】《本草纲目·卷30·银杏·附方》

【原文】哮喘痰嗽:金陵一铺治哮喘,白果定喘汤,服之无不效者,其人以此起家。其方:用白果二十一个(炒黄),麻黄三钱,苏子二钱,款冬花、法制半夏、桑白皮(蜜炙)各二钱,杏仁(去皮尖)、黄芩(微炒)各一钱半,甘草一钱,水三钟,煎二钟,随时分作二服。不用姜。《摄生方》。

【译文】哮喘痰嗽:南京有一药铺治疗哮喘,方名白果定喘汤,服用的人没有不取效的,开药铺的人以此方兴家立业。药方组成:用白果二十一个(炒黄),麻黄三钱,苏子二钱,款冬花、法制半夏、桑白皮(蜜炙)各二钱,杏仁(去掉皮、尖)、黄芩(微炒)各一钱半,甘草一钱,水三钟,煎取二钟,根据一日的时间分成两次服用。不用生姜。(《摄生方》)

【解读】以药测证,本方适用于治疗风寒外束、痰热内蕴之哮喘证。方中白果敛肺,麻黄宣肺,苏子降肺,款冬花润肺,法半夏燥肺,杏仁肃肺,黄芩清肺,桑白皮泻肺,甘草调和诸药。本方宣开与清降并用,发散与收敛兼施,融散、收、清、降于一体,定喘止咳之力颇著,疗效显著,声誉远播,故药铺能以此方兴家立业。我在临床上也常用此方治疗咳喘病症,疗效颇佳。

刘某,男,65 岁。2019 年 11 月 20 日初诊:哮喘 15 年,断续治疗,未见好转,反而有逐渐加重的趋势,现在感寒即发,喉中有哮鸣音,痰量中等,色白,易吐出。舌质淡红,舌苔白厚,脉缓滑。处方:炒白果 20g,麻黄 6g,款冬花 10g,法半夏 10g,桑白皮 15g,苏子 15g,杏仁 10g,黄芩 10g,炙甘草 10g,地龙 10g,7 剂。11 月 27 日复诊:患者诉十余年来未如此轻松过,哮喘基本消失,痰亦大减,舌苔退,惟劳累后稍喘,续上方,加黄芪 30g,7 剂。后来回访,此方服完后病即痊愈。

2. 寒痰气喘

【出处】《本草纲目·卷 35·巴豆·附方》

【原文】寒痰气喘:青橘皮一片,展开,入刚子一个,麻扎定,火上烧存性,研末。姜汁和酒一钟,呷服。天台李翰林用此治莫秀才,到口便止,神方也。张杲《医说》。

【译文】寒痰气喘:青橘皮一片,铺开,放入巴豆一个,用麻线捆住,在火上烧存性,研为细末。用姜汁和酒一钟,加入细末,搅拌均匀,小口饮服。天台一位姓李的翰林用此方治疗莫秀才,药才入口,气喘便止,真的是神效之方。(张杲《医说》)

【解读】巴豆,又名刚子,味辛性热,能祛寒痰,善治寒痰壅塞气道所致的呼吸困难,将其放在火上烧存性,可减低其峻猛之性,降低其毒性;青橘皮既能燥湿化痰,又能温化寒痰,且辛行苦泄而能宣肺止咳,为治痰之要药;姜汁辛温发散,能温肺散寒、化痰止咳;酒能行药势,且有散寒之功。诸药合用,共奏散寒化痰之功。寒痰得祛,则气道通利,而气喘自止。

3. 多年喘咳

【出处】《本草纲目·卷 36·胡颓子·发明》

【原文】时珍曰：蒲颓叶治喘咳方，出《中藏经》，云甚者亦效如神。云有人患喘三十年，服之顿愈。甚者服药后，胸上生小瘾疹作痒，则瘥也。虚甚，加人参等分，名清肺散。大抵皆取其酸涩，收敛肺气耗散之功耳。

【译文】李时珍说：蒲颓叶是治疗喘咳的药方，出自《中藏经》，书中说病情严重的也有神效。有人患喘三十年，服用后很快就好了。病情严重的服药后胸部生小瘾疹，有瘙痒感，则是病情好转的征兆。如果兼有虚证，加入人参等份，名清肺散。大概是取蒲颓叶味道酸涩，能收敛肺气耗散的功效。

【解读】案中患者病喘三十年，当属虚证。蒲颓叶味酸性平，味酸则收敛，故能收敛肺气以止咳平喘，对于属于虚证的喘咳用之较为适宜。人参补气之功尤著，为补肺之要药，故虚甚加人参。

4. 小儿齁喘

【出处】《本草纲目·卷44·鲫鱼·肉·附方》

【原文】小儿齁（hōu）喘：活鲫鱼七个，以器盛，令儿自便尿养之。待红，煨熟食，甚效。一女年十岁用此，永不发也。《集简方》。

【译文】小儿齁喘：取活鲫鱼七个，用容器盛放，让患儿往容器里小便，用尿液养鲫鱼。待鲫鱼颜色变红，煨熟食用，非常有效。一个十岁的女孩患齁喘，用此方而病愈，并且永不复发。（《濒湖集简方》）

【解读】齁喘，指喘急而喉中痰鸣，鼻息气粗声高。多因内有积痰寒饮，外感寒邪，外寒与内饮搏击，导致肺气壅阻所致。

鲫鱼味甘性平，具有补益脾胃、除湿利尿、和胃止呕的功效。脾属土，肺属金，食用鲫鱼可培土生金，使肺气足。用童子小便喂养鲫鱼，使其味咸，咸能软坚，能化积痰。本方可奏益气化痰之功，但用来治疗齁喘，尚嫌不足。此案极言其效，可能医理尚有未悟及之处。

5. 小儿痰喘

【出处】《本草纲目·卷30·胡桃·油胡桃·发明》

【原文】溧阳洪辑幼子，病痰喘，凡五昼夜不乳食。医以危告。其妻夜梦观音授方,令服人参胡桃汤。辑急取新罗人参寸许,胡桃肉一枚,煎汤一蚬壳许,灌之,喘即定。明日以汤剥去胡桃皮用之,喘复作。仍连皮用,信宿而瘳。此方不载书册,盖人参定喘,胡桃连皮能敛肺故也。

【译文】溧阳洪辑的幼子,患痰喘病,已经有五日五夜没有吃奶了。医生告知他患儿病情危急。他的妻子晚上梦见观音菩萨传授一药方,令服人参胡桃汤。洪辑急忙取来新罗人参一寸左右,胡桃肉一枚,煎成汤约一蚬壳,灌服,痰喘即定。第二日用水浸泡胡桃,剥去胡桃皮后,与人参煎汤服用,喘又发作。仍然连皮使用,两夜后病愈。这个药方在书中没有记载,大概是人参能定喘、胡桃连皮能敛肺的缘故。

【解读】以药测证,案中患者之痰喘当属虚证。肺主一身之气,肾主纳气,肺肾两虚,故气喘不已。人参味甘性平,能大补元气,为补肺之要药;胡桃,即是核桃。核桃仁味甘性温,长于补肺肾、定喘咳;核桃皮具有敛肺之效。诸药合用,共奏益气补肾、敛肺定喘之功。

(三)肺 痨

1. 劳瘵求食

【出处】《本草纲目·卷17·蒟蒻·发明》

【原文】按《三元延寿书》云:有人患瘵(zhài),百物不忌,见邻家修蒟(jǔ)蒻(ruò),求食之美,遂多食而瘵愈。又有病腮痈者数人,多食之,亦皆愈。

【译文】宋代李鹏飞《三元参赞延寿书》记载:有一人患瘵病,饮食不加禁忌,看见邻居家在削蒟蒻,便乞求一些食用,感觉味道鲜美,于是刻意多吃蒟蒻,最后瘵病痊愈。又有数人患腮痈,多吃蒟蒻,也都病愈。

【解读】瘵,多指劳瘵,是一种以肌肉削瘦,睡中盗汗,午后发热,烦躁咳嗽,倦怠无力,饮食少进,痰涎带血,咯唾吐衄等为特征的虚损性疾患。劳瘵多因机体虚弱、劳伤心肾而致,心主血、肾藏精,精竭血燥,气衰火旺,蒸疰日久,则成劳瘵。

蒟蒻,俗称魔芋,为天南星科魔芋属多年生草本植物。魔芋性寒、辛,有毒,功能活血化瘀、解毒消肿、宽肠通便、化痰软坚。用蒟蒻治疗劳瘵,似乎不大对症,但患者多食蒟蒻而病愈,可见蒟蒻对劳瘵有特殊的治疗功效,可进一步加以研究。腮痈,是指发于腮颌部的痈,多因阳明结热所致,蒟蒻具有解毒消肿之功,故多食可愈。

魔芋全株有毒,以块茎为最,不可生吃,需加工后方可食用。中毒后舌、喉灼热、痒痛、肿大。民间用醋加姜汁少许,内服或含漱,可以解救。

2. 劳瘵吐血

【出处】《本草纲目·卷18·剪草·发明》

【原文】时珍曰:许学士《本事方》云:剪草治劳瘵吐血损肺及血妄行,名曰神傅膏。其法:每用一斤净洗,晒为末,入生蜜二斤,和为膏,以器盛之,不得犯铁器,一日一蒸,九蒸九暴乃止。病人五更起,面东坐,不得语言,以匙抄药四匙食之。良久以稀粟米饮压之。药只冷服,米饮亦勿大热,或吐或下不妨。如久病肺损咯血,只一服愈。寻常嗽血妄行,每服一匙可也。有一贵妇病瘵,得此方,九日药成。前一夕,病者梦人戒令翌日勿乱服药。次日将服药,屋上土坠器中,不可用。再合成,将服,为猫覆器,又不得食。再合未就,而夫人卒矣。此药之异有如此。若小小血妄行,只一啜而愈也。此药绝妙若此,而世失传,惜哉。

【译文】李时珍说:许叔微《普济本事方》记载:剪草可以治疗劳瘵吐血、肺脏虚损,以及血不循常道而致的咳血嗽血,名为神傅膏。其修治方法:每次取用剪草一斤,洗净,晒干,研为细末,入生蜜二斤,和匀为膏,用瓷器盛贮,不得接触铁器,一日一蒸,九蒸九晒乃止。病人五更时起来,朝东方坐,不能说话,用汤匙抄取药膏四匙食用。稍久,用稀粟米汤压一压。药只能冷服,米汤也不要太热,服药后呕吐或者腹泻都没有妨碍。如果是久病肺脏损伤而咯血,只用服一剂,病即痊愈。普通的咳血嗽血,血不循常道,每次服用一匙即可。有一贵妇病劳瘵,得到此方,经过九日,药已修治完成。前一日晚上,病人梦见有人告诫她第二日不要乱服药。第二日将要服药时,屋上有土坠入盛药的容器中,不可服用。再次修治合成,即将服用时,因为盛药的容器被猫碰倒,又不得服用。再修治合成还没有成功,而病人已经死了。这种药奇异如此。如果只是轻微的出血,只需要饮一小口病即愈合。这种药绝妙如此,而世间失传,真是可惜。

【解读】劳瘵,是由于瘵虫侵袭肺叶而引起的一种具有传染性的慢性虚弱疾患,以咳嗽、咯血、潮热、盗汗、胸痛、身体逐渐消瘦为主要临床特征,治宜杀虫止血、滋阴降火。

剪草,是金粟兰科植物丝穗金粟兰的全草或根,具有祛风活血、解毒消肿的功效,常用于治疗风湿痹痛、跌打损伤、疮疖癣疥、毒蛇咬伤等病症。

文中用剪草治疗劳瘵所致的咯血,以及血不循常道所致的咳血,然而剪草并不具有止血之效,是剪草对劳瘵有特殊的疗效?还是剪草的止血之效没有被发掘出来?姑留存以待考。

3. 多年劳瘵

【出处】《本草纲目·卷44·鳜鱼·发明》

【原文】时珍曰:按张杲《医说》云:越州邵氏女年十八,病劳瘵累年,偶食鳜(guì)鱼羹遂愈。观此,正与补劳、益胃、杀虫之说相符,则仙人刘凭、隐士张志和之嗜此鱼,非无谓也。

【译文】李时珍说:据张杲《医说》记载:越州有一个姓邵的女子,年十八岁,病劳瘵多年,偶然食用鳜鱼汤而病愈。如此看来,鳜鱼汤治愈劳瘵正与鳜鱼能补劳、益胃、杀虫的说法相符合,则仙人刘凭、隐士张志和嗜好吃鳜鱼,不是没有缘由的。

【解读】鳜鱼味甘性平,具有补益气血的功效,可用于气血不足、虚劳羸瘦、体虚乏力、食欲不振等症,尤其适用于肺结核患者食用,有良好的强壮身体作用。

4. 劳瘵传染

【出处】《本草纲目·卷44·鳗鲡鱼·发明》

【原文】《稽神录》云:有人病瘵,相传死者数人。取病者置棺中,弃于江以绝害。流至金山,渔人引起开视,乃一女子,犹活。取置渔舍,每以鳗鲡食之。遂愈。因为渔人之妻。

【译文】《稽神录》记载：有人病劳瘵，数人因传染而死。人们将患病的人放在棺木中，抛弃于江中以杜绝传染。棺木顺水流至金山，有一渔夫打开棺木查看，见是一女子，仍然活着。渔夫将她从棺木中取出，带回住所，每餐用鳗鲡鱼给她食用，病即痊愈。为感谢渔夫的救命之恩，女子成为了渔夫的妻子。

【解读】苏颂说："鱼虽有毒，以五味煮羹，能补虚损及久病劳瘵。"李时珍说："鳗鲡所主诸病，其功专在杀虫去风耳。"由此观之，鳗鲡鱼具有祛风杀虫、补虚扶正的功效。用治劳瘵，较为对证。

5. 劳瘵发热

【出处】《本草纲目·卷51·兔屎·发明》

【原文】时珍曰：兔屎能解毒杀虫，故治目疾、疳劳、疮痔方中往往用之。诸家本草并不言及，亦缺漏也。按沈存中《良方》云：江阴万融病劳，四体如焚，寒热烦躁，一夜梦一人腹拥一月，光明使人心骨皆寒。及寤而孙元规使人遗药，服之遂平。扣之，则明月丹也，乃悟所梦。

【译文】李时珍说：兔屎能解毒杀虫，所以治疗目疾、疳劳、疮痔的药方中往往用它。各位医家撰写的本草书籍并未言及，这也是一处缺漏。据沈括《梦溪笔谈》记载：江阴人万融患痨病，四肢发热如火焚烧，寒热烦躁，一日夜里梦见有一人腹中抱着一个月亮，散发出的光照射过来使人心骨皆寒。醒来时恰逢孙元规派人送来药物，服用后病即愈合。万融向孙元规叩问药方，即是明月丹，于是领悟到了所梦之事。

【解读】兔屎，又名明月砂、望月砂，味辛性平，功能解毒杀虫。万融患痨病，为感受痨虫所致，兔屎能杀虫，故可治疗此证。

6. 传尸劳疰

【出处】《本草纲目·卷32·蜀椒·椒红·附方》

【原文】传尸劳疰，最杀劳虫：用真川椒红色者，去子及合口，以黄草纸二重隔之，炒出汗，取放地上，以砂盆盖定，以火灰密遮四旁，约一时许，为细末,去壳,以老酒浸白糕和,丸梧子大。每服四十丸,食前盐汤下。服至一斤,其疾自愈。此药兼治诸痹,用肉桂煎汤下;腰痛,用茴香汤下;肾冷,用盐汤下。昔有一人病此,遇异人授是方,服至二斤,吐出一虫如蛇而安,遂名神授丸。陈言《三因方》。

【译文】治疗传尸劳疰,杀瘵虫效果最好:用产于四川且呈红色的花椒,去掉花椒的子及闭口的花椒,用两层黄草纸隔开,放入锅中,炒出花椒里面的水分,取出,放在地上,用砂盆覆盖固定,用含火星的灰严密掩盖四周,大约经过两个小时,取出,研为细末,去掉外壳,用老酒浸白糕,捣和,制成丸药,如梧桐子大小。每次服用四十丸,饭前服用,用盐汤送下。服至一斤,其病自愈。这种药丸还能治疗各种痹证,用肉桂煎汤送下;腰痛,用茴香煎汤送下;肾阳亏虚导致的畏冷,用盐汤送下。以前有·人患此病,遇到奇人传授此方,服至二斤,吐出一条像蛇的虫而病愈,于是取名为神授丸。(陈无择《三因极一病证方论》)

【解读】传尸劳,为古病名,见于《圣济总录·骨蒸传尸门》,又名传尸、劳瘵、尸注、瘑瘵、复连、骨蒸等。是一种相互传染而广泛流行的病证,包括现代医学的结核病。戴原礼《证治要诀·虚损门》云:"传尸劳,骨肉相传,甚至灭门。此其五脏中皆有劳虫,古名瘵疾。"症见寒热,盗汗,咳嗽,咯痰,咯血,疲乏,消瘦,饮食减少,泄利,腹部有块,遗精,白浊,或经闭等。

花椒具有杀虫之功,古人认为其杀瘵虫最效,故可用于治疗传尸劳疰。花椒辛散温燥,为纯阳之物,能"入脾除湿,治风寒湿痹、水肿泻痢;入右肾补火,治阳衰溲数,足弱久痢诸证",所以此丸亦可治疗痹证、腰痛、肾冷。

(四)肺　痈

久嗽肺痈

【出处】《本草纲目·卷43·蛤蚧·附方》

【原文】久嗽肺痈:宗奭曰:久嗽不愈,肺积虚热成痈,咳出脓血,晓夕不止,喉中气塞,胸膈噎痛。用蛤蚧、阿胶、鹿角胶、生犀角、羚羊角各二钱半,用河水三升,银石器内文火熬至半升,滤汁。时时仰卧细呷。日一服。
张刑部子皋病此,田枢密况授方,服之遂愈。

【译文】久嗽肺痈:寇宗奭说:咳嗽经久不愈,肺脏壅积虚热成痈,咳出
脓血,日夜不止,喉中气道不畅,胸膈哽噎疼痛。用蛤蚧、阿胶、鹿角胶、生
犀角、羚羊角各二钱半,取河水三升,于银石器中,用文火熬至半升,滤取药
汁。常常仰卧,小口慢服。每日服一剂。刑部张子皋患此病,枢密使田况
传授此方给他,服用后病愈。

【解读】本方治证乃由虚热壅积肺脏、化脓成痈而成,与实火所致之肺
痈有别。方中阿胶养阴以滋肾水,鹿角胶填精以壮肾阳,使肾中阴阳平衡
则虚火不炎;蛤蚧长于补肺气、助肾阳、定喘咳,两擅其能;生犀角(水牛角
代)、羚羊角寒以胜热,清热凉血散血,泻火解毒。诸药伍用,共奏清虚热、
补肺肾之功。

二、心脑病案。

（一）中　风

1. 中风汗出

【出处】《本草纲目·卷1·神农本经名例》

【原文】有人年六十，脚肿生疮，忽食猪肉，不安。医以药下之，稍愈。时出外，中风汗出，头面暴肿，起紫黑色，多睡，耳轮上有浮泡小疮，黄汁出，乃与小续命汤倍加羌活服之，遂愈。

【译文】有一人，年六十岁，脚肿生疮，偶然食用猪肉后，便觉不适。医生认为是食积，用了泻下药后，稍有好转。当时外出，汗出当风，感受风邪，头面暴肿，呈紫黑色，嗜睡，耳轮上有浮泡小疮，疮中有黄色汁液流出，给予小续命汤倍加羌活服用，病即痊愈。

【解读】此证是由患者素禀痰湿，经泻下致虚，复感风邪所致。湿性趋下，故脚肿生疮，猪肉能生痰助湿，故食猪肉而病发；风性轻扬，易袭头面，风邪与疮毒搏结，故头面暴肿，呈紫黑色；泻下耗伤正气，且复感邪气，正气不支，故多睡；耳轮属脾，痰湿之邪循脾经上扰，故耳轮生疮，并流黄色汁液。

小续命汤为治六经中风之通剂。方中麻黄、防风、杏仁、生姜开表泄闭，驱风邪外出，且风药兼能祛湿；人参、甘草、附子、桂心益气温阳以扶助正气；川芎、芍药调和气血；黄芩之苦寒，一以解疮毒，一以燥痰湿。倍加羌活者,是增强祛风之功。此案辨证精准,用药贴切,故病得痊愈。

2. 中风不语

【出处】《本草纲目·卷12·黄芪·发明》

【原文】宗奭曰:防风、黄芪,世多相须而用。唐·许胤宗初仕陈为新蔡王外兵参军时,柳太后病风不能言,脉沉而口噤。胤宗曰:既不能下药,宜汤气蒸之,药入腠理,周时可瘥。乃造黄芪防风汤数斛,置于床下,气如烟雾,其夕便得语也。

【译文】寇宗奭说:防风、黄芪,世人大多相须而用。唐代许胤宗最初在陈朝(南北朝时期)做官,担任新蔡王外兵参军时,柳太后感受风邪不能说话,脉沉而牙关紧急、口不能开。许胤宗说:药既然不能下喉,则宜将药物煎成汤,用汤的热气熏蒸,使药入腠理,一昼夜病可痊愈。于是煎煮黄芪防风汤数斛,放在床下,蒸气如烟雾,当天晚上便能言语。

【解读】《灵枢·百病始生》云:“风雨寒热,不得虚,邪不能独伤人。卒然逢疾风暴雨而不病者,盖无虚,故邪不能独伤人,此必因虚邪之风,与其身形,两虚相得,乃客其形。”柳太后当是气虚卫表不固,风邪乘虚而入,而患中风病。《金匮要略·中风历节病脉证并治》:“邪在于络,肌肤不仁;邪在于经,即重不胜;邪入于腑,即不识人;邪入于脏,舌即难言,口吐涎。”柳太后口噤不能言,当是风中于脏,属于中风病中最为严重者。牙关紧急、口不能开,则汤药不能下喉,故采用外治法,将药物煎成汤液,然后用热气熏蒸,使药物通过腠理、鼻孔进入患者体内。黄芪补中益气以驱风邪外出,益卫固表以防风邪再入;防风祛风之力较强,为“治风之通用药”,既能辛散外风,又能息内风。两者相须而用,其功益大。患者经过药气熏蒸,体内风邪得以祛除,则口噤得解,言语自如。

3. 中风口噤

【出处】《本草纲目·卷14·假苏·附方》

【原文】中风口噤:荆芥穗为末,酒服二钱,立愈,名荆芥散。贾似道云:此方出《曾公谈录》,前后用之甚验。其子名顺者,病此已革,服之立定,真再生丹也。

【译文】中风,牙关紧急,口不能张开:取荆芥穗研为细末,用酒送服二钱,病立刻痊愈,名为荆芥散。贾似道说:此方出自《曾公谈录》,多次使用都很有效。他的儿子名叫贾顺的,因患此病面貌已有变革,服用此方后病即痊愈,真的是能使人再生的灵丹妙药。

【解读】中风口噤,是指中风后牙关紧急,口不能张开。面部的肌肉长期处于紧张、痉挛状态,故面貌会发生变革。荆芥穗辛散气香,长于发表散风,且微温不烈,可用于治疗各种感受风邪所致的病症。但荆芥穗药效和缓,文中述及用荆芥穗治疗中风疗效显著,恐为夸大之词。

4. 中风神昏

【出处】《本草纲目·卷17·藜芦·发明》

【原文】我朝荆和王妃刘氏,年七十,病中风,不省人事,牙关紧闭,群医束手。先考太医吏目月池翁诊视,药不能入,自午至子。不获已,打去一齿,浓煎藜芦汤灌之。少顷,噫气一声,遂吐痰而苏,调理而安。药弗瞑眩,厥疾弗瘳,诚然。

【译文】明代荆和王朱祐橺(xiàn)的妃子刘氏,年七十岁,病中风,神志昏迷,不省人事,牙关紧闭,群医束手无策。我的父亲太医院吏目李言闻诊视,自午时(11:00~13:00)至子时(23:00~1:00),汤药不能入口。不得已,打掉一颗牙齿,浓煎藜芦汤从牙齿空缺处灌入。不一会儿,嗳气一声,吐出痰涎而苏醒,经过调理而病愈。用药攻治疾病,人服用后没有眩瞑愦乱的表现,则病不会痊愈,的确是这样。

【解读】中风是以卒然昏仆,不省人事,半身不遂,口眼㖞斜,语言不利为主症的病证。中风的病机归纳而言,有风(肝风、外风)、痰(风痰、湿痰)、火(肝火、心火)、气(气逆、气滞)、血(血瘀)、虚(阴虚、血虚)六端。患者吐痰而苏,可推知患者当为痰浊蒙窍证。

《素问·阴阳应象大论》说:"其高者,因而越之。"患者为痰浊蒙蔽心窍,故李时珍的父亲李言闻使用吐法,浓煎藜芦汤灌服,使痰浊一涌而出,则窍闭得开,而神志自然苏醒。

5. 中风偏瘫

【出处】《本草纲目·卷17·蓖麻·发明》

【原文】时珍曰：蓖麻仁甘辛有毒热，气味颇近巴豆，亦能利人，故下水气。其性善走，能开通诸窍经络，故能治偏风、失音、口噤、口目㖞斜、头风、七窍诸病，不止于出有形之物而已。盖鹈鹕油能引药气入内，蓖麻油能拔病气出外，故诸膏多用之。一人病偏风，手足不举。时珍用此油同羊脂、麝香、鲮鲤甲等药，煎作摩膏，日摩数次，一月余渐复。兼服搜风化痰养血之剂，三月而愈。

【译文】李时珍说：蓖麻仁味甘、辛，性热，有毒，气味与巴豆相近，也能使人下利，所以能泻下水气。其性善走，能开通诸窍经络，所以能治疗半身不遂、失音不语、牙关紧急、口眼歪斜、头痛久远、七窍的各种病症，并不只是能排出有形之滞物（如胎产胞衣、瘀血）。大概是鹈鹕油能引药气进入体内，蓖麻油能拔病气排出体外，所以各种膏药都使用了蓖麻仁。有一人病偏风，手足不能随意活动。李时珍用蓖麻油同羊脂、麝香、穿山甲等药，煎制成摩膏，每日外摩患处数次，一个多月后逐渐康复。同时服用搜风、化痰、养血的中药，三个月而病愈。

【解读】偏风，又称"偏枯"，即半身不遂。多因营卫俱虚，正气不足，外邪侵入，经脉阻塞而致，症见半侧肢体运动障碍，麻木疼重，甚则废而不用。隋代巢元方《诸病源候论·风病诸候》："偏风者，风邪偏客于身一边也。人体有偏虚者，风邪乘虚而伤之，故为偏风也。"本病正气不足为内因，风邪侵入为外因，内外相因，导致经脉阻塞，其治宜以疏通经脉为主，兼以补虚祛风。

方中蓖麻油味甘、辛，能开通关窍经络；羊脂味甘、性温，具有补虚润燥、祛风解毒之功；麝香辛香，开通走窜，可行血中之瘀滞，开经络之壅遏，而具有活血通经、止痛之效；穿山甲性善走窜，内达脏腑，外通经络，活血祛瘀力强，能通利经络，透达关节。四药合用，共奏舒筋活络、补虚祛风之功。制作成摩膏使用，能使药力直接作用于患处；每日外摩数次，可使药效持续发挥作用。坚持使用，病终痊愈。

6. 中风瘫缓

【出处】《本草纲目·卷19·菖蒲·发明》

【原文】能治一切诸风,手足顽痹,瘫缓不遂,五劳七伤,填血补脑,坚骨髓,长精神,润五脏,神六腑,开胃口,和血脉,益口齿,明耳目,泽皮肤,去寒热,除三尸九虫,天行时疾,瘴疫瘦病,泻痢痔漏,妇人带下,产后血运。并以酒服。河内叶敬母中风,服之一年而百病愈。

【译文】石菖蒲能治疗一切风证,手足皮肤肌肉麻木不知痛痒,肢体瘫痪不能随意运动,补益各种虚损劳伤,养血补脑,坚骨髓,长精神,滋润五脏,补益六腑,开胃口,和血脉,益口齿,明耳目,泽皮肤,去寒热,杀各种寄生虫,治各种流行性传染病,瘦弱憔悴,泄泻下痢,痔疮肛漏,各种妇科疾病,产后血晕。都可以用酒送服。河内郡人叶敬的母亲病中风,服用一年后各种疾病都痊愈了。

【解读】中风,有外风和内风之分。外风是指感受风邪所致的外感病证;内风是以卒然昏仆、不省人事、半身不遂、口眼㖞斜、语言不利为主症的病证。叶敬的母亲所患的中风当属内风。石菖蒲辛开苦燥温通,芳香走窜,不但有开窍醒神之功,且兼具化湿、豁痰、辟秽之效,对于痰湿秽浊蒙蔽清窍所致的中风尤为适宜。以药测证,患者当为痰浊壅闭型中风。对于其他类型的中风,石菖蒲不适宜使用。

(二) 心　悸

心下悸动

【出处】《本草纲目·卷1·神农本经名例》

【原文】杲曰:陶隐居本草言狼毒、枳实、橘皮、半夏、麻黄、吴茱萸皆须陈久者良,其余须精新也。然大黄、木贼、荆芥、芫花、槐花之类,亦宜陈久,不独六陈也。凡药味须要专精。至元庚辰六月,许伯威年五十四,中气本弱,病伤寒八九日,热甚。医以凉药下之,又食梨,冷伤脾胃,四肢逆冷,时发昏愦,心下悸动,吃噫不止,面色青黄,目不欲开。其脉动中有止,时自还,乃结脉也。用仲景复脉汤加人参、肉桂,急扶正气。生地黄减半,恐伤阳气。服二剂,病不退。再为诊之,脉证相对。因念莫非药欠专精陈腐耶?再市新药与服,其证减半,又服而安。凡诸草、木、昆虫,产之有地;根、叶、花、实,采之有时。失其地则性味少异,失其时则气味不全。又况新陈之不同,精粗之不等。倘不择而用之,其不效者,医之过也。

【译文】李东垣说:陶弘景撰写的本草著作里认为狼毒、枳实、橘皮、半夏、麻黄、吴茱萸这六种药以陈放时间久远的为佳,称为"六陈",其他药则以精美新鲜的为好。但是不仅仅是"六陈",大黄、木贼、荆芥、芫花、槐花之类,也宜陈放久远。所有的药物都要专一求精。元朝至元庚辰年间(1280年)六月,有一名叫许伯威的患者,五十四岁,素体中气虚弱,得了伤寒病八九日,发热较甚。医生使用寒凉的药物泻下后,他又吃了梨,梨的寒冷之性伤了脾胃之阳,导致四肢逆冷,时发神志不清,心下悸动不安,噫气不止,面色青黄,不欲睁眼。他的脉象迟缓,还有不规则的间歇,这是结脉。用张仲景的复脉汤加人参、肉桂,急扶正气。方中生地黄剂量减半,恐伤阳气。服完两剂药后,病症未退。再为诊察,而脉证相符。因此考虑到是否药物陈久朽烂而质量欠佳?再用上方,嘱咐购买新鲜的药材,煎好后给患者服用,病症减半,又服一剂而病愈。凡是各种草、木、昆虫,产出有地域;根、叶、花、实,采收有时节。失其地域则性味稍有不同,失其时节则气味不全。又何况有新鲜、陈久的不同,精细、粗糙的差异。倘若不加挑选而使用,医治没有效果,是医生的过失。

【解读】早在《神农本草经》成书之前,当时的医家就已经认识到部分药物宜陈放久远后使用,所以《神农本草经·序录》记载有"土地所出,真伪陈新,并各有法"。其后,不少医家对药物陈放久远后使用做了论述。如南北朝时期陶弘景《本草经集注》云:"凡狼毒、枳实、橘皮、半夏、麻黄、吴茱萸皆须陈久者良,其余须精新也。"在陶弘景的影响下,后世医家大多沿袭其观点。唐代苏敬《新修本草》在狼毒条下记载:"与麻黄、橘皮、半夏、吴茱萸、枳实为六陈也。"这是首次出现以"六陈"代指六种宜陈放时间久远后使用的药物。为便于记忆,有的医家将这六种药物总结为"六陈歌"。

金代李东垣《珍珠囊指掌补遗药性赋》:"枳壳陈皮半夏齐,麻黄狼毒及吴萸,六般之药宜陈久,入药方知奏效奇。"金代张子和《儒门事亲》:"药有六陈,陈久为良,狼茱半橘、枳实麻黄。"中药的治疗作用,主要在气和味,这六种药物之气均很强烈,有刺激性,服用时容易发生副作用。为了避免发生这种副作用,故必须将上述六种药通过一定的方法陈放贮存一段时间,让药气逐渐挥发,以减缓其刺激性。但是也不是所有的药物都需要陈放的,大部分的药物陈放时间久后,成分逐渐挥发,活性逐渐丧失,会在很大程度上影响临床疗效。

患者许伯威年高之体,肾气已亏,加之脾胃素弱,得伤寒病八九日,发热较甚。医生误用寒凉的药物泻下,导致阴液大伤,阳气耗损;又吃梨,梨性凉,冷伤脾胃之阳。阴液大伤,故心下悸动不安,时发神志不清,脉现结脉;脾肾阳虚,故四肢逆冷,噫气不止,面色青黄,不欲睁眼。张仲景《伤寒论·辨太阳病脉证并治》说:"伤寒,脉结代,心动悸,炙甘草汤主之。"心主神明,为五脏六腑之大主,当务之急,当用炙甘草汤通阳复脉,益气滋阴。方中加人参大补元气,肉桂急扶肾中阳气。因阳气已伤,而生地黄性寒,恐阳气再伤,故用量减半。岂知服药后并无疗效,医者再为诊察,确认处方无误后,并不急于更改药方,而是考虑药物的质量欠佳,要求另购新鲜的药材煎服,最终病愈。可见临证之时,辨证论治是否精准、药材质量是否精新,都可以影响治病的疗效。当药证相符而疗效欠佳时,应考虑是否药材出了问题。

（三）不　寐

1. 离魂恶梦

【出处】《本草纲目·卷9·丹砂·发明》

【原文】夏子益《奇疾方》云:凡人自觉本形作两人,并行并卧,不辨真假者,离魂病也。用辰砂、人参、茯苓,浓煎日饮,真者气爽,假者化也。《类编》云:钱丕少卿夜多恶梦,通宵不寐,自虑非吉。遇邓州推官胡用之曰:

昔常如此。有道士教戴辰砂如箭镞(zú)者,涉旬即验,四五年不复有梦。因解髻中一绛囊遗之。即夕无梦,神魂安静。道书谓丹砂辟恶安魂,观此二事可征矣。

【译文】夏子益《奇疾方》记载:凡是感觉自己的身形分成两个人,一起行走,一起睡卧,不能分辨真假的,是离魂病。用朱砂、人参、茯苓,浓煎,每日饮服,真的神清气爽,假的逐渐消失。《类编》记载:少卿钱丕夜眠时多做恶梦,通宵不能熟睡,自己认为不是好事。遇到邓州推官胡用之,胡用之说:我过去也经常像你这样,有一道士教我佩戴箭镞状(箭头上的金属尖物)的朱砂,经过十日便有效验,四五年不再做梦。于是解开头顶发髻中的一个红色口袋送给他。钱丕如法使用,当天晚上睡觉即没有做梦,神魂安静。道家之书认为丹砂能辟恶安魂,看到这两则病案,可以作为证明了。

【解读】《奇疾方》中的离魂病是精气大虚,魂魄不能依存于躯体之内,游走于外所致。方中人参大补元气,朱砂镇惊安神,茯苓宁心安神。每日服用,使元气得复,则人觉清爽,游魂归宅,则假者消失。

朱砂甘寒质重,寒能降火,重可镇怯,既可重镇安神,又可清心安神,为镇心泻火、安神定志之药。《类编》中的恶梦案将朱砂佩戴于头顶的发髻中,是将朱砂的重镇安神之功直接作用于脑部,故能止恶梦、安神魂。此法颇具借鉴意义,笔者临证碰见恶梦纷纭的患者,常在内服汤药的同时,开朱砂50g,布包,放于枕旁,可以提高疗效。

2. 离魂异疾

【出处】《本草纲目·卷12·人参·附方》

【原文】离魂异疾:有人卧则觉身外有身,一样无别,但不语。盖人卧则魂归于肝,此由肝虚邪袭,魂不归舍,病名曰离魂。用人参、龙齿、赤茯苓各一钱,水一盏,煎半盏,调飞过朱砂末一钱,睡时服。一夜一服,三夜后,真者气爽,假者即化矣。夏子益《怪证奇疾方》。

【译文】魂魄离身这种奇怪的病证:有一人睡觉时则觉得身外有身,外形一样,毫无差别,但是不说话。人卧则魂归于肝,这是由于肝虚而邪气侵袭,魂不归舍,病名称为离魂。取人参、龙齿、赤茯苓各一钱,水一盏,煎取

半盏,调飞过朱砂末一钱,睡前服用。一夜服一次,三夜之后,真者神气清爽,假者逐渐消失。(夏子益《怪证奇疾方》)

【解读】案中认为离魂病是由肝虚邪袭所致,方中人参大补元气,且具有安神益智之功;龙齿归心、肝经,功能镇惊安神;赤茯苓渗利湿热,使邪有出路;朱砂既可重镇安神,又能清心安神。诸药合用,共奏补虚祛邪、安神定魂之功。

(四)癫　狂

1. 喜笑不止

【出处】《本草纲目·卷11·食盐·附方》

【原文】病笑不休:沧盐煅赤,研入河水煎沸,啜之,探吐热痰数升,即愈。《素问》曰:神有余,笑不休。神,心火也。火得风则焰,笑之象也。一妇病此半年,张子和用此方,遂愈。《儒门事亲》。

【译文】病喜笑不止:沧盐煅红,研为细末,放入河水煎沸,饮服,探吐热痰数升,病即愈。《素问·调经论》说:神有余则笑不休。神,指的是心火。火被风吹后,火焰升腾,像人笑的样子。一妇人患此病半年,张子和用此方而愈。(《儒门事亲》)

【解读】《素问·灵兰秘典论》说:"心者,君主之官也,神明出焉。"《素问·调经论》说:"心藏神。"心,在志为喜,在声为笑,痰热蒙蔽心窍,使心主神明的功能失常,故大笑不止。《素问·阴阳应象大论》说:"其高者,因而越之。"张子和用盐汤探吐法,使痰热之邪涌吐而去,心主神明的功能得到恢复,故笑止病愈。

2. 失心颠狂

【出处】《本草纲目·卷14·郁金·发明》

【原文】郁金入心及包络,治血病。《经验方》治失心颠狂,用真郁金七两,明矾三两,为末,薄糊丸梧子大。每服五十丸,白汤下。有妇人颠狂十年,至人授此。初服心胸间有物脱去,神气洒然,再服而苏,此惊忧痰血络聚心窍所致。郁金入心去恶血,明矾化顽痰故也。

【译文】郁金入心及心包络,能治疗血分病证。《经验方》治疗精神失常、行为狂乱,用真郁金七两,明矾三两,研为细末,制成药丸,如梧桐子大小。每次服用五十丸,用白开水送服。有一妇人病癫狂十年,医术高明之人授予此方。一开始服用即觉心胸间如有物脱去,精神爽快,再服病情逐渐缓解,这是惊忧痰血、络聚心窍所致。郁金入心去恶血,明矾化顽痰,故能治疗此病。

【解读】郁金、明矾配伍,称为白金丸。郁金辛散苦泄,既能行气活血,又能解郁开窍,且性寒入心经,又能清心热;明矾酸苦涌泄而能祛除风痰。两者伍用,可用于治疗痰瘀阻滞心窍所致的癫狂。

3. 麦毒致狂

【出处】《本草纲目·卷26·莱菔·发明》

【原文】颂曰:尤能制面毒。昔有婆罗门僧东来,见食麦面者,惊云:此大热,何以食之? 又见食中有芦菔,乃云:赖有此以解其性。自此相传,食面必啖芦菔。

按《洞微志》云:齐州有人病狂,云梦中见红裳女子引入宫殿中,小姑令歌,每日遂歌云:五灵楼阁晓玲珑,天府由来是此中。惆怅闷怀言不尽,一丸萝卜火吾宫。有一道士云:此犯大麦毒也。少女心神,小姑脾神。医经言萝卜制面毒,故曰火吾宫。火者,毁也。遂以药并萝卜治之果愈。

【译文】苏颂说:萝卜尤其擅长解面毒。过去有一婆罗门僧从东方来,看见有吃大麦面的,感到非常惊奇,说:大麦面性大热,为何食用它呢? 又看见食物中有萝卜,才说:赖有萝卜以解大麦面的大热之性。自此相传,吃麦面必吃萝卜。

据《洞微志》记载:齐州有一人患狂病,说睡梦中梦见有一位穿红色衣裳的女子将他引领到一宫殿中,少女令他歌唱,于是他便每日唱:五灵楼阁晓玲珑,天府由来是此中。惆怅闷怀言不尽,一丸萝卜火吾宫。有一个道士说:这是中了大麦毒。心在色为赤,红裳女子是为心神;脾在声为歌,少女令歌是为脾神。医书里面记载萝卜能制面毒,火是毁的意思,所以说火吾宫。于是用药与萝卜一起治疗,果然痊愈。

【解读】《素问·至真要大论》说"诸躁狂越,皆属于火",狂病多由火邪扰心所致。朱丹溪说:"大麦初熟,人多炒食,此物有火,能生热病,人不知也。"人多食大麦之后,火热集聚于脾,上扰心神而发狂病。萝卜能解大麦之热毒,故药中加入萝卜,则毒解而病愈。

4. 狂病登树

【出处】《本草纲目·卷29·桃·花·发明》

【原文】苏鹗《杜阳编》载:范纯佑女丧夫发狂,闭之室中,夜断窗棂,登桃树上食桃花几尽。及旦,家人接下,自是遂愈也。

珍按:此亦惊怒伤肝,痰夹败血,遂致发狂。偶得桃花利痰饮、散滞血之功,与张仲景治积热发狂用承气汤,畜血发狂用桃仁承气汤之意相同。

【译文】苏鹗《杜阳编》记载:范纯佑的女儿因丧夫而发狂,家人将她关在屋子里。夜间她折断窗格而出,登上桃树,将树上的桃花几乎吃完。等到第二日清晨,家人发现后把她从树上接下来,从此以后病就好了。

李时珍按:这是惊怒伤肝、痰夹败血而导致的发狂。偶然间食用桃花,桃花具有利痰饮、散滞血的功效,与张仲景治疗积热发狂用承气汤,蓄血发狂用桃仁承气汤的道理相同。

【解读】肠腑积热,热盛则火炎于上,心神被扰,发为狂证,治用承气汤泻其积热;邪热与瘀血互结于下焦,上扰心神,则心神不宁而症见如狂,治用桃核承气汤攻下瘀热。

此案医治之理与上同。惊则气乱,怒则气上,肝主疏泄气机的功能失职,痰夹败血随气上扰于心,心神被扰而发狂。桃花功能利痰饮、散滞血,患者误食桃花,则痰瘀得以消散,心恢复主神明之职,故病可愈。

5. 受惊发狂

【出处】《本草纲目·卷38·自经死绳·发明》

【原文】时珍曰:按张耒《明道志》云:蕲水一富家子,游倡宅,惊走仆于刑人尸上,大骇发狂。明医庞安常取绞死囚绳烧灰,和药与服,遂愈。观此则古书所载冷僻之物,无不可用者,在遇圆机之士耳。

【译文】李时珍说:据宋代张耒《明道志》记载:蕲水有一富家子弟,到青楼妓院去游玩,受惊而跑,慌不择路,倒仆在受刑人的死尸上,大为惊骇而发狂。高明的医生庞安时取来绞死囚犯所用的绳,烧成灰,与药物调和后给他服用,病即痊愈。通过这件事可知,古书中所记载的不常见的药物,没有不可以使用的,关键在于是否能遇到见解超脱的医生。

【解读】案中患者受惊发狂,庞安时将绞死囚犯所用的绳烧成灰,和其他的药物调和后,给患者服用而病愈。恐真正起作用的是其他镇惊类的药物,而不是绳灰。

6. 发狂杀人

【出处】《本草纲目·卷17·莨菪·发明》

【原文】时珍曰:莨(làng)菪(dàng)之功,未见如所说,而其毒有甚焉。煮一二日而芽方生,其为物可知矣。莨菪、云实、防葵、赤商陆皆能令人狂惑见鬼,昔人未有发其义者。盖此类皆有毒,能使痰迷心窍,蔽其神明,以乱其视听故耳。唐安禄山诱奚、契丹,饮以莨菪酒,醉而坑之。又嘉靖四十三年二月,陕西游僧武如香,挟妖术至昌黎县民张柱家,见其妻美。设饭间,呼其全家同坐,将红散入饭内食之。少顷举家昏迷,任其奸污。复将魇法吹入柱耳中。柱发狂惑,见举家皆是妖鬼,尽行杀死,凡一十六人,并无血迹。官司执柱囚之。十余日柱吐痰二碗许,闻其故,乃知所杀者皆其父母兄嫂妻子姊侄也。柱与如香皆论死。世宗肃皇帝命榜示天下。观此妖药,亦是莨菪之流尔。方其痰迷之时,视人皆鬼矣。解之之法,可不知乎。

【译文】李时珍说:莨菪的功效,没有见到如上所说那样的,但是它的毒性却很大。煎煮一两日后芽才生出来,它的物性可以推知。莨菪、云实、防葵、赤商陆都能令人精神错乱,神志疯癫,如同见鬼,过去的人尚未阐发它的义理。大概是这类药物都有毒,能使痰迷心窍,蒙蔽其神明,以致扰乱视觉和听觉的缘故。唐朝时安禄山诱杀奚、契丹的首领,给予莨菪酒饮服,乘其醉倒而坑杀。又嘉靖四十三年二月,陕西有一游僧名叫武如香的,身怀妖术来到昌黎县张柱的家里,见其妻子姿色美貌。吃饭的时候,叫来他的全家一起吃,趁机将红散掺入饭内食用。不一会儿,全家昏迷,任其奸污。又将魔法(使用法术以幻想迷惑人)吹入张柱的耳中,致使张柱精神错乱,神志疯癫,看见全家都是妖魔鬼怪,全部杀死,共一十六人,但是没有血迹。官府抓住张柱囚禁起来。十余日后,张柱吐痰二碗许,听说了被抓起来的原因,才知道所杀的都是他的父母、兄嫂、妻子、姊侄。张柱和武如香都被判处死刑。嘉靖皇帝命令张榜公布,告示天下。观此妖药,也是莨菪之类。当其心神为痰所迷之时,视人皆鬼。解除之法,不可不知。

【解读】莨菪,即是天仙子,为茄科植物莨菪的干燥成熟种子。《本草纲目·卷17·莨菪》时珍曰:"其了服之,令人狂狼放宕,故名。"服用本品后,能使人如狼狂乱,行为放荡,故称之为莨菪。《神农本草经》云:莨菪子"使人健行,见鬼,多食令人狂走,久服轻身,走及奔马"。服食本品中毒,能蒙蔽神明,令人狂走。天仙子的种子中含有丰富的莨菪碱、阿托品、东莨菪碱等,故具有很强的致幻作用。中医认为心主神明,莨菪之毒能使痰湿蒙蔽心窍,引起神志不清、精神错乱,所以产生各种幻觉。

○三、脾胃病案

（一）呕　吐

1. 小儿呕泄

【出处】《本草纲目·卷9·石膏·发明》

【原文】按刘跂《钱乙传》云：宗室子病呕泄，医用温药加喘。乙曰：病本中热，奈何以刚剂燥之，将不得前后溲，宜与石膏汤。宗室与医皆不信。后二日果来召。乙曰：仍石膏汤证也。竟如言而愈。

【译文】北宋刘跂《钱乙传》记载：有一宗室小孩病上吐下泻，医生用温性的药物治疗，病非但不愈，反添气喘。钱乙说：病本由感受热邪所致，为何使用刚烈温燥的药物？继续服用，将不得大小便，应该用石膏汤。宗室和医生都不相信。过了两日，果然又来召唤钱乙。钱乙说：仍是石膏汤证。用石膏汤而愈。

【解读】以方测证，患儿当为外有表寒，里有内热之证。外寒束表，肺胃气机不畅，引发呕吐；内热迫于肠道，故泄泻。前医诊断错误，使用性温之药，使体内热邪更盛，上冲发为气喘。良策不予采纳，更服温药，无形之热化为有形实邪，导致大小便不通。然证之本质未变，钱乙仍用石膏汤治疗。

石膏汤出自唐代王焘《外台秘要·卷一》引《深师方》，由石膏、黄连、黄柏、黄芩、香豉、栀子、麻黄组成。本方主治伤寒表证未解，里热炽盛，解表与清里兼顾。方中石膏清热除烦为君,麻黄、豆豉发汗解表为臣,黄连、黄柏、黄芩、栀子以泻三焦之火为佐。配合成方,发表而不助里热,清热而不失治表,为表里双解之良剂。服用后表邪得散则呕止,里热得除而便通。

2. 蓝汁止呕

【出处】《本草纲目·卷16·蓝·吴蓝·发明》

【原文】有人病呕吐,服玉壶诸丸不效,用蓝汁入口即定,盖亦取其杀虫降火尔。

【译文】有人病呕吐,服用玉壶丸等丸药,没有效果,取蓝汁服用,入口即定,这是取蓝汁杀虫降火之功。

【解读】玉壶丸,出自《杂病源流犀烛·身形门·卷二十五》,即《太平惠民和剂局方·卷四》记载的化痰玉壶丸的别名,由生天南星、生半夏、天麻、头白面组成,主治风痰吐逆、胸膈烦满、饮食不下、呕吐涎沫等症。

蓝汁味苦、甘,性寒,功能解毒除热。以药测证,案中呕吐当为火热之邪扰动胃气上逆而致。玉壶丸为治疗痰饮呕吐而设,故用之无效。蓝汁能降火,使火热得降,则胃气不逆,呕吐自止。

3. 呕吐不止

【出处】《本草纲目·卷22·大麻·麻仁·附方》

【原文】呕逆不止:麻仁杵熬,水研取汁,着少盐吃,立效。李谏议常用,极妙。《外台》。

【译文】呕吐不止:麻仁用杵捣烂,小火炒干,加水研取汁液,放入少许盐,服用,立刻有效。一位姓李的谏议大夫经常服用,效果极其美妙。(《外台秘要》)

【解读】火麻仁味甘性平,质润多脂,能润肠通便,且又兼有滋养补虚的作用。故本品适用于胃阴不足或脾胃气虚所致的呕吐,如食滞内停、痰饮内阻、肝气犯胃等所致的呕吐则不适宜使用。

(二) 吞　　酸

妇人吞酸

【出处】《本草纲目·卷44·鱼鲙·发明》

【原文】汪颖曰：鱼鲙辛辣，有劫病之功。予在苍梧见一妇人病吞酸，诸药不效。偶食鱼鲙，其疾遂愈。盖此意也。

【译文】汪颖说：生鱼片味道辛辣，有截断病程的功效。我在苍梧看见一妇人，病吞酸，服用各种药物，没有疗效。偶然吃生鱼片，其病即愈。大概即是此意。

【解读】吞酸，是指酸水自胃中上泛于咽喉之间，未及吐出又复吞咽，酸味有如刺心之感。李用粹《证治汇补·吞酸》云："吞酸为中气不舒，痰涎郁滞，须先用开发疏畅之品。"鱼鲙味辛行散，能散痰涎郁滞，故可治疗吞酸。

(三) 呃　　逆

1. 因怒病呃

【出处】《本草纲目·卷12·人参·芦·发明》

【原文】一女子性躁味厚，暑月因怒而病呃，每作则举身跳动，昏冒不知人。其形气俱实，乃痰因怒郁，气不得降，非吐不可。遂以人参芦半两，逆流水一盏半，煎一大碗饮之，大吐顽痰数碗，大汗昏睡一日而安。

【译文】一女子性情急躁，喜食肥甘厚腻之物，夏天因发怒而病呃逆，每次发作时则全身跳动，神志昏迷，不省人事。她形体壮实、正气充沛，病乃痰随气升所致。怒则气上，怒气郁结，导致痰气上逆而不得下降，必须用吐法治疗。于是用人参芦半两，逆流水一盏半，煎一大碗饮服，大吐顽痰数碗，全身大汗出，昏睡一日而安。

【解读】患者喜食肥甘厚味之物，故素有痰湿；患者性躁多怒，怒则气上,痰随气升,蒙蔽心窍则昏不知人,阻滞气机则全身筋肉跳动。《素问·阴阳应象大论》:"其高者,因而越之。"痰阻于上,需用涌吐之法。人参芦头具有催吐的功效;逆流水,逆性上流,用之煎药,能加强人参芦头的催吐之功。服药之后,痰涎涌吐而出,病之根本得除,还需糜粥自养,杜绝厚味。

2. 病后呃逆

【出处】《本草纲目·卷24·刀豆·发明》

【原文】时珍曰:刀豆本草失载,惟近时小书载其暖而补元阳也。又有人病后呃逆不止,声闻邻家。或令取刀豆子烧存性,白汤调服二钱即止。此亦取其下气归元,而逆自止也。

【译文】李时珍说:刀豆在本草典籍中没有记载,只有最近一段时期的中医启蒙读物上记载它性暖而补元阳。又有人病后呃逆不止,邻居家都可听到他的呃逆声。有人教他取刀豆子烧存性,白开水调服二钱,呃逆即止。这也是取刀豆能下气归元之功,而呃逆自止。

【解读】刀豆味甘性平,功能和中下气、温肾助阳。胃气以下行为顺,胃气上逆可致呃逆;肾主纳气,下元虚冷致肾不纳气,亦可致呃逆。用刀豆治疗此类呃逆,正当所宜。

(四)胃 痛

1. 胃痛数年

【出处】《本草纲目·卷10·砒石·发明》

【原文】李楼《奇方》云:一妇病心痛数年不愈。一医用人言半分,茶末一分,白汤调下,吐瘀血一块而愈。得日华子治妇人血气心痛之旨乎?

【译文】明代李楼《怪症奇方》记载:一妇人病胃痛,数年不愈。一医生用砒石半分,茶末一分,温开水调匀服下,吐出一块瘀血而病愈。这是领悟到了日华子治疗妇人血气心痛的奥旨吗?

【解读】日华子,唐代本草学家,原名大明,著有《日华子诸家本草》,

通称《日华子本草》,古代文献中也简称为《日华子》。《开宝本草》言砒霜"疗诸疟,风痰在胸膈,可作吐药"。此为瘀血停于胃脘,服用砒霜后涌吐而病愈。但砒霜有剧毒,不可轻用。

2. 怒食胃痛

【出处】《本草纲目·卷13·延胡索·发明》

【原文】荆穆王妃胡氏,因食荞麦面着怒,遂病胃脘当心痛,不可忍。医用吐下行气化滞诸药,皆入口即吐,不能奏功。大便三日不通。因思《雷公炮炙论》云:心痛欲死,速觅延胡。乃以玄胡索末三钱,温酒调下,即纳入,少顷大便行而痛遂止。又华老年五十余,病下痢腹痛垂死,已备棺木。予用此药三钱,米饮服之,痛即减十之五,调理而安。

【译文】明朝荆穆王妃胡氏,因食用荞麦面时发怒,于是胃脘正中间部位疼痛,不能忍受。医生用涌吐、泻下、行气、化滞等药,都入口即吐,不能取得疗效。大便三日不通。考虑到《雷公炮炙论》说:心痛欲死,速觅延胡。于是取延胡索三钱,研为细末,温酒调服,药得下咽,不一会大便畅行而疼痛止住。又有一姓华的老人,五十多岁,病下痢腹痛快要死了,已经准备好棺木。我取延胡索三钱,用米汤送服,腹痛即减去十分之五,然后用药调理而安。

【解读】荞麦面,性味甘凉,难以消化,食后发怒又导致肝气犯胃,故病胃脘当心而痛。疼痛不可忍,而有定处,非独在气,亦病于血,故用涌吐、泻下、行气、化滞等药无效。延胡索辛散温通,为活血行气止痛之良药,无论何种痛证,均可应用。李时珍说:"延胡索,能行血中气滞,气中血滞,故专治一身上下诸痛,用之中的,妙不可言。盖延胡索活血化气,第一品药也。"此案选用延胡索治疗,并用酒送服以增强行气活血之力,疗效显著。下痢所致的腹痛亦为气滞血瘀,用延胡索活血行气止痛,用米饮送服以顾护胃气,疗效亦佳。

3. 心脾疼痛

【出处】《本草纲目·卷14·蓬莪茂·发明》

【原文】按王执中《资生经》云：执中久患心脾疼，服醒脾药反胀。用眷域所载蓬莪茂面裹炮熟研末，以水与酒、醋煎服，立愈。盖此药能破气中之血也。

【译文】南宋王执中《针灸资生经》记载：王执中久患心脾疼，服芳香健脾药反觉胀满。用天竺所产的莪术，面粉包裹煨熟，研为细末，用水与酒、醋煎服，立刻痊愈。这是莪术能破气中之血的缘故。

【解读】以药测证，患者之心脾疼痛当为气滞血瘀所致。莪术苦泄辛散温通，既入血分，又入气分，能破血散瘀，行气止痛，故能治疗此症。

4. 心脾气痛

【出处】《本草纲目·卷14·莎草、香附子·附方》

【原文】心脾气痛：白飞霞《方外奇方》云：凡人胸膛软处一点痛者，多因气及寒起，或致终身，或子母相传。俗名心气痛，非也，乃胃脘有滞尔。惟此独步散，治之甚妙。香附米醋浸，略炒为末，高良姜酒洗七次，略炒为末。俱各封收。因寒者，姜二钱，附一钱；因气者，附二钱，姜一钱；因气与寒者，各等分，和匀。以热米汤入姜汁一匙，盐一捻，调下立止。不过七八次除根。王璆《百一方》云：内翰吴开（jiān）夫人，心痛欲死，服此即愈。《类编》云：梁混心脾痛数年不愈，供事秽迹佛，梦传此方，一服而愈，因名神授一匕散。

【译文】心脾气痛：明代韩懋《海外奇方》记载：凡是人的胸膛柔软处有一点疼痛的，多气滞及寒邪引起，或致终身疼痛，或母病及子，传为他病。通俗称为心气痛，并不是这样，而是胃脘有滞。只有这个独步散，治之甚妙。香附米醋浸，略炒为末，高良姜酒洗七次，略炒为末。分开贮存。因于寒者，高良姜二钱，香附一钱；因于气者，香附二钱，高良姜一钱；因于气与寒者，香附、高良姜等份，和匀。用热米汤入姜汁一匙，盐一捻，调匀服下，疼痛立止。服用不超过七八次，即除病根。南宋王璆《是斋百一选方》记载：内翰（古代官名，唐宋称翰林为内翰）吴开的妻子，病心痛欲死，服此方即愈。《类编》记载：梁混患心脾痛数年不愈，供奉秽迹佛（秽迹金刚），梦见传授此方，服一剂即愈，因此名为"神授一匕散"。

【解读】香附味辛能行而长于止痛,除善疏肝解郁之外,还能入脾经,而有宽中、消食下气等作用,故常用于治疗脾胃气滞证;高良姜辛散温通,能散寒止痛,为治疗胃寒、脘腹冷痛的常用药。故因于寒者,倍用高良姜散寒;因于气者,倍用香附行气。高良姜、香附伍用,称为良附丸,对寒凝气滞所致的胃脘疼痛疗效颇佳。

5. 一切胃痛

【出处】《本草纲目·卷16·地黄·熟地黄·发明》

【原文】崔元亮《海上方》:治一切心痛,无问新久。以生地黄一味,随人所食多少,捣绞取汁,搜面作馎(bó)饦(tuō)或冷淘食,良久当利出虫,长一尺许,头似壁宫,后不复患矣。昔有人患此病二年,深以为恨。临终戒其家人,吾死后当剖去病本。从其言果得虫,置于竹节中,每所食皆饲之。因食地黄馎饦亦与之,随即坏烂,由此得方。刘禹锡《传信方》亦纪其事云:贞元十年,通事舍人崔抗女,患心痛垂绝,遂作地黄冷淘食,便吐一物,可方寸匕,状如蛤蟆,无足目,似有口,遂愈。

【译文】崔元亮《海上方》记载:治疗一切心痛,不论时间长短。用生地黄一味,随人的食量多少,捣烂绞取汁,和面粉制作成馎饦(古代一种水煮的面食)或冷淘(过水面及凉面一类食品)食用。稍久,当下利出虫,长一尺左右,头像壁虎,以后便不再患此病。过去有一人患此病两年,痛苦不堪,非常怨恨。临终时告诫他的家人,说:我死后当剖开我的身体,找出致病的原因。家人听从他的遗言,剖开后果然见到一虫,将虫放在竹节中,每次都用日常所食之物喂养它。一次偶然吃地黄所制的面食,也给虫吃,虫随即腐烂败坏,由此得方。刘禹锡《传信方》也记录其事:贞元十年,通事舍人崔抗的女儿,患心痛欲绝,遂将地黄制作成凉面食用,食后便吐出一物,大小约方寸匕(古代量取药末的器具),形状像蛤蟆,没有腿脚、眼睛,好像有口,病乃痊愈。

【解读】古人常将胃脘痛称为心痛,《丹溪心法·心脾痛》:"心痛即胃脘痛。"案中所述之心痛当为胃中之寄生虫所致。生地黄味甘、苦,性寒,功能清热凉血、养阴生津,本草典籍中尚未载其具有杀虫之功,文中记述其具有良好的杀虫之效,留存以备考。

6. 心气疞痛

【**出处**】《本草纲目·卷16·荭草·花·附方》

【**原文**】心气疞痛:水荭(hóng)花为末,热酒服二钱。又法:男用酒水各半煎服,女用醋水各半煎服。一妇年三十病此,一服立效。《摘玄方》。

【**译文**】心气疞痛:水荭花研为细末,用热酒送服二钱。又法:男子用酒、水各半煎服,女子用醋、水各半煎服。有一妇人,年三十岁,患此病,服一剂立刻有效。(《摘玄方》)

【**解读**】患者病心气疞痛三十年,时间久远,痛处固定不移,当是血瘀所致。水荭花具有散血、消积、止痛的功效,用酒、醋煎煮可增强化瘀、止痛之功,药证相符,故用之立效。

7. 食冰太过

【**出处**】《本草纲目·卷5·夏冰·发明》

【**原文**】宋徽宗食冰太过,病脾疾,国医不效,召杨介诊之。介用大理中丸。上曰:服之屡矣。介曰:疾因食冰,臣因以冰煎此药,是治受病之原也。服之果愈。若此,可谓活机之士矣。

【**译文**】宋徽宗吃冰太多,寒伤脾胃之阳,罹患脾胃疾病,经御医诊治没有效果,特召杨介诊疗。杨介处方用大理中丸。宋徽宗说:已经服用过多次了,没有效果。杨介说:病因食冰而起,我用冰化成的水来煎此药,以冰水为引导,这样药效便能直达病所。宋徽宗服用后果然病愈。只有像这样,才能称得上是圆机活法之人。

【**解读**】宋徽宗所患之病是典型的脾胃阳虚证,用大理中丸颇为相宜。大理中丸出自《圣济总录》,由厚朴、桂、陈橘皮、白术、甘草、川芎、五味子、砂仁、茴香子、槟榔、硇砂、干姜、胡椒、丁香组成,功能温阳散寒、理气健脾,可用于治疗脾虚胸膈痞闷,心腹撮痛,不思饮食等症。宋徽宗服用大理中丸无效,杨介创造性地提出病乃因食冰而起,用冰化成的水煎服大理中丸,可引导药性直达病所,如法使用,果然病愈。从另一个角度来说,病为寒证,药属辛温,阴寒太盛会格拒阳药,使得药效不能发挥,现以冰之寒性为导引,使热药入里而发挥作用,故而病愈。这说明杨介掌握了在使用温热药物治疗寒证时,需要反佐以寒药的道理。

（五）痞　　满

饱食致痞

【出处】《本草纲目·卷11·朴消·附方》

【原文】食物过饱不消,遂成痞膈。马牙消一两,吴茱萸半斤,煎汁投消,乘热服之。良久未转,更进一服,立效。窦群在常州,此方得效也。《经验方》。

【译文】饮食过多,导致宿食不化,脘腹胀闷,呕吐反胃。取马牙硝一两、吴茱萸半斤,先煎吴茱萸取汁,再将马牙硝投入汁中,乘热饮服。稍久,腹中未见肠鸣转动,再服一剂,立刻见效。窦群在常州时,用此方得效。（《经验方》）

【解读】朴硝味苦、咸,性寒,功能泻热软坚、泻热解毒、消肿散结;吴茱萸味辛、苦,性热,功能散寒止痛、降逆止呕、助阳止泻。朴硝与吴茱萸一寒一热,一以软坚散结,一以降逆助运,两者配伍,则痞膈能消。

（六）噎　　膈

1. 妇人病噎

【出处】《本草纲目·卷50·驴·溺·发明》

【原文】震亨曰:一妇病噎,用四物加驴尿与服,以防其生虫,数十帖而愈。

【译文】朱丹溪说:一妇人患噎膈病,用四物汤加驴尿给她服用,以防其生虫,服用数十剂而病愈。

【解读】程钟龄《医学心悟·噎膈》:"凡噎膈症,不出胃脘干槁四字。"故方中用四物汤养血润燥。古人认为噎膈是由虫所致,驴尿可防其生虫,故兑入驴尿服用。但驴尿有小毒,不可过多服用。

2. 贫叟病噎

【出处】《本草纲目·卷26·韭·发明》

【原文】有一贫叟病噎膈,食入即吐,胸中刺痛。或令取韭汁,入盐、梅、卤汁少许,细呷,得入渐加,忽吐稠涎数升而愈。此亦仲景治胸痹用薤白,皆取其辛温能散胃脘痰饮恶血之义也。

【译文】有一贫穷的老人患噎膈病,饮食入口即吐,胸中有刺痛感。有人教他取韭菜汁,加入盐、梅、卤汁少许,小口慢慢喝下,如果不吐则渐渐加量,忽然吐出数升黏稠的痰涎而病愈。这也是张仲景治疗胸痹用薤白,都是取其味辛性温,能散胃脘痰饮恶血的意思。

【解读】叶天士《临证指南医案·噎膈反胃》云:"噎膈之症,必有瘀血、顽痰、逆气,阻隔胃气。"韭味辛、微酸,性温,李时珍认为本品"生则辛而散血,熟则甘温补中",用生韭菜取汁饮服,取其辛味能散胃脘痰饮恶血之义,故服后吐出稠涎数升而愈。

3. 食梗难下

【出处】《本草纲目·卷26·韭·发明》

【原文】震亨曰:心痛,有食热物及怒郁,致死血留于胃口作痛者,宜用韭汁、桔梗加入药中,开提气血。有肾气上攻以致心痛者,宜用韭汁和五苓散为丸,空心茴香汤下。盖韭性急,能散胃口血滞也。又反胃宜用韭汁二杯,入姜汁、牛乳各一杯,细细温服。盖韭汁消血,姜汁下气消痰和胃,牛乳能解热润燥补虚也。一人腊月饮刮剁酒三杯,自后食必屈曲下膈,硬涩微痛,右脉甚涩,关脉沉。此污血在胃脘之口,气因郁而成痰,隘塞食道也。遂以韭汁半盏,细细冷呷,尽半斤而愈。

【译文】朱丹溪说:胃脘疼痛,食用过热性食物及大怒气郁,导致死血停留于胃口而疼痛的,宜将韭汁、桔梗加入药中,开提气血。有肾气上攻以致胃脘疼痛的,宜用韭汁和五苓散为丸,空腹,用茴香汤送下。这是因为韭的药性急,能散胃口停滞的瘀血。再者,反胃宜用韭汁二杯,入姜汁、牛乳各一杯,趁温慢慢服用。这是因为韭汁能消散瘀血,姜汁能下气消痰和胃,牛乳能解热润燥补虚。有一人腊月时饮服刮剁酒三杯,自此以后,饮食必曲折下行入膈,有生硬阻涩、微微疼痛的感觉,右脉甚涩,关脉沉。这是瘀血阻滞在胃脘之口,气机郁滞而形成痰,痰瘀搏结,使食管变得狭窄。于是用韭汁半盏,小口慢慢冷服,喝完半斤而病愈。

【解读】患者因饮酒后,饮食有阻塞感,右脉甚涩,关脉沉。涩主血瘀,沉主气郁,关脉候脾胃,可知此证为痰气瘀血阻于胃脘之口。韭汁能消散胃脘瘀血痰浊,小口慢服,能使药效持续作用于食管,待痰瘀散尽,则病自愈。

(七)反　　胃

1. 反胃呕吐

【出处】《本草纲目·卷 12·人参·附方》

【原文】反胃呕吐:饮食入口即吐,困弱无力,垂死者。上党人参三大两拍破,水一大升,煮取四合,热服,日再。兼以人参汁,入粟米、鸡子白、薤白,煮粥与啖。李直方司勋,于汉南患此,两月余,诸方不瘥。遂与此方,当时便定。后十余日,遂入京师。绛每与名医论此药,难可为俦也。李绛《兵部手集》。

【译文】反胃呕吐:饮食入口即吐,困倦虚弱无力,临近死亡的,取上党人参三两,拍打碎裂,用水一大升,煎成四合,趁热服用,每日两次。兼用人参汁,加入粟米、鸡子白、薤白,煮粥服食。司勋(官名)李直方,在汉南时患此病,治疗两个多月,使用各种方法都没有效果。于是给予此方服用,当时病情即稳定下来。十余日后,便去京城。李绛每次与名医谈论此药,都难以找出能与此药相匹配的药物。(李绛《兵部手集方》)

【解读】反胃,是指食后脘腹闷胀、宿食不化、朝食暮吐、暮食朝吐为主要临床表现的病证。本病的病因多由于饮食不当,饥饱无常,或嗜食生冷,损及脾阳,或忧愁思虑,有伤脾胃,中焦阳气不振,寒从中生,致脾胃虚寒,不能腐熟水谷,饮食入胃,停留不化,逆而向上,终至尽吐而出。治疗原则为温中健脾,降逆和胃。

案中提出用大剂量的人参煮后服用治疗反胃。人参味甘、微苦,性温,为补脾要药;粟米能益脾胃,养肾气;鸡子白能润肺利咽;薤白具辛温之性,能宽胸理气,通阳散结。诸药合用,使脾气得补,脾寒得祛,则脾气健旺,则能腐熟水谷,饮食不停留于胃,呕吐自止。

2. 富人反胃

【出处】《本草纲目·卷25·糟·干饧糟·发明》

【原文】时珍曰:饧(xíng)以蘖成,暖而消导,故其糟能化滞缓中,养脾止吐也。按继洪《澹寮方》云:甘露汤,治反胃呕吐不止,服此利胸膈,养脾胃,进饮食。用干饧糟六两,生姜四两,二味同捣作饼,或焙或晒,入炙甘草末二两,盐少许,点汤服之。常熟一富人病反胃,往京口甘露寺设水陆,泊舟岸下。梦一僧持汤一杯与之,饮罢,便觉胸快。次早入寺,供汤者乃梦中所见僧,常以此汤待宾,故易名曰甘露汤。予在临汀疗一小吏旋愈,切勿忽之。

【译文】李时珍说:糖稀是由麦芽或谷芽熬制而成,能温暖脾胃,而且能消化饮食,所以用麦芽或谷芽熬制糖稀所剩下的渣子,具有化滞缓中、养脾止吐的功效。据继洪《澹寮方》记载:甘露汤,可以用来治疗反胃呕吐不止,服此方能利胸膈,养脾胃,增进饮食。用干饧糟六两,生姜四两,两味药同捣作饼,或焙干或晒干,入炙甘草末二两,盐少量,点汤服用。常熟有一富人患反胃病,到京口的甘露寺设水陆法会,夜间泊舟于岸边。梦见一僧人端着一杯汤给他,他服用后,便觉胸部爽快。第二日早上到甘露寺中,看见提供汤水的人即是昨晚梦见的僧人,常用此汤来款待宾客,所以易名为甘露汤。我在临汀时用此汤治疗一位小官吏,服用后立刻病愈,千万不要忽视它。

【解读】饧:糖稀。饧糟:用麦芽或谷芽熬制糖稀所剩下的渣子。以药测证,患者之反胃当为脾胃虚寒所致。饧糟味甘、性温,功能暖脾胃、化饮食、益气缓中;生姜辛散温通,能温胃散寒,降逆止呕;炙甘草味甘,具有补益之功。诸药合用,共奏温胃散寒、降逆止呕之功。

3. 三世反胃

【出处】《本草纲目·卷30·柿·白柿、柿霜·发明》

【原文】《经验方》云:有人三世死于反胃病,至孙得一方:用干柿饼同干饭日日食之,绝不用水饮。如法食之,其病遂愈。

【译文】《经验方》记载:有户人家三代人都死于反胃病,到了孙辈时得到一个药方:用干柿饼同干饭每日食用,绝不用水送服,按照这种方法服食,他的病就好了。

【解读】反胃,是指饮食入胃,停滞不化,良久反出的病症。《金匮要略·呕吐哕下利病脉证治》云:"跌阳脉浮而涩,浮则为虚,涩则伤脾,脾伤则不磨,朝食暮吐,暮食朝吐,宿谷不化,名曰胃反。"指出本病主要病机是脾胃受伤,不能腐熟水谷,临床表现以朝食暮吐、暮食朝吐为特点。柿子味甘性寒,能消腹中宿血,开胃涩肠,解毒除热;干饭能益脾胃之气。两者伍用,补中寓消,用于治疗反胃病,当有效验。

4. 反胃关格

【出处】《本草纲目·卷34·丁香·附方》

【原文】反胃关格,气噎不通:丁香、木香各一两。每服四钱,水一盏半,煎一盏。先以黄泥做成碗,滤药汁于内,食前服。此方乃掾史吴安之传于都事盖耘夫有效,试之果然。土碗取其助脾也。

【译文】反胃呕吐,小便不通,气噎塞不通:丁香、木香各一两,每次服用四钱,水一盏半,煎取一盏。先用黄泥做成碗,将药汁过滤于碗内,饭前服用。这个药方是掾史(古代官名)吴安之传授给都事(古代官名)盖耘夫的,试验后果然有效。用土碗是取其助脾之功。

【解读】以药测证,本方所治之反胃、关格乃寒客脾胃、气机失调所致。寒客脾胃,中焦阳气虚馁,不能腐熟水谷,逆而向上,发为呕吐;寒伤脾肾之阳,气化不利,浊邪壅塞三焦,而致小便不通。其治宜温脾暖肾、降气止呕。

方中丁香辛温芳香,暖脾胃而行气滞,尤善降逆,有温中散寒、降逆止呕、温肾助阳之功;木香辛行苦泄温通,芳香气烈而味厚,善通行脾胃之滞气;脾属土,以黄泥做成之土碗具有助脾之效。诸药合用,共奏降逆止呕、助脾散寒之功。

5. 呷气反胃

【出处】《本草纲目·卷50·牛·喉·发明》

【原文】时珍曰:牛喉咙治呷气、反胃,皆以类相从也。按《普济方》云:反胃吐食,药物不下,结肠三五日至七日,大便不通,如此者必死。昔全州周禅师得正胃散方于异人,十痊八九,君子收之,可济人命。用白水牛喉一条,去两头节并筋、膜、脂、肉,节节取下如阿胶黑片,收之。临时旋炙,用米醋一盏浸之,微火炙干淬之,再炙再淬,醋尽为度。研末,厚纸包收。或遇阴湿时,微火烘之再收。遇此疾,每服一钱,食前陈米饮调下。轻者一服立效。

【译文】李时珍说:用牛喉咙治疗呷气、反胃,都是取的以类相从之义。据《普济方》记载:反胃呕吐食物,药物不能服下,结肠三五日至七日,大便不通,有这些症状的必死无疑。以前全州的周禅师从一奇人处得到一药方,名正胃散,用它治疗反胃,十愈八九,品德高尚的人收藏药方,可救人性命。取白水牛喉咙一条,去两头节并筋、膜、脂、肉,节节取下如阿胶黑片,收贮。临用时旋即用火炙,取米醋一盏,将水牛喉咙放入浸湿,然后微火炙干,再放入米醋中浸湿,再炙再浸,以醋尽为度。研为细末,用厚纸包裹收贮。遇到阴暗潮湿的天气时,微火烘干后再收贮。遇到这种疾病时,每次服用一钱,饭前用陈米煮汤送服。病情轻的服用一次,立刻见效。

【解读】反胃吐食,其病位在人之喉咙。用牛喉咙治疗此疾,是取的以形治形之义。将水牛喉咙用醋制,可增强活血散瘀之功。用陈米饮送服者,取其补益胃气之功。

6. 幼年反胃

【出处】《本草纲目·卷50·驴·溺·发明》

【原文】时珍曰：张文仲《备急方》言：幼年患反胃，每食羹粥诸物，须臾吐出。贞观中，许奉御兄弟及柴、蒋诸名医奉敕调治，竟不能疗。渐疲困，候绝旦夕。忽一卫士云：服驴小便极验。遂服二合，后食止吐一半。哺时再服二合，食粥便定。次日奏知，则宫中五六人患反胃者同服，一时俱瘥。此物稍有毒，服时不可过多，须热饮之。病深者七日当效。后用屡验。

【译文】李时珍说：唐代张文仲《随身备急方》记载：幼年时患反胃病，每次吃浓汤稀粥等食物，片刻后即吐出。唐太宗贞观年间，许奉御兄弟和柴、蒋等名医奉皇帝的命令为我调治，最后也没有治好。逐渐疲乏困顿，命悬一线，危在旦夕。忽然一卫士说：服用驴尿，极其有效。于是服驴尿二合，随后进食只吐出一半。傍晚时再服驴尿二合，食粥便不再呕吐。次日奏告唐太宗，则宫中五六个患反胃病的人同服驴尿，一时全都病愈。驴尿稍有毒，服用时剂量不可过多，须趁热饮服。病情严重的服用七日当有效验。后来屡次使用都有效。

【解读】驴尿味辛，性寒，有小毒，自从唐代张文仲《随身备急方》记载其能治疗反胃病后，后世医家多有应用，名之为"驴尿一物饮"。可见，驴尿治疗反胃是确有疗效的。吴昆《医方考·卷三·翻胃门第二十五》云："火郁于中，治以辛香开胃之药，益滋其燥，非所宜也。驴尿辛膻，可使开郁，然为浊阴之所降，则可以济火矣。"由此可知，驴尿所治之反胃当由火热之邪所致。

（八）食　　积

1. 食粉成积

【出处】《本草纲目·卷29·杏·发明》

【原文】按《医余》云：凡索面、豆粉近杏仁则烂。顷一兵官食粉成积，医师以积气丸、杏仁相半研为丸，熟水下，数服愈。

【译文】据《医余》记载：索面（一种用手工拉成晾干的素面）、豆粉（大豆经烘烤和粉碎而制成的食品）接近杏仁则会腐烂。不久以前，有一军官吃豆粉过多而成食积,医生用积气丸、杏仁各半研为细末,制成丸药,用沸腾后的水送服,服用几次后病即痊愈。

【解读】积气丸出自《圣济总录》,由代赭石、礞石、桂、硇砂、赤茯苓、青橘皮、胡椒、巴豆组成,可用于治疗一切积滞、痰逆恶心、霍乱吐泻、膈气痞满、胁肋积块、胸膈膨闷、呕哕心疼、泄利不止。积气丸具有消积导滞之效,杏仁善消豆粉之积,两者伍用,各擅其长。

2. 食桃成积

【出处】《本草纲目·卷 29·桃·桃枭·附方》

【原文】食桃成病:桃枭烧灰二钱,水服取吐即愈。陆光禄说有人食桃不消化作病时,于林间得槁桃烧服,登时吐出即愈,此以类相攻也。张文仲《备急方》。

【译文】食桃成病:将桃枭烧成灰,取二钱,用水送服,取吐即愈。陆光禄说:有人吃桃过多,不消化而作病时,于林间寻得槁桃烧成灰后服用,立刻吐出积食即愈。这是以类相攻的治法。(张文仲《随身备急方》)

【解读】桃枭,即经冬不落的干桃子,又名桃奴。槁桃,即干枯的桃子,亦是指的桃枭。本品可用于治疗食桃过多而导致的食积。

3. 食积黄肿

【出处】《本草纲目·卷 30·山楂·发明》

【原文】时珍曰:凡脾弱食物不克化,胸腹酸刺胀闷者,于每食后嚼二三枚,绝佳。但不可多用,恐反克伐也。按《物类相感志》言:煮老鸡、硬肉,入山楂数颗即易烂。则其消肉积之功,益可推矣。珍邻家一小儿,因食积黄肿,腹胀如鼓。偶往羊枞树下,取食之至饱。归而大吐痰水,其病遂愈。羊枞乃山楂同类,医家不用而有此效,则其功应相同矣。

【译文】李时珍说:凡是脾气虚弱,不能运化食物,胸腹泛酸刺痛胀闷的,在每次饭后嚼食山楂两三枚,效果非常好。但不能过多食用,恐反倒克伐脾胃。据《物类相感志》记载:煮老鸡、硬肉,放入山楂数颗即容易煮烂。则山楂能消肉积的功效,更可推知。我的邻居家有一小孩,因病食积而皮肤黄肿,腹胀如鼓。偶然间来到羊枕树下,摘取羊枕一直吃到饱。回家后大吐痰水,他的病即好了。羊枕与山楂是同一类属,医生一般不使用,但是它有此功效,则它们的功效应该是相同的。

【解读】山楂味酸,微温不热,功善消食化积,能治疗各种饮食积滞,尤其善于消化油腻肉食积滞。山楂不可多食,多食山楂可引起胃酸过多,故无积滞或脾胃虚弱者应慎用或不用。

4. 心腹积滞

【出处】《本草纲目·卷17·大黄·发明》

【原文】颂曰:本草称大黄推陈致新,其效最神,故古方下积滞多用之,张仲景治伤寒用处尤多。古人用毒药攻病,必随人之虚实寒热而处置,非一切轻用也。梁武帝因发热欲服大黄,姚僧坦曰:大黄乃是快药,至尊年高,不可轻用。帝弗从,几至委顿。梁元帝常有心腹疾。诸医咸谓宜用平药,可渐宣通。僧坦曰:脉洪而实,此有宿妨,非用大黄无瘥理。帝从之,遂愈。以此言之。今医用一毒药而攻众病,其偶中,便谓此方神奇;其差误,则不言用药之失,可不戒哉?

【译文】苏颂说:本草典籍里称赞大黄的推陈致新之功,疗效最为神奇,所以古代方书中多用大黄泻下积滞,张仲景治疗伤寒用大黄的地方更多。古人用具有毒性的药物攻治疾病,必随人体的虚实寒热来选择用药,不是所有的药都可以轻易使用的。梁武帝因为发热想服大黄,姚僧坦说:大黄是泻下快利之药,您年高体弱,不可轻用。梁武帝不听从姚僧坦的建议,服用大黄后,差不多到了精神疲乏、萎靡不振的程度。梁元帝(梁武帝之子)常有心腹疾患,众多医生都说应该使用药性平稳的药,可逐渐宣通。姚僧坦说:脉象洪而实,这是有宿食停滞于中,如果不用大黄,病没有痊愈的道理。梁元帝听从他的建议,服用大黄而病愈。以此而言,现在的医生用一味毒药攻治众病,偶尔药证相符,疾患得愈,便谓此方疗效神奇;如果是治疗有差错,则不说是用药的过失,能不以为警戒吗?

【解读】大黄有较强的泻下作用,能荡涤肠胃,推陈致新,药性峻猛,有冲墙倒壁之功,为治疗积滞便秘之要药。梁武帝年事已高,脏腑气血衰弱,经受不住大黄的荡涤之功,故服用大黄后戕伐正气而导致精神委顿。梁武帝寿至八十六岁,可推知其患病应在暮年。梁元帝四十四岁称帝,四十七岁被杀,可推知其患病应在壮年。梁元帝患有心腹疾患,脉象洪而实,证属宿食积滞停于心腹,治当用大黄荡涤肠胃。梁元帝正值壮年,正气旺盛,故可用大黄攻逐邪实,宿食积滞得祛,则病自愈。可见,在使用大黄一类攻伐之药时,须考虑到患者体质的强弱。

（九）腹　　胀

1. 胸腹饱胀

【出处】《本草纲目·卷15·蠡实·发明》

【原文】按叶《水东日记》云:北方田野人患胸腹饱胀者,取马楝花擂凉水服,即泄数行而愈。据此则多服令人泄之说有验。

【译文】明代叶盛《水东日记》记载:北方的乡村田野之人病胸腹饱胀,取马楝花与凉水研磨后服用,即泄下数次而愈。根据这一记载,多服马蔺花能令人下泄的说法可以得到验证。

【解读】马蔺花味微苦、辛,性微甘、寒,归胃、脾、肺、肝经,功能清热解毒、凉血止血、利尿通淋,可用于治疗喉痹、吐血、衄血、崩漏、便血、淋证、疝气、痔疮、痈疽、烫伤等。乡村田野之人病胸腹饱胀,当为食积所致,取马蔺花擂凉水服用,泻去其积,其病自愈。马蔺花具有泻下的作用为本草书籍所未载,此案可作为马蔺花具有泻下作用的验证。

2. 膈脘气滞

【出处】《本草纲目·卷39·九香虫·发明》

【原文】时珍曰:《摄生方》乌龙丸:治上证(膈脘气滞,脾肾亏损,壮元阳),久服益人,四川何卿总兵常服有效。其方:用九香虫一两(半生,焙),车前子(微炒)、陈橘皮各四钱、白术(焙)五钱、杜仲(酥炙)八钱。上为末,炼蜜丸梧桐子大。每服一钱五分,以盐白汤或盐酒服,早晚各一服。此方妙在此虫。

【译文】李时珍说:《摄生方》记载的乌龙丸:能治疗上面的证候,即胸膈胃脘气机阻滞不畅,脾肾亏虚,还能壮肾阳,长期服用对人有益,四川何卿总兵经常服用,有效。其方:用九香虫一两(一半生用,一半焙干),车前子(微炒)、陈橘皮各四钱,白术(焙干)五钱,杜仲(酥炙)八钱。将上药研为细末,炼蜜为丸,如梧桐子大小。每次服用一钱五分,用盐白汤或盐酒送服,早晚各服一次。此方妙在使用了九香虫。

【解读】以方测证,本方治证当为脾虚气滞,兼有肾亏之证。脾胃为气机升降的枢纽,气滞则脘膈胀闷。方中九香虫气香走窜、温通利膈而有行气止痛之功;陈橘皮辛行温通,有行气止痛、健脾和中之功。两者伍用,可散气滞。脾主运化水液,脾虚则水停。方中白术甘苦性温,既能补气以复脾运,又能燥湿以除湿邪;车前子甘寒而利,善通利水道以除湿邪。两者配伍,可健脾除湿。再者,九香虫温肾壮阳而有助阳起痿之效,杜仲功能补肝肾、强筋骨。两者共用,可壮肾阳。方中之药,既能行气,又能补肾者,惟九香虫,故云"妙在此虫"。

3. 腹胀如鼓

【出处】《本草纲目·卷48·鹑·发明》

【原文】按董炳《集验方》云:魏秀才妻,病腹大如鼓,四肢骨立,不能贴席,惟衣被悬卧。谷食不下者数日矣。忽思鹑食,如法进之,遂运剧。少顷雨汗,莫能言,但有更衣状。扶而圊,小便突出白液,凝如鹅脂。如此数次,下尽遂起。此盖中焦湿热积久所致也。

【译文】据董炳《集验方》记载:魏秀才的妻子,病腹部胀大如鼓,四肢极为消瘦,皮肉不能贴于席上,只有将衣被悬空而卧。粒米未进已经数日。忽然想吃鹌鹑,如法制作好后给她食用,食后头晕加剧,不一会儿,汗出如雨,不能言语,只是表现出想上厕所的情状。扶着她来到厕所,小便突然排出白色液体,凝聚后像鹅脂。如此数次,白色液体排完后病即痊愈。这大概是中焦湿热长时间累积所致。

【解读】湿热壅积中焦,导致腹部胀大如鼓,不能进食水谷,气血生化乏源,则四肢消瘦骨立。患者之证当属虚实夹杂,其治宜攻补兼施。鹌鹑肉味甘性平,功能补中益气、除热散结,在补益人体正气的同时,能消散中焦湿热,故患者食用后,湿热之邪从小便而出,病即痊愈。

(十) 痢　疾

1. 久病气痢

【出处】《本草纲目·卷14·荜茇·发明》

【原文】颂曰:按《唐太宗实录》云:贞观中,上以气痢久未痊,服名医药不应,因诏访求其方。有卫士进黄牛乳煎荜茇方,御用有效。刘禹锡亦记其事云,后累试于虚冷者必效。

【译文】苏颂说:据《唐太宗实录》记载:贞观年间,唐太宗因病气痢久未痊愈,遍服名医之药而无效,因此下诏访求治病之方。有一卫士进献黄牛乳煎荜茇方,唐太宗服用后有效。刘禹锡也记载了这件事,后来屡次试治下痢属虚寒者必定有效。

【解读】《圣济总录·泄痢门·气痢》言:"论曰:气痢者,由冷气停于肠胃间,致冷热不调,脾胃不和,腹胁虚满,肠鸣腹痛,便痢赤白,名为气痢。治法宜厚肠胃,调冷热,补脾气,则痢当自愈。"荜茇辛散温通,能温中散寒止痛,降胃气,止泄痢;黄牛乳能补虚损,益肺胃。两者伍用,共奏温中补虚、散寒止痢之功。

2. 太宗气痢

【出处】《本草纲目·卷50·牛·乳·发明》

【原文】时珍曰:乳煎荜茇,治痢有效。盖一寒一热,能和阴阳耳。按《独异志》云:唐太宗苦气痢,众医不效,下诏访问。金吾长张宝藏曾困此疾,即具疏以乳煎荜茇方上,服之立愈。宣下宰臣与五品官。魏征难之,逾月不拟。上疾复发,复进之又平。因问左右曰:进方人有功,未见除授何也。征惧曰:未知文武二吏。上怒曰:治得宰相,不妨授三品,我岂不及汝耶？即命与三品文官,授鸿胪寺卿。其方用牛乳半斤,荜茇三钱,同煎减半,空腹顿服。

【译文】李时珍说:牛乳煎荜茇,治痢有疗效。大概是一寒一热,能调和阴阳的缘故。据《独异志》记载:唐太宗患气痢,众医医治无效,下诏访求药方。金吾长张宝藏曾经患过此病,即备文分条陈述,以乳煎荜茇方献上,唐太宗服后病立愈。宣谕宰相,封张宝藏五品官。魏征从中为难,一个多月后还未拟旨。唐太宗的病又复发,再服前方,病又愈。于是询问左右的人说:进献药方的人有功,为何还未授予官职？魏征恐惧,说:不知道是授予文职还是武职。唐太宗大怒,说:治愈了宰相的病,授予三品官职都无妨碍,我难道不如你吗？当即下令授予张宝藏三品文官,官任鸿胪寺卿。其方用牛乳半斤,荜茇三钱,同煎至药液减半,空腹一次服完。

【解读】牛乳味甘,性微寒,功能补虚损、养心肺、解热毒、润大肠;荜茇大辛大热,入胃与大肠,功能温中散寒,破滞气,开郁结。两者伍用,一寒一热,一补一散,故能调冷热、补虚损、散滞气。

3. 下痢白脓

【出处】《本草纲目·卷35·诃黎勒·发明》

【原文】唐·刘禹锡《传信方》云:予曾苦赤白下,诸药服遍久不瘥,转为白脓。令狐将军传此方:用诃黎勒三枚,两炮一生,并取皮末之,以沸浆水一合服之。若只水痢,加一钱匕甘草末;若微有脓血,加三匕;血多,亦加三匕。

【译文】唐代刘禹锡《传信方》记载:我曾经病赤白下痢,服遍诸药,病久不愈,转为泻下白脓。令狐将军传授给我此方:取诃黎勒三枚,两枚炮制,一枚生用,连皮研为细末,用沸腾后的浆水一合送服。如果只是水痢,加一钱匕甘草末;如果微有脓血,加三钱匕;如果血很多,也加三钱匕。

【解读】赤白下痢,是由肠胃虚弱,冷热相乘,客于肠间,变而为痢。热邪乘于血分,流渗肠内,则下痢红色脓血;冷气入搏,津液凝滞,则下痢白色脓血。刘禹锡病下痢日久不愈,转为白脓,乃邪热已去,正气亏虚,其治宜涩肠止泻、补气扶正。诃子酸涩性收,入于大肠,善能涩肠止泻;甘草具有补益脾气之力,且甘能缓急,善于缓急止痛。二药配伍,可用于邪气已去、正气亏虚之下痢,若邪气尚存,则有敛邪之弊,不可用之。

4. 泄痢赤白

【出处】《本草纲目·卷23·罂子粟·米·附方》

【原文】泄痢赤白:罂粟子(炒),罂粟壳(炙),等分为末,炼蜜丸梧子大。每服三十丸,米饮下。有人经验。《百一选方》。

【译文】泄痢赤白:罂粟子(炒),罂粟壳(炙),等份研为细末,炼蜜为丸,如梧桐子大小。每次服用三十丸,用米汤送下。有人服用有效。(《是斋百一选方》)

【解读】泄痢赤白,是指大便中带脓血的痢疾。本病多由肠胃虚弱,冷热相乘,客于肠间,变而为痢。热乘于血,流渗肠内则为赤;冷气入搏,津液凝滞则为白。症状表现为里急后重,数登厕而不能便,脓血相杂,所以又称之为赤白痢。罂粟壳味酸涩,性平和,能固肠道,涩滑脱,适用于久泻、久痢而无邪滞者,泄痢初起邪实者忌用。另外,本品过量或持续服用易成瘾,不宜多服、久服。

5. 痢血百日

【出处】《本草纲目·卷29·梅·白梅·发明》

【原文】《医说》载:曾鲁公痢血百余日,国医不能疗。陈应之用盐水梅肉一枚研烂,合腊茶,入醋服之,一啜而安。大丞梁庄肃公亦痢血,应之用乌梅、胡黄连、灶下土等分为末,茶调服,亦效。盖血得酸则敛,得寒则止,得苦则涩故也。

【译文】张杲《医说》记载:曾鲁公大便下血一百多天,京城里的医生治疗乏效。陈应之用盐水梅肉一枚研烂,合入腊茶,加醋服用,喝了一口病势即趋于平和。大丞梁庄肃公也患大便下血,陈应之用乌梅、胡黄连、灶心土各等份,研为细末,用茶调服,也有效。这大概是血得酸则敛,得寒则止,得苦则涩的缘故。

【解读】曾鲁公大便下血一百多天,所患之痢血当为虚证。乌梅味酸而涩,其性收敛,有良好的涩肠止泻痢作用。醋味酸,茶味苦、性微寒,与乌梅配伍,共奏涩肠止血之功。

梁庄肃公也患大便下血,所用之方与曾鲁公有异。方中胡黄连苦寒沉降,善除胃肠湿热,为治湿热泻痢之良药;灶心土性温,既能温脾暖胃,又能涩肠止泻,善治脾虚久泻。与乌梅伍用,共奏清热燥湿、温中涩肠之功。

两方均使用了乌梅,是取乌梅的涩肠止泻之功。因本品收涩力强,故外有表邪或内有湿热积滞者均不宜服用。由此亦可推知,曾鲁公和梁庄肃公之痢血当属虚证。

6. 脓血恶痢

【出处】《本草纲目·卷33·甜瓜·瓜瓣·发明》

【原文】《奇效良方》云:昔有男子病脓血恶痢,痛不可忍。以水浸甜瓜食数枚,即愈。

【译文】《奇效良方》记载:以前有一男子病下痢脓血,疼痛不可忍受。用水浸泡甜瓜后,食用数个,病即痊愈。

【解读】甜瓜因味甜而得名,由于清香袭人,故又名香瓜。甜瓜味甘性寒,功能清热解暑、除烦止渴、通利小便。此案用甜瓜治疗下痢脓血,当是取甜瓜之寒性,治疗热毒所致的下痢脓血,方为对症。

7. 时行血痢

【出处】《本草纲目·卷15·续断·发明》

【原文】时珍曰:宋·张叔潜秘书知剑州时,其阁下病血痢。一医用平胃散一两,入川续断末二钱半,每服二钱,水煎服即愈。绍兴壬子,会稽时行痢疾。叔潜之子以方传人,往往有验。小儿痢服之皆效。

【译文】李时珍说:宋代张叔潜私下记录他任剑州知州时,他的左右有人患血痢。一医生用平胃散一两,加入川续断末二钱半,每次服用二钱,用水煎服即愈。宋高宗绍兴二年壬子,会稽当时流行痢疾。张叔潜的儿子将此方公布于众,患痢之人服用后往往有效。小儿患痢,服用都有疗效。

【解读】血痢,是指痢下多血或下纯血者。巢元方《诸病源候论·痢病诸候》：“热乘于血，则流渗入肠，与痢相杂下，故为赤痢。”本病是因热毒引起的大便下血，治宜清热解毒、凉血止血。平胃散由苍术、厚朴、陈皮、甘草、生姜、大枣组成，功能燥湿运脾、行气和胃。续断味苦、辛，性微温，功能补益肝肾、强筋健骨、止血安胎、疗伤续折。观上可知，平胃散与续断并不具有清热解毒、凉血止血的功效，以之治疗寒湿痢尚可，若用之治疗血痢，恐非所宜。

8. 多人血痢

【**出处**】《本草纲目·卷19·莼·发明》

【**原文**】藏器曰：莼（chún）体滑，常食发气，令关节急，嗜睡。《脚气论》中令人食之，此误极深也。温病后脾弱不能磨化，食者多死。予所居近湖，湖中有莼、藕。年中疫甚，饥人取莼食之，虽病瘥者亦死。至秋大旱，人多血痢，湖中水竭，掘藕食之，阖境无他。莼、藕之功，于斯见矣。

【**译文**】陈藏器说：莼通体光滑，属于发物，经常食用能使人关节挛急，嗜睡。《脚气论》中让人食用莼，这种说法误导极深。患温病后脾气虚弱，不能运化水谷，吃了莼的人大多会死。我居住的地方靠近湖边，湖中有莼、莲藕。六七月时瘟疫大发，饥饿的人采莼食用，即使瘟疫病已经治愈的人也因食莼而死。到秋天时发生大旱，人们多患血痢病，湖中的湖水枯竭，人们挖藕食用，整个境内的人没有其他的病患。莼、藕的功效，于此可见。

【**解读**】倪朱谟《本草汇言·卷之七·草部·莼》云：“莼菜，凉胃疗疸，散热痹，解丹石药毒之药也。此草性冷而滑，和姜醋作羹食，大清胃火，消酒积，止暑热成痢。但不宜多食久食，恐发冷气，困脾胃，亦能损人。”莼菜甘寒无毒，功能清热解毒、利水消肿。

温病，是指感受温热邪气所引起的一类外感急性热病的总称。温邪属阳邪，人患温病后，易化火伤阴，表现出热盛津伤的症状。治宜清热祛邪，保津养阴。患温病后出现脾胃虚弱，如果多食莼菜，则其寒凉之性可损伤脾胃，使脾的运化功能减弱，后天生化乏源，故患者多夭亡。

血痢，即大便中带血不带脓的痢疾，多由热毒乘于血分所致。藕性凉味甘，功能清热生津、凉血止血，故可治疗血痢。

9. 赤痢热躁

【出处】《本草纲目·卷22·粳·粳米·附方》

【原文】赤痢热躁:粳米半升,水研取汁,入油瓷瓶中,蜡纸封口,沉井底一夜,平旦服之。吴内翰家乳母病此,服之有效。《普济方》。

【译文】赤痢热躁:取粳米半升,水研后滤取汁液,放入油瓷瓶中,用蜡纸密封瓶口,沉入井底一夜,清晨服用。有一位姓吴的内翰(古代官名),家里的乳母患此病,服用有效。(《普济方》)

【解读】赤痢,即大便中带血不带脓的痢疾。巢元方《诸病源候论·痢病诸候》:"热乘于血,则流渗入肠,与痢相杂下,故为赤痢。"本病多由感受热毒所致,临床可见大便下血、里急后重、时时入厕、每次便量甚少、发热烦躁等症。粳米味甘性平,能和胃气、益肠胃。将粳米汁沉入井底一夜,使粳米感受井底之寒气,用之治疗赤痢,可清解热毒,且能补益胃气,胃气得复,亦能驱邪外出,故病可愈。

10. 久痢五色

【出处】《本草纲目·卷18·瓜蒌·实·附方》

【原文】久痢五色:大熟瓜蒌一个,煅存性,出火毒,为末,作一服,温酒服之。胡大卿一仆,患痢半年,杭州一道人传此而愈。《本事方》。

【译文】痢疾日久不愈,脓血粪便中夹杂多种颜色:成熟的大瓜蒌一个,火煅存性,出火毒,研为细末,作一次服用,温酒送服。胡大卿有一仆人,患痢半年,杭州一道人传授此方,服用而愈。(《普济本事方》)

【解读】五色痢,是一种杂具各色的痢疾。雷少逸《时病论·五色痢》:"五色痢者,五色脓血相杂而下也,若有脏腑尸臭之气则凶。因于用滞涩太早,或因滞热下之未尽,蕴于肠胃,伤脏气也。"本病有虚实之分,实证多因止涩太早,或下之未净,热毒留滞肠中所致;虚证多因痢病久延,脏气受损,脾肾两伤所致。亦有正虚邪恋,虚实夹杂者。雷少逸以初起者为实,日久者为虚。属实证者,宜清痢荡积;属虚证者,宜补火生土。

瓜蒌甘寒而润,善清热化痰,可能对五色痢属实证者有效。但文中胡大卿的仆人患痢半年,应为虚证,然服药而愈,可能是此方对五色痢有特殊疗效,留存以待考。

11. 暑痢不瘥

【出处】《本草纲目·卷9·雄黄·发明》

【原文】按洪迈《夷坚志》云:虞雍公允文感暑痢,连月不瘥。忽梦至一处,见一人如仙官,延之坐。壁间有药方,其辞云:暑毒在脾,湿气连脚;不泄则痢,不痢则疟。独炼雄黄,蒸饼和药;别作治疗,医家大错。公依方,用雄黄水飞九度,竹筒盛,蒸七次,研末,蒸饼和丸梧子大。每甘草汤下七丸,日三服。果愈。

【译文】据洪迈《夷坚志》记载:雍国公虞允文感受暑邪引发痢疾,连续治疗数月,病未治愈。忽然梦见到了一个地方,看见一人貌似神仙,延请他入座。墙上记载有药方,写道:暑毒居于脾脏,湿气连及于脚;大便不泻下则为痢疾,不成痢疾则为疟疾。只有炼制雄黄,用蒸饼和药;如果用其他的方法治疗,就大错特错了。虞允文依照这个方法,取雄黄水飞九遍,用竹筒盛装,蒸七次后,研为细末,蒸饼捣和,制成药丸如梧桐子大。每次用甘草汤送服七丸,每日服三次。果然病愈。

【解读】暑痢,是指感受暑邪而引发的痢疾,症见腹中绞痛,下痢赤白,发热,面垢,汗出,呕逆,烦渴多饮,小便不利等。文中认为虞允文之病是由感受暑毒所致,雄黄具有解毒之功,故将雄黄依法炮制后施治,用蒸饼和丸是顾护胃气,用甘草汤送服是增强清热解毒之功,且能制雄黄之毒。药证相符,病症果然痊愈。

12. 热毒下痢

【出处】《本草纲目·卷32·茗·叶·附方》

【原文】热毒下痢:《经验良方》用蜡茶二钱,汤点七分,入麻油一蚬壳和服。须臾腹痛大下即止。一少年用之有效。

【译文】感受热毒而导致的赤白下痢:《经验良方》用蜡茶二钱,开水点七分,加入麻油一蚬壳,和匀后服用。片刻间腹痛与泻下立即止住。一少年使用有效。

【解读】蜡茶,茶的一种。腊,取早春之义。因其汁泛乳色,与溶蜡相似,故也称蜡茶。茶叶味苦、甘,性微寒,陈藏器认为茶叶能"破热气,除瘴气,利大小肠",李时珍说茶叶"炒煎饮,治热毒赤白痢"。可见,茶叶适用于治疗热毒所致的赤白下痢。

13. 脏毒下痢

【出处】《本草纲目·卷35·椿樗·发明》

【原文】宗奭曰:洛阳一女子,年四十六七,耽饮无度,多食鱼蟹,畜毒在脏,日夜二三十泻,大便与脓血杂下,大肠连肛门痛不堪任。医以止血痢药不效,又以肠风药则益甚,盖肠风则有血无脓。如此半年余,气血渐弱,食减肌瘦。服热药则腹愈痛,血愈下;服冷药即注泄食减,服温平药则病不知。如此期年,垂命待尽。或人教服人参散,一服知,二服减,三服脓血皆定,遂常服之而愈。其方治大肠风虚,饮酒过度,挟热下痢脓血痛甚,多日不瘥。用樗根白皮一两,人参一两,为末。每服二钱,空心温酒调服,米饮亦可。忌油腻、湿面、青菜、果子、甜物、鸡、猪、鱼、羊、蒜、薤等。

【译文】寇宗奭说:洛阳有一女子,四十六七岁,嗜好饮酒不加节制,且过多食用鱼蟹,导致有毒之物蓄积在脏腑,昼夜泻下二三十次,大便与脓血相杂,大肠连及肛门痛不可忍。医生用治疗血痢的药无效,又用治疗肠风的药,病情更加严重,这是因为肠风有血无脓,而此症有血有脓,是药不对症。如此半年有余,气血逐渐虚弱,饮食减少,肌肉消瘦。服用性热的药则腹部更加疼痛,下血愈发严重;服用性寒的药即泻下如注,饮食减少,服用性温性平的药则没有感觉。像这样一年,生命垂危,等待死亡。有的人让她服用人参散,服一剂有所感觉,服两剂病情减轻,服三剂脓血皆止,于是长期服用而病愈。这个药方可以用来治疗大肠风虚,表现为饮酒过度,夹热下痢,夹杂脓血,疼痛较甚,多日不愈。用樗根白皮一两,人参一两,研为细末。每次服用二钱,空腹用温酒调服,米汤也可。忌食油腻之物、湿面、青菜、果子、甜物、鸡、猪、鱼、羊、蒜、薤等。

【解读】患者嗜好饮酒,且多食鱼蟹,导致湿热壅滞肠道,酿生脓血。

且病程有半年之久,每日泻下,耗损正气,故食纳减少,后天乏源,气血渐衰,身体消瘦。其治宜燥湿除热、补气涩肠。

椿樗,香者名椿,臭者名樗,两者树形相似,功效相同。朱丹溪说:"椿根白皮,性凉而能涩血。凡湿热为病,泻痢浊带,精滑梦遗诸证,无不用之,有燥下湿及去肺胃陈痰之功。治泄泻,有除湿实肠之力。但痢疾滞气未尽者,不可遽用。"可见,樗根白皮具有燥湿除热、涩肠止血之效。人参能大补元气,且为补脾要药,能滋后天之化源。两者伍用,可用于治疗湿热壅滞肠道且兼有气血虚弱之下痢。若痢疾初起,气血不虚者,此方不适合使用。

14. 孝宗冷痢

【出处】《本草纲目·卷33·莲藕·藕节·发明》

【原文】按赵潽《养疴漫笔》云:宋孝宗患痢,众医不效。高宗偶见一小药肆,召而问之。其人问得病之由,乃食湖蟹所致。遂诊脉,曰:此冷痢也。乃用新采藕节捣烂,热酒调下,数服即愈。高宗大喜,就以捣药金杵臼赐之,人遂称为金杵臼严防御家,可谓不世之遇也。大抵藕能消瘀血,解热开胃,而又解蟹毒故也。

【译文】据赵潽《养疴漫笔》记载:宋孝宗患痢疾,众多医生治疗而无效。宋高宗偶然看见一个小药店,召而寻问。药店的医生询问生病的缘由,乃是吃湖蟹所致。于是诊脉,说:这是冷痢。于是,将新采的藕节捣烂,热酒调下,宋孝宗服用数次后,病即痊愈。宋高宗大喜,就将捣药用的金杵臼赐给药店,于是人们称之为金杵臼严防御家,真可谓是不世之遇。这是因为藕节能消瘀血,解热开胃,且又能解蟹毒。

【解读】巢元方《诸病源候论·痢病诸候》:"冷痢者,由肠胃虚弱,受于寒气,肠虚则泄,故为冷痢也。凡痢,色青、色白、色黑,并皆为冷痢。"螃蟹性寒,食之过多则伤脾胃之阳,发为冷痢。藕节能消瘀血,解热开胃,且又能解蟹毒,用热酒冲服可散脾胃之寒。两者伍用,寒去则痢自止。

15. 下痢咳逆

【出处】《本草纲目·卷17·附子·乌头·附方》

【原文】下痢咳逆,脉沉阴寒者,退阴散主之。陈自明云:一人病此不止,服此两服而愈。方见前阴毒伤寒下。

【译文】下痢咳逆,脉象沉,属于阴寒证者,用退阴散治疗。陈自明说:一人病此,咳嗽下痢不止,服用此方两剂而愈。其方见于前面的"阴毒伤寒"条下。

【解读】退阴散:用川乌头、干姜等份,切碎焙炒,放冷,捣为散。每次服用一钱,水一盏,盐一撮,煎取半盏,趁温服用,得汗出则病解。以药测证,此当为中焦实寒证。手太阴肺经"还循胃口",胃中寒邪循经上扰于肺,发为咳嗽;足阳明胃经与手阳明大肠经同属阳明经,胃中寒邪传于大肠,发为下痢。川乌辛散温通,疏利迅速,开通关腠,驱逐寒湿,常用于治疗阴寒内盛之心腹冷痛;干姜辛热燥烈,主入脾胃而长于温中散寒,为温暖中焦之主药。两者伍用,一散一守,共祛胃中寒邪,使之从汗出而解。

16. 下痢将绝

【出处】《本草纲目·卷12·人参·附方》

【原文】人参膏:用人参十两细切,以活水二十盏浸透,入银石器内,桑柴火缓缓煎取十盏,滤汁,再以水十盏,煎取五盏,与前汁合煎成膏,瓶收,随病作汤使。丹溪云:多欲之人,肾气衰惫,咳嗽不止,用生姜、橘皮煎汤化膏服之。浦江郑兄,五月患痢,又犯房室,忽发昏运,不知人事,手撒目暗,自汗如雨,喉中痰鸣如曳(yè)锯声,小便遗失,脉大无伦,此阴亏阳绝之证也。予令急煎大料人参膏,仍与灸气海十八壮,右手能动,再三壮,唇口微动,遂与膏服一盏,半夜后服三盏,眼能动,尽三斤,方能言而索粥,尽五斤而痢止,至十斤而全安,若作风治则误矣。

【译文】人参膏:取人参十两切细,用长流水二十盏浸透,放入银制器皿或石制器皿内,用桑柴火慢慢煎取十盏,过滤取汁,再用水十盏,煎取五盏,与前汁相合,浓缩成膏,瓷瓶收贮,随病化成汤服用。朱丹溪说:性欲旺盛之人,肾气衰惫,咳嗽不止,用生姜、橘皮煎汤化人参膏服用。浦江郑兄,五月时患痢疾,又犯了房事的禁忌,忽发头晕,不知人事,手指撒开,视物目暗,自汗如雨,喉中痰鸣,声如拽锯,小便失禁,脉象散大,没有次序,这是阴亏阳绝之证。我让他们急忙煎取大剂量的人参膏,再灸气海穴十八壮,右手能动,再灸三壮,唇口微动,于是给予人参膏一盏服用,半夜后服三盏,眼能动,服完三斤,才能言语并索要粥吃,服完五斤而痢疾止,至十斤而病痊愈,如果当作风来治就错了。

【解读】人参能大补元气,复脉固脱,为拯危救脱要药。适用于因大汗、大泻、大失血或大病、久病所致元气虚极欲脱,气短神疲,脉微欲绝的重危证候。多欲伤肾,肺为肾之母,子病及母,故肺虚咳嗽不止,用人参膏大补肺肾之气,生姜温肺止咳,陈皮理气化痰,然肾虚为病之根本,还需补肾节欲。浦江郑兄患痢,泻下无度,气阴已耗,加以病中不节房事,肾精亏损,损之又损,导致阴液大亏,阳无所附,而成阴亏阳绝之证。用大剂量的人参膏大补元气,复脉固脱,并灸气海穴以生发阳气,人参共用十斤,终得病愈。

17. 一切下痢

【出处】《本草纲目·卷14·木香·附方》

【原文】一切下痢,不拘丈夫妇人小儿:木香一块,方圆一寸,黄连半两,二味用水半升同煎干,去黄连,薄切木香,焙干为末。分作三服:第一服橘皮汤下,二服陈米饮下,三服甘草汤下。此乃李景纯所传。有一妇人久痢将死,梦中观音授此方,服之而愈也。孙兆《秘宝方》。

【译文】一切下痢,不拘男子、妇女、小孩:直径一寸的木香一块,黄连半两,两味药用水半升一起煎干,去掉黄连,将木香切为薄片,焙干,研为细末。分作三次服用:第一次用橘皮汤送下,第二次用陈仓米熬汤送下,第三次用甘草汤送下。这是李景纯所传之方。有一妇人患久痢将死,梦见观音菩萨传授此方,服之而愈。(孙兆《秘宝方》)

【解读】木香、黄连并用,称为香连丸。方中黄连清热燥湿,泻火解毒;木香辛行苦降,善行大肠之滞气,与黄连相伍加强行气止痛之功。本方具有清热化湿、行气止痛之功效,主治大肠湿热所致的痢疾,症见大便脓血、里急后重、发热腹痛等。本方对湿热痢有效,并不能治疗一切下痢。

18. 一切痢疾

【出处】《本草纲目·卷32·茗·发明》

【原文】杨士瀛曰：姜茶治痢。姜助阳，茶助阴，并能消暑、解酒食毒。且一寒一热，调平阴阳，不问赤、白、冷、热，用之皆良。生姜细切，与真茶等分，新水浓煎服之。苏东坡以此治文潞公有效。

【译文】杨士瀛说：姜茶可以治痢。生姜性温能助阳，茶叶性凉能助阴，还能消暑、解酒食毒。并且一寒一热，调平阴阳，不管下痢是赤、白、冷、热，用之均可。生姜细切，与真茶等份，用新汲取的水浓煎后服用。苏轼用此方治疗文彦博的痢病有效。

【解读】痢疾，是以大便次数增多，腹痛，里急后重，痢下赤白黏冻为主症。又因病情不同而有赤痢、白痢、赤白痢、噤口痢等名。主要病因是外感时邪疫毒，内伤饮食不洁。方中生姜辛散温通，功能温胃散寒，和中降逆；茶叶寒而苦降，功能清热解暑、消食化积。两者伍用，一寒一热，调平阴阳。然病属热者，则用寒凉药物调之；病属寒者，则用温热药物调之。此方所治疗的痢疾，不问赤、白、冷、热，亦即是不分寒、热、虚、实，概而用之，似乎欠妥。

（十一）泄　泻

1. 风邪客胃

【出处】《本草纲目·卷14·藁本·发明》

【原文】《邵氏闻见录》云：夏英公病泄，太医以虚治不效。霍翁曰：风客于胃也。饮以藁本汤而止。盖藁本能去风湿故耳。

【译文】北宋邵博《邵氏闻见录》记载：夏英公病泄泻，太医从虚证来论治，没有效果。霍翁说：这是风客于胃。给予藁本汤饮服即愈。这是藁本能去风湿的缘故。

【解读】风客于胃，是指胃虚而风邪乘之，症见水谷不化，泄泻注下，胸胁虚满等。倪朱谟《本草汇言·草部·芳草类·藁本》云："藁本，升阳而发散风湿,上通巅顶,下达肠胃之药也……故兼治妇人阴中作痛,腹中急疾,疝瘕淋带及老人风客于胃,久利不止。"风客于胃,导致泄泻不止,藁本能祛风寒湿气,故可服此方而病愈。

2. 水泄不止

【出处】《本草纲目·卷15·麻黄·发明》

【原文】一锦衣夏月饮酒达旦,病水泄,数日不止,水谷直出。服分利消导升提诸药则反剧。时珍诊之,脉浮而缓,大肠下弩,复发痔血。此因肉食、生冷、茶水过杂,抑遏阳气在下,木盛土衰,《素问》所谓久风成飧泄也。法当升之扬之。遂以小续命汤投之,一服而愈。

【译文】一禁卫军士卒夏天时通宵达旦饮酒,病泻下稀水,如水下注,数日不止,饮食水谷不经消化,直泻而出。服用分利、消导、升提等药则反而加剧。李时珍诊视,脉浮而缓,大肠脱出如弓弩状,复发痔疮出血。这是因为食用肉食、生冷、茶水过杂,抑遏阳气在下,木盛土衰,这就是《素问》所谓的"久风成飧泄"。法当升扬清气。于是给予小续命汤服用,服用一剂而病愈。

【解读】《素问·风论》云:"久风入中,则为肠风飧泄。"风邪外侵,日久入内,下冲大肠,引起肠风、飧泄一类疾病。案中患者脉浮而缓,当是感受风邪。小续命汤中麻黄、防风、杏仁、生姜开表泄闭,能驱风邪外出;饮食过杂,且多食生冷,损伤脾胃之阳气,方中人参、甘草、附子、桂心能益气温阳以扶正;川芎、白芍调和气血;黄芩清在里之郁热;防己分消大肠之水湿。药证相符,故一服而愈。

3. 大肠寒滑

【出处】《本草纲目·卷9·五色石脂·赤石脂·附方》

【原文】大肠寒滑,小便精出:赤石脂、干姜各一两,胡椒半两,为末,醋糊丸梧子大。每空心米饮下五七十丸。有人病此,热药服至一斗二升,不效;或教服此,终四剂而息。《寇氏衍义》。

【译文】大肠受寒而泄泻,小便时有精液流出:赤石脂、干姜各一两,胡椒半两,研为细末,用醋糊丸,如梧桐子大小。每次空腹用米汤送下五十丸至七十丸。有人患此病,服热性药物至一斗二升,没有效果;有人教他服用此方,服完四剂而病愈。(《本草衍义》)

【解读】以药测证,此病当为脾肾寒湿之证。脾主运化水湿,且其性喜燥恶湿,湿邪客于脾则大便泄泻;肾主藏精、主二便,寒邪客于肾致固摄失常,故精随小便而出。方中赤石脂具收涩之功,能涩肠止泻;干姜能温脾肾之阳以去寒湿;胡椒温中散寒;米饮能补益脾胃之气。诸药合用,共奏散寒止涩之功。前方服热性药物无效,可能是缺乏收涩之药。

4. 老妇病泻

【出处】《本草纲目·卷32·蜀椒·椒红·发明》

【原文】一妇年七十余,病泻五年,百药不效。予以感应丸五十丸投之,大便二日不行。再以平胃散加椒红、茴香,枣肉为丸与服,遂瘳。每因怒食举发,服之即止。此除湿消食,温脾补肾之验也。

【译文】有一妇人七十多岁,病泄泻五年,方药遍尝,无效可言。我将感应丸给她服用,大便二日不行。再用平胃散加椒红、茴香,枣肉为丸给予服用,病遂愈。后来每次因为暴食而发作,服用上方病即愈。此即蜀椒除湿消食、温脾补肾的验案。

【解读】感应丸,出自《三因极一病证方论·卷十一》,由肉豆蔻、川姜、百草霜、木香、荜澄茄、三棱、巴豆、杏仁、酒蜡、油、丁香组成,功能温中消积,主治寒积内阻,不能运化,心下坚满,两胁膨胀,心腹疼痛,噫宿腐气及霍乱吐泻,久利赤白,脓血相杂,米谷不消。

以药测证,患者之久泻当为脾肾阳虚、寒积内阻所致。患者年七十余,命门之火衰,致脾失温煦,脾阳不足,运化失职,水谷不化,升降失调,清浊不分,而成泄泻。感应丸能温脾肾之阳,散久积之寒,故服后腹泻即止。然药性峻猛,不可久服,故用平胃散为主方进行化裁。平胃散由苍术、厚朴、陈皮、生姜、大枣组成,功能燥湿健脾、行气祛湿。椒红辛散温燥,为纯阳之物,能"入脾除湿,治风寒湿痹、水肿泻痢;入右肾补火,治阳衰溲数,足弱久痢诸证";茴香辛香发散,甘平和胃,功能理气和胃、温肾暖肝。诸药合用,使积寒得消,脾胃得健,则病自除。

5. 水泻不止

【出处】《本草纲目·卷50·豕·肚·附方》

【原文】水泻不止:用羷(fén)猪肚一枚,入蒜煮烂捣膏,丸梧子大。每米饮服三十丸。丁必卿云:予每日五更必水泻一次,百药不效。用此方,入平胃散末三两,丸服,遂安。《普济》。

【译文】连续不停地泻下稀水,如水下注:用羷猪肚一枚,加入大蒜煮烂,捣如膏状,制成药丸,如梧桐子大。每次用米汤送服三十丸。丁必卿说:我每日五更(3:00~5:00)时必水泻一次,服遍各种药物,都没有效果。用此方,加入平胃散末三两,制成药丸服用,病即痊愈。(《普济方》)

【解读】水泻不止,多因脾胃虚弱,感受寒湿之邪所致。李时珍说:"猪水畜而胃属土,故方药用之补虚,以胃治胃也。"猪肚具有补虚损、健脾胃的功效。大蒜之味辛烈,能散寒除湿。两者伍用,一以扶正,一以祛邪,药证相符。平胃散由苍术、厚朴、陈皮、甘草、生姜、大枣组成,功能燥湿和胃。上方加入平胃散,可增强祛湿之力。

6. 暴泄如注

【出处】《本草纲目·卷29·栗·发明》

【原文】有人内寒,暴泄如注,令食煨栗二三十枚,顿愈。肾主大便,栗能通肾,于此可验。

【译文】有人患内寒,大便暴泄如注,有人教他将板栗煨熟,食用二三十枚,顿时病愈。肾主大便,板栗能通肾的功效,在此可得到验证。

【解读】肾阳为一身阳气之根本,命门之火不足,常导致脾阳亏虚。脾主运化水湿,水湿不运,从大便而出,故暴泄如注。板栗能"厚肠胃,补肾气",待肾气得复,则脾恢复运化之功,而暴泄自愈。

7. 老妇溏泄

【出处】《本草纲目·卷35·巴豆·发明》

【原文】时珍曰：巴豆峻用则有戡乱劫病之功，微用亦有抚缓调中之妙。譬之萧、曹、绛、灌，乃勇猛武夫，而用之为相，亦能辅治太平。王海藏言其可以通肠，可以止泻，此发千古之秘也。一老妇年六十余，病溏泄已五年，肉食、油物、生冷犯之即作痛。服调脾、升提、止涩诸药，入腹则泄反甚。延余诊之，脉沉而滑，此乃脾胃久伤，冷积凝滞所致。王太仆所谓大寒凝内，久利溏泄，愈而复发，绵历岁年者。法当以热下之，则寒去利止。遂用蜡匮巴豆丸药五十丸与服，二日大便不通亦不利，其泄遂愈。自是每用治泄痢积滞诸病，皆不泻而病愈者近百人。妙在配合得宜，药病相对耳。苟用所不当用，则犯轻用损阴之戒矣。

【译文】李时珍说：巴豆急用有平定叛乱、截断病程的功效，少量使用也有抚缓调中的妙处。譬如萧何、曹参、周勃、灌婴，是勇猛的武夫，而用他们担任丞相，也能辅佐治理政事而致国家太平。王海藏说巴豆可以通肠，可以止泻，此言阐发了千古之奥秘。有一年老妇人，六十多岁，病溏泄已经五年，违反饮食禁忌，吃了肉食、油腻之物、生冷之品，腹即作痛。服用调脾、升提、止涩等药，溏泄反而更加厉害。延请我为她诊病，脉象沉而滑，这是脾胃久伤、冷积凝滞所致。这就是王冰所说的大寒凝滞体内，导致下利溏泄，好了又发，绵延不断，时间长久的病症。治法应当使用热药泻下，则寒邪去而下利止。于是用蜡包裹巴豆，制成丸药五十丸，给她服用，二日之间，大便不通也不下利，其病遂愈。自此以后每次使用此方治疗泄痢积滞等病，都不下泻而病愈，治好的患者约百人。这妙在配合得宜，药病相符。如果用在不当使用的病证上，则违反了即使少量使用巴豆也会损伤阴液的训诫。

【解读】案中老妇脉沉而滑，沉脉主里主寒，滑脉主饮食积滞，老妇之病当为冷积凝滞肠道所致。肠道为冷积所阻，泌别清浊功能失职，故大便溏泄；肉食、油腻之物、生冷之品徒增痰湿，故食之便发；调脾、升提、止涩之药，与证不符，故服之无效。其治当峻下冷积。巴豆味辛性热，能峻下冷积，开通肠道闭塞。使肠道冷积得除，则溏泄自止。

巴豆里面所含的巴豆油对胃肠道黏膜具有强烈的刺激和腐蚀作用，可引起恶心、呕吐、腹痛，重则发生出血性胃肠炎，大便内可带血和黏膜，故用蜡包裹巴豆,以减少对胃肠道的刺激。

8. 急性腹泻

【出处】《本草纲目·卷16·车前·发明》

【原文】欧阳公常得暴下病,国医不能治。夫人买市人药一贴,进之而愈。力叩其方,则车前子一味为末,米饮服二钱匕。云此药利水道而不动气,水道利则清浊分,而谷藏自止矣。

【译文】欧阳修曾经患急性腹泻,京城里的医生治疗无效。他的夫人从集市上卖药人那里买回一剂药,给他服用后病即痊愈。欧阳修竭力向卖药人叩问药方,即车前子一味,研为细末,用米饮送服二钱匕。并说此药利水道而不动气,水道利则清浊分,则大便自止。

【解读】车前子能分清浊而止泻,即取其利小便、实大便之效,使大便里过多的水湿从小便排出,中医喻之为"开支河",如同洪水泛滥之时,将主干道的水从另一支河道泄洪,以减轻主河道的压力。中医治法中有"治泻不利小便,非其治也",故在治疗泄泻时常配伍车前子同用。

以车前子治疗腹泻或水泻证,历有记载。如《普济方》云:"独用炒为末,专治湿胜水泻。"对于消化不良,水泻如注者,重用车前子15~20g,确有效验。正如《海上方》所说:"曾问水泻有何方,焦炒车前子最良。细末一钱调米饮,只消七剂即安康。"清代陈士铎《石室秘录》治水泻有一名方,叫"分水丹",是用白术一两,车前子五钱,二味煎汤,服之立效。傅青主认为:"车前子利小便而不走真气,利其水而存其精。"还说:"车前子分利其水湿,而不耗真阴之水,功胜于茯苓。"确有见地。

9. 夜数如厕

【出处】《本草纲目·卷17·半夏·发明》

【原文】宗奭曰:今人惟知半夏去痰,不言益脾,盖能分水故也。脾恶湿,湿则濡困,困则不能治水。经云:水胜则泻。一男子夜数如厕,或教以生姜一两,半夏、大枣各三十枚,水一升,瓷瓶中慢火烧为熟水,时呷之,便已也。

【译文】寇宗奭说:现在的人只知道半夏能去痰,而不提及它的益脾之效,这大概是半夏能分利水湿的缘故。脾喜燥恶湿,湿盛则脾困,脾困则不能运化水湿。《素问·阴阳应象大论》说"湿胜则濡泻"。一男子每夜上厕所数次,有人教他用生姜一两,半夏、大枣各三十枚,水一升,放在瓷瓶中用小火煮至沸腾,放冷后,时时呷服,病乃愈。

【解读】半夏味辛性温而燥,为燥湿化痰、温化寒痰之要药,尤善治脏腑之湿痰。寇宗奭认为半夏能分利水湿。患者脾湿困阻,脾不运湿,致湿从大便而出;湿属阴,夜间阳气微,运化水湿功能减弱,故每夜如厕数次。治湿不利小便,非其治也。方中半夏分利水湿,使水湿从小便排出;生姜辛散温通,可辛散水气,促进水湿外排,且能解半夏之毒;大枣补益脾气,使脾气复健,则水湿能运。诸药合用,使体内水湿从小便正常排出,则病可愈。

10. 滑泻数年

【出处】《本草纲目·卷29·桃·花·发明》

【原文】按张从正《儒门事亲》载:一妇滑泻数年,百治不效。或言:此伤饮有积也。桃花落时,以棘针刺取数十萼,勿犯人手。以面和作饼,煨熟食之,米饮送下。不一二时,泻下如倾。六七日,行至数百行,昏困,惟饮凉水而平。观此,则桃花之峻利可征矣。

【译文】据张子和《儒门事亲》记载:有一妇人病泄泻数年,多方治疗无效。有的说:这是体内有积饮所致。桃花落时,用棘针刺取数十萼花瓣,不要接触人手。用面和作饼,煨熟后食用,用米汤送服。不到一两个时辰,即大便泻下如倾倒而出。六七日后,下泻至数百次,昏沉困倦,只需饮凉水泻下即止。从这来看,桃花的峻利之性可得证明了。

【解读】患者"伤饮有积",水饮停留于体内,脾运化水湿之功失职,则大便数年滑泻。桃花能"利宿水痰饮积滞",使水饮之积从大便泻出,则脾运化水湿之功得以恢复,而泄泻自止。桃花泻下之力猛,临床应用时需控制其剂量。

11. 久泄不愈

【出处】《本草纲目·卷20·骨碎补·发明》

【原文】时珍曰：骨碎补，足少阴药也。故能入骨，治牙及久泄痢。昔有魏刺史子久泄，诸医不效，垂殆。予用此药末入猪肾中煨熟与食，顿住。盖肾主大小便，久泄属肾虚，不可专从脾胃也。

【译文】李时珍说：骨碎补，是主入足少阴肾经的药。肾主骨，齿为骨之余，所以骨碎补能入骨，治疗牙病及久泄久痢。过去魏刺史的儿子病久泄，众多医生医治无效，病情垂危。我将骨碎补研为细末，纳入猪肾中煨熟，然后给患者服用，泄泻立刻止住。这是因为肾主大小便，久泄是属肾虚，不可单纯从脾胃来论治。

【解读】以药测证，患者久泄当是肾阳虚所致。肾阳亏虚，命门火衰，火不暖土，导致脾主运化功能失常，水湿从大便而出，故病久泄。方中骨碎补苦温入肾，能温补肾阳，强筋健骨，可治疗肾虚所致的腰痛脚弱、耳鸣耳聋、牙痛、久泄等症；猪肾可引药入肾经，且能以脏补脏。二药合用，补火暖土，使脾得健运，则泄泻自止。

12. 腹痛作泻

【出处】《本草纲目·卷22·荞麦·发明》

【原文】时珍曰：荞麦最降气宽肠，故能炼肠胃滓滞，而治浊带泄痢腹痛上气之疾，气盛有湿热者宜之。若脾胃虚寒人食之，则大脱元气而落须眉，非所宜矣。孟诜云益气力者，殆未然也。按杨起《简便方》云：肚腹微微作痛，出即泻，泻亦不多，日夜数行者，用荞麦面一味作饭，连食三四次即愈。予壮年患此两月，瘦怯尤甚。用消食化气药俱不效，一僧授此而愈，转用皆效，此可征其炼积滞之功矣。

【译文】李时珍说：荞麦最能降气宽肠，所以能消导肠胃积滞，故而用来治疗脓浊带下、泄泻下痢、腹痛、上气等病，正气充沛兼有湿热者适宜使用。如果脾胃虚寒的人食用，则会导致元气大脱，胡须、眉毛脱落，不适合使用。孟诜说能补益气力，恐怕不是这样。据杨起《简便方》记载：治疗肚腹微微作痛，上厕所即腹泻，泻出的粪便也不多，日夜泻下数次，用荞麦面做成饭，连着吃三四次，病即痊愈。我壮年的时候患此病两个月，身体非常瘦弱。用消食化气的药都没有效果。一僧人传授此方给我，服用而愈，后来给予其他人服用,也都有效,这可以证明荞麦具有消积化滞的功效。

【解读】分析上下文语义,杨起的腹泻当是肠胃积滞所致。胃主受纳,以和降为顺,饮食停滞胃脘,胃失和降,胃中腐败谷物挟腐浊之气随胃气上逆,可见嗳腐吞酸,或吐酸腐食物;食滞肠腑,阻塞气机,则腹痛矢气频频,泻下之物秽臭如败卵。荞麦味甘、平,性寒,功能健脾消积、下气宽肠,用之治疗肠胃积滞,药证相符,疗效颇佳。

(十二)便　　秘

痰阻便秘

【出处】《本草纲目·卷18·牵牛子·发明》

【原文】一宗室夫人,年几六十。平生苦肠结病,旬日一行,甚于生产。服养血润燥药则泥膈不快,服硝黄通利药则若罔知,如此三十余年矣。时珍诊其人体肥膏粱而多忧郁,日吐酸痰碗许乃宽,又多火病。此乃三焦之气壅滞,有升无降,津液皆化为痰饮,不能下滋肠腑,非血燥比也。润剂留滞,硝黄徒入血分,不能通气,俱为痰阻,故无效也。乃用牵牛末皂荚膏丸与服,即便通利。自是但觉肠结,一服就顺,亦不妨食,且复精爽。盖牵牛能走气分,通三焦。气顺则痰逐饮消,上下通快矣。

【译文】一皇族的夫人,年近六十岁。平生苦大便干结,十日一行,排便时比生小孩还痛苦。服养血润燥药则黏腻胸膈,气机阻塞而不畅快,服芒硝、大黄通利之药则毫无疗效,像这样已经三十多年了。李时珍诊察其人,身体肥胖,多食肥肉细粮,且多忧郁,每日吐酸痰碗许才觉舒适,又多火病。这是三焦升降之气壅滞,有升无降,津液皆化为痰饮,不能下滋肠道,不是血燥之类的病。养血润燥药黏滞,芒硝、大黄徒入血分,不能通畅气机,都为痰所阻,所以治疗无效。于是取牵牛子研为细末,用皂荚膏制成丸药,给予服用,即大便通利。自此以后,只要觉得大便干结,排出不畅,服用此药即通畅,且不妨碍饮食,精神爽朗。大概牵牛能走气分,通畅三焦。气顺则痰逐饮消,上下通畅快捷。

【解读】中医认为"胖人多痰湿,瘦人多虚火",患者体肥,属于痰湿体质,加以多食膏粱之品,导致痰湿更盛,阻滞气机运行。且平时多忧郁,导致肝郁化火,灼炼津液,化为痰饮,则津液不得下滋肠道,发为便秘;火性炎上,痰饮随之而上,发为吐痰。其治宜化痰逐饮、顺畅气机。方中牵牛子苦寒,其性降泄,能逐痰消饮、通利二便;皂荚辛能通利气道,咸能软化胶结之痰。二药伍用,使痰饮得祛,则气机通畅,而大便自通。

(十三)酒　毒

1. 酒积酒毒

【出处】《本草纲目·卷17·虎掌、天南星·附方》

【原文】酒积酒毒,服此即解。天南星丸:用正端天南星一斤。土坑烧赤,沃酒一斗入坑,放南星,盆覆,泥固济,一夜取出,酒和水洗净,切片,焙干为末,入朱砂末一两,姜汁面糊丸梧子大。每服五十丸,姜汤下。蔡丞相、吕丞相尝用有验。《杨氏家藏方》。

【译文】酒积酒毒,服此丸即可解除。天南星丸:用优质天南星一斤。挖一土坑,烧至泥土变为红色,往坑内浇入一斗酒,放入天南星,用盆覆盖,外面用泥密封住,一夜后取出,用酒和水清洗干净,切片,焙干,研为细末,加入朱砂末一两,姜汁面糊为丸,如梧桐子大小。每次服用五十丸,姜汤送下。蔡丞相、吕丞相曾经使用,有效。(《杨氏家藏方》)

【解读】饮酒过多,易酿生痰湿,痰湿久积,则化热化毒,其治宜燥湿化痰、清热解毒。天南星性温而燥,有较强的燥湿化痰之功;朱砂性寒,功能清热解毒。二药伍用,正合其治。然方中朱砂有毒,不宜多服久服。

2. 饮酒发热

【出处】《本草纲目·卷18·瓜蒌·附方》

【原文】饮酒发热:即上方研膏,日食数匙。一男子年二十病此,服之而愈。《摘玄方》。

【译文】饮酒发热：将上方研为膏，每日服数汤匙。有一男子，年二十岁，患此病，服之而愈。（《摘玄方》）

【解读】文中"上方"，指的是：瓜蒌仁、青黛等份，研为细末，加入姜汁、蜜，制丸如芡实大小。每次含化一丸。饮酒过多导致湿热内生，湿热蕴久，则生痰生热。火热之性炎上，肺中之痰为火灼则化热化燥；火热波及血分，亦可使血分有热。治宜清肺化痰、凉血散火。瓜蒌仁甘寒而润，善清肺热、润肺燥而化热痰、燥痰，且能导痰浊下行；青黛寒能清热，咸以入血，有清热解毒、凉血散火之效。二药合用，热痰得清，火热得散，则病自愈。

3. 饮酒虚乏

【出处】《本草纲目·卷31·枳椇·发明》

【原文】震亨曰：一男子年三十余，因饮酒发热，又兼房劳虚乏。乃服补气血之药，加葛根以解酒毒。微汗出，人反懈怠。此乃气血虚，不禁葛根之散也，必须鸡距子解其毒。遂煎药中加而服之，乃愈。

【译文】朱丹溪说：有一男子，三十多岁，因为饮酒导致发热，又兼性生活过度，身体虚乏。于是服用补气血的药物，并加葛根以解酒毒。服药后微汗出，人反而觉得倦怠。这是气血亏虚证，经受不住葛根的发散，必须用枳椇子解酒毒。于是在煎药中加枳椇子服用，病即痊愈。

【解读】葛根甘辛性凉，轻扬升散，具有发表散邪、解肌退热之功。方中用之以退肌热、解酒毒，正当其用。然患者营卫俱虚，经受不住葛根的发散而微汗出，导致正气更虚，人反懈怠虚乏，故葛根用之不当。鸡距子，即是枳椇子，善解酒毒，清胸膈之热，且无升散之弊，故用之以代葛根，较为贴切。

4. 酒果积热

【出处】《本草纲目·卷31·枳椇·发明》

【原文】按《苏东坡集》云：眉山揭颖臣病消渴，日饮水数斗，饭亦倍常，小便频数。服消渴药逾年，疾日甚。自度必死。予令延蜀医张肱诊之。

笑曰：君几误死。乃取麝香当门子以酒濡湿，作十许丸，用棘枸子煎汤吞之，遂愈。问其故，肱曰：消渴消中皆脾弱肾败，土不制水而成疾。今颖臣脾脉极热而肾气不衰，当由果实、酒物过度，积热在脾，所以食多而饮水。水饮既多，溺不得不多，非消非渴也。麝香能制酒果花木。棘枸亦胜酒，屋外有此木，屋内酿酒多不佳。故以此二物为药，以去其酒果之毒也。

【译文】据《苏东坡集》记载：眉山人揭颖臣患消渴病，一日饮水几斗，饭量也比平常加倍，小便频数。服用治疗消渴的药超过一年，病却日渐加重，自以为必死无疑。我让他延请蜀医张肱诊治。张肱诊后笑着说：你几乎因误诊而死。张肱取来麝香（当门子为麝香之一种，属质量较优者）用酒濡湿，做成十几粒药丸，用枳椇子煎汤吞服，病即痊愈。问其缘故。张肱说：消渴、消中都属于脾弱肾败，土不制水而形成疾病，现在揭颖臣的脾脉极热而肾气不衰，应当是因吃果实、酒物过多，导致积热在脾，所以食多而饮水，饮水既多，尿不得多，不是消也不是渴。麝香能制酒果花木，枳椇子也可胜酒，屋外有枳椇树，屋内酿酒多不好，所以用此二物为药，以去其酒果之毒。

【解读】消渴，是以阴虚燥热为基本病机，以多饮、多食、多尿、身体消瘦为典型临床表现的一种疾病。揭颖臣饮多、食多、尿多，前医诊断为消渴，张肱的诊治较前医更为缜密。

肾为先天之本，主藏精而寓元阴元阳。肾阴亏虚则虚火内生，上燔心肺则烦渴多饮，中灼脾胃则胃热消谷，肾失濡养，开阖固摄失权，则水谷精微直趋下泄，随小便而排出体外。如果揭颖臣所患之病为消渴，其肾脉当虚，而张肱诊得其肾气不衰，故此诊断可排除。

脾主运化，张肱诊得其脾脉极热，则其运化功能处于亢盛状态，故能食多饮，饮多自然小便也多。据此也可推断出揭颖臣并无身体消瘦这一症状，与消渴主症不是完全符合。然脾脉何故极热？必然是张肱通过询问得知揭颖臣喜食果实、酒物，食之过多，蕴积于内而化热。麝香能制果实之积，枳椇子善解酒毒，两者伍用，以去酒果之毒，揭颖臣的病随之而愈。

（十四）肥　　胖

身体过充

【出处】《本草纲目·卷17·蕳茹·发明》

【原文】《齐书》云：郡王子隆年二十，身体过充。徐嗣伯合蕳茹丸服之自消。则蕳茹亦可服食，但要斟酌尔。

【译文】《齐书》记载：郡王萧子隆，年二十岁，身体过胖。徐嗣伯配制蕳茹丸，萧子隆服用后自然消瘦。这说明蕳茹可以服食，但要仔细斟酌。

【解读】蕳茹，即是茜草。茜草味苦性寒，善走血分，功能凉血化瘀止血、通经。蕳茹早在《黄帝内经》中就用来治疗女子血枯，经水不利。《素问·腹中论》云："此得之年少时，有所大脱血，若醉入房中，气竭肝伤，故月事衰少不来也。……岐伯曰：以四乌鲗骨一蕳茹……"文中所述蕳茹丸具有减肥瘦身之效，恐蕳茹丸中不仅只有茜草这一味药，当是多种药物共同组成，加入茜草，是取其通经络、行瘀滞之效。

（十五）食 物 中 毒

1. 蟹柿同食

【出处】《本草纲目·卷30·柿·烘柿·气味》

【原文】时珍曰：按王璆《百一选方》云：一人食蟹，多食红柿，至夜大吐，继之以血，昏不省人。一道者云：惟木香可解。乃磨汁灌之，即渐苏醒而愈也。

【译文】李时珍说：据王璆《是斋百一选方》记载：有一人吃螃蟹，又吃了很多红色的柿子，到了晚上大吐，食物吐完了，接着又吐血，最后昏迷不省人事。有一道士说：只有木香可以解除病症。于是取来木香，磨汁灌服，患者逐渐苏醒而病愈。

【解读】寇宗奭说:"凡柿同蟹食,令人腹痛作泻,二物俱寒也。"柿子味甘性寒,螃蟹味咸性寒,两者都为寒性食物,一起食用,克伐脾胃,使脾胃气机逆乱,发为呕吐。木香辛行苦泄温通,芳香气烈而味厚,善通行脾胃之滞气,既为行气止痛之要药,亦为健脾消食之佳品。用之磨汁灌服,可奏行气止呕、消食化积之功。

2. 荆芥忌鱼

【出处】《本草纲目·卷14·假苏·发明》

【原文】荆芥反鱼蟹河豚之说,本草医方并未言及,而稗官小说往往载之。按李廷飞《延寿书》云:凡食一切无鳞鱼,忌荆芥。食黄鲿鱼后食之,令人吐血,惟地浆可解。与蟹同食,动风。又蔡绦(tāo)《铁山丛话》云:予居岭峤,见食黄颡鱼犯姜芥者立死,甚于钩吻。洪迈《夷坚志》云:吴人魏几道,啖黄颡鱼羹,后采荆芥和茶饮。少顷足痒,上彻心肺,狂走,足皮欲裂。急服药,两日乃解。陶九成《辍耕录》云:凡食河豚,不可服荆芥药,大相反。予在江阴见一儒者,因此丧命。《苇航纪谈》云:凡服荆芥风药,忌食鱼。杨诚斋曾见一人,立致于死也。时珍按:荆芥乃日用之药,其相反如此,故详录之,以为警戒。

【译文】荆芥反鱼、蟹、河豚的说法,本草古籍、医家方书中并未言及,而野史小说中往往有记载。李廷飞《延寿书》记载:凡是食用一切无鳞鱼,忌食荆芥。吃黄颡鱼后食荆芥,令人吐血,只有地浆可以化解。与螃蟹一起食用,能动风。蔡绦《铁山丛话》记载:我居住在岭峤时,看见吃黄颡鱼兼食生姜、芥末的,立刻死亡,毒性比钩吻还厉害。洪迈《夷坚志》记载:吴人魏几道,吃黄颡鱼汤,然后采来荆芥和茶一起饮用。一会儿后,足痒,上彻心肺,发狂而走,足皮欲裂。急忙服药,两日方愈。陶九成《辍耕录》记载:凡是吃河豚时,不可服用含有荆芥的药,河豚与荆芥相反。我在江阴时看见一儒生,因为这个而丧命。《苇航纪谈》记载:凡是服用含有荆芥的祛风之药,忌食鱼。杨诚斋曾见一人没有遵守这个禁忌,立刻导致死亡。李时珍说:荆芥是日常应用之药,它与河豚、黄颡鱼相反如此,所以详细记录下来,以为警戒。

【解读】荆芥味辛,性微温,功能祛风解表、透疹消疮、止血,可用于治疗外感表证、麻疹不透、风疹瘙痒、疮疡初起、吐衄下血等证。荆芥本身不具有毒性,但与鱼蟹河豚同食后则产生毒性,故服用荆芥或带有荆芥的药物期间,以不食鱼蟹河豚为妙。

3. 豆腐中毒

【出处】《本草纲目·卷25·豆腐·气味》

【原文】按《延寿书》云:有人好食豆腐中毒,医不能治。作腐家言:莱菔入汤中则腐不成。遂以莱菔汤下药而愈。

【译文】据宋代李鹏飞《延寿书》记载:有一人因喜好吃豆腐而中毒,医生没有治疗的方法。制作豆腐的人说:莱菔落入豆腐汤中则豆腐不能制成。于是用莱菔煎汤送服药物而愈。

【解读】过食豆腐会引起食积,导致消化不良,出现恶心、腹胀、腹泻等症状。莱菔,即是萝卜,功能下气宽中、消食化痰。据文中所述,可推测出萝卜擅长治疗过食豆腐引起的食积。

4. 好食豆腐

【出处】《本草纲目·卷26·莱菔·发明》

【原文】又云:有人好食豆腐中毒,医治不效。忽见卖豆腐人言其妻误以萝卜汤入锅中,遂致不成。其人心悟,乃以萝卜汤饮之而瘳。物理之妙如此。

【译文】有一人喜好吃豆腐而中毒,医生治疗无效。忽然遇见卖豆腐的人,说他的妻子误将萝卜汤倒入锅中,以致豆腐没有做成。中豆腐毒的人心中领悟,于是饮用萝卜汤而病愈。事物内在的规律奇妙如此。

【解读】豆腐本无毒,如果食之过多,则会产生食积,古人亦称为“中毒”。萝卜能下气消食,故可用于治疗食积。揣摩此案,可推测出萝卜善消豆腐积,恰如山楂善消肉食积、麦芽善消面食积。

5. 嗜食鱼鲙

【出处】《本草纲目·卷25·醋·发明》

【原文】又一少年，眼中常见一镜。赵卿谓之曰：来晨以鱼鲙奉候。及期延至，从容久之。少年饥甚，见台上一瓯芥醋，旋旋啜之，遂觉胸中豁然，眼花不见。卿云：君吃鱼鲙太多，鱼畏芥醋，故权诳而愈其疾也。观此二事，可证《别录》治痈肿、杀邪毒之验也。大抵醋治诸疮肿积块，心腹疼痛，痰水血病，杀鱼、肉、菜及诸虫毒气，无非取其酸收之义，而又有散瘀解毒之功。

【译文】又有一少年，眼中经常看见一面镜子。赵卿对他说：明天早晨我用鱼鲙来招待您。按时延请而至，慢慢等待，久不安排进食。少年非常饥饿，看见桌台上有一小盆芥醋，便频频地啜食，遂觉胸中顿时通达，眼中一镜消失。赵卿说：您吃鱼鲙太多而致此病，鱼畏芥醋，所以权且欺骗您，采用这种方法来治愈您的疾病。观看这两件事（另一件事为本书外科病案中的炭火烧伤），可以验证《名医别录》中所记载的醋具有治痈肿、杀邪毒的功效。大概用醋来治疗各种疮肿积块，心腹疼痛，痰水血病，杀鱼、肉、菜及诸虫毒气，无非是取其酸收之义，而且又具有散瘀解毒的功效。

【解读】鱼鲙，即生鱼片。任何鱼都可以做成生鱼片，海水高盐分能杀灭很多细菌，也可使寄生虫不易滋生，而淡水鱼却没有这样的环境，所以食用淡水鱼的生鱼片容易感染上寄生虫。文中所述少年眼中常见一镜即为感染寄生虫所致。芥末和醋均能杀虫灭菌，故少年食用芥醋而病愈。

6. 鱼鲙成积

【出处】《本草纲目·卷44·鱼鲙·气味》

【原文】时珍曰：按《食治》云：凡杀物命，即亏仁爱，且肉未停冷，动性犹存，旋烹不熟，食犹害人。况鱼鲙肉生，损人尤甚，为癥瘕，为痼疾，为奇病，不可不知。昔有食鱼生而生病者，用药下出，已变虫形，鲙缕尚存；有食鳖肉而成积者，用药下出，已成动物而能行，皆可验也。

【译文】李时珍说：据孙思邈《千金食治》记载：凡是杀害生物的性命，已经缺失了仁爱之心，而且肉尚未完全冷却，生命活动仍然存在，旋即烹饪，肉未煮熟，吃了后对人体尤其有害。况且鱼鲙的肉生吃，对人的损伤尤大，形成腹部生有结块的病，形成久治难愈的病，形成各种奇怪的病，不可不知。以前有吃生鱼片而生病的人,用药泻下而出,生鱼已经变成虫的形状,鱼片的纹理还存在。有吃鳖肉而形成积块的人,用药泻下而出,已经形成动物而且能行走,这些都可作为验证。

【解读】鱼鲙,现在称为生鱼片。李时珍站在仁爱的角度,认为不宜吃生鱼片。从卫生的角度来看,鱼的身上携带有寄生虫,当人们大量食用生鱼片后,身体内很容易被鱼类寄生虫感染。而且,如果食用的人脾胃虚弱,不能消化生鱼片,从而形成积滞停于体内,可变生多种疾病。

7. 多食山鸡

【出处】《本草纲目·卷48·鹧鸪·发明》

【原文】按《南唐书》云:丞相冯延巳,苦脑痛不已。太医吴廷绍曰:公多食山鸡、鹧鸪,其毒发也。投以甘草汤而愈。此物多食乌头、半夏苗,故以此解其毒尔。

【译文】据《南唐书》记载:丞相冯延巳,病头痛不止。太医吴廷绍说:您过多食用山鸡、鹧鸪,毒性发作故头痛不止。给他服用甘草汤而病愈。山鸡、鹧鸪喜食乌头、半夏苗,故用甘草汤解其毒。

【解读】甘草具有解毒之功,能治疗各种药食中毒,陶弘景《名医别录》说甘草能"解百药毒,为九土之精,安和七十二种石,一千二百种草",故此案用甘草汤而获效。

8. 多食鹧鸪

【出处】《本草纲目·卷48·鹧鸪·发明》

【原文】《类说》云:杨立之通判广州,归楚州,因多食鹧鸪,遂病咽喉间生痈,溃而脓血不止,寝食俱废。医者束手。适杨吉老赴郡,邀诊之,曰:但先啖生姜一斤,乃可投药。初食觉甘香,至半斤觉稍宽,尽一斤始觉辛辣,粥食入口,了无滞碍。此鸟好啖半夏,毒发耳,故以姜制之也。

【译文】据《类说》记载:杨立之在广州担任通判,回来楚州时,因为多吃了鹧鸪,导致咽喉间生痈疮,溃烂而脓血流出不止,觉也不能睡,饭也不能吃。医生都束手无策。恰逢杨吉老来到州郡,便邀请他为杨立之诊病。

杨吉老诊视后说：先吃生姜一斤，才能用药。杨立之开始吃生姜时，觉得味道香甜，吃到半斤时觉得咽喉稍微宽松，吃完一斤才觉得生姜味道辛辣，粥食入口，没有一点阻碍的感觉。鹧鸪喜欢吃半夏，杨立之多食鹧鸪而发病，是其毒性发作，所以用生姜解半夏毒。

【解读】生半夏对口腔、喉头、消化道黏膜有强烈的刺激性，如果误食生半夏可引起失音、呕吐、水泻等病症，严重的喉头水肿可致呼吸困难，甚至窒息。杨立之因多食鹧鸪而中半夏毒，半夏性温而燥，其毒作用于咽喉而生痈。生姜可解半夏毒，故多食生姜可治喉痈。

9. 多食竹鸡

【出处】《本草纲目·卷48·竹鸡·气味》

【原文】按唐小说云：崔魏公暴亡。太医梁新诊之，曰：中食毒也。仆曰：好食竹鸡。新曰：竹鸡多食半夏苗也。命捣姜汁折齿灌之，遂苏。

【译文】唐代的小说中记载：崔魏公突然死亡。太医梁新诊察后，说：这是中了食物毒，便询问崔魏公平素喜好吃何种食物。崔魏公的仆人说：喜欢吃竹鸡。梁新说：竹鸡大多食用半夏苗。于是命令仆人捣取生姜汁，打断一颗牙齿后从齿缝中将姜汁灌入，不久，崔魏公便苏醒过来。

【解读】崔魏公食用竹鸡过多，引起喉头水肿，导致呼吸困难，并非真的已经死亡。生姜可解半夏毒，情急之下不便给药，故打断牙齿，从齿缝中将姜汁灌入。半夏毒得解，喉头水肿渐消，则呼吸通畅而苏醒。

10. 好食紫樱

【出处】《本草纲目·卷30·樱桃·发明》

【原文】时珍曰：案张子和《儒门事亲》云：舞水一富家有二子，好食紫樱，每日啖一二升。半月后，长者发肺痿，幼者发肺痈，相继而死。呜呼！百果之生，所以养人，非欲害人。富贵之家，纵其嗜欲，取死是何？天耶命耶？邵尧夫诗云：爽口物多终作疾，真格言哉。

【译文】李时珍说：据张子和《儒门事亲》记载：舞水一富人家里有两个儿子，喜欢吃紫樱，每日可吃一两升。半个月后，大儿子发肺痿，小儿子发肺痈,相继夭亡。多么不幸啊!各种果实生长出来是用来养人而不是害人的。富贵的人家,放纵其嗜好欲望,以致夭亡,是何道理呢?是天灾还是命不好呢?邵尧夫有诗说:过多食用清爽可口的食物最终会导致疾病,真的是格言。

【解读】樱桃味甘性热,具有补脾益气之功,但不可多食,食多则发虚热、托痈疮、伤筋骨、吐血气。寇宗奭说:"小儿食之过多,无不作热。此果三月末、四月初熟,得正阳之气,先诸果熟,故性热也。"朱丹溪说:"樱桃属火,性大热而发湿。旧有热病及喘嗽者,得之立病,且有死者也。"可见,樱桃不可多食是因其性热,多食可致热积于肺,发为肺痿、肺痈。若食之过多,可服用甘蔗汁以解其热。

11. 嗜食胡椒

【出处】《本草纲目·卷32·胡椒·发明》

【原文】时珍曰:胡椒大辛热,纯阳之物,肠胃寒湿者宜之。热病人食之,动火伤气,阴受其害。时珍自少嗜之,岁岁病目,而不疑及也。后渐知其弊,遂痛绝之,目病亦止。才食一二粒,即便昏涩。此乃昔人所未试者。盖辛走气,热助火,此物气味俱厚故也。病咽喉口齿者,亦宜忌之。

【译文】李时珍说:胡椒为大辛大热之品,纯阳之物,肠胃有寒湿者适宜服用。患热病的人服食,则动火伤气,暗受其害。我从小嗜食胡椒,每年都患目病,而未曾怀疑是因吃胡椒所致,后来逐渐知道吃胡椒的弊端,于是痛下决心不再食用,目病也未再复发。偶尔才吃一两粒,立即觉得目昏目涩,这是前人没有尝试过的。这大概是因为辛能走气,热能助火,胡椒气味俱厚,所以能导致目病。有患咽喉口齿疾病的,也应忌服。

【解读】胡椒味辛性热,能温中散寒止痛,可用于治疗胃寒脘腹冷痛;其辛散温通,还能下气行滞,消痰宽胸。另外,本品作为调味品,有开胃进食的作用。李时珍认为胡椒不能多食,否则易患目病。缪希雍《神农本草经疏·卷二·辛热》亦云:"胡椒,其味辛,气大温,性虽无毒,然辛温太甚,过服未免有害。"故喜食胡椒者,当以此为戒。

12. 好食炙煿

【出处】《本草纲目·卷32·茗·发明》

【原文】汪颖曰:一人好烧鹅炙煿,日常不缺。人咸防其生痈疽,后卒不病。访知其人每夜必啜凉茶一碗,乃知茶能解炙煿之毒也。

【译文】汪颖说:有一人喜欢吃烧鹅熏烤之物,日常食用从不缺少。人们都认为他会生痈疽,然而最终他却没有。探访得知他每日晚上必饮凉茶一碗,人们这才知道茶能解熏烤之物的毒。

【解读】烧烤炙煿之物,多含火热之毒,多食可造成热毒蕴积脾胃而发痈疽。茶叶味苦性寒,最能降火,脾胃火盛者,服之最宜,故烧鹅炙煿之物日常不缺,而有凉茶清之,故始终不生病。

13. 饮酒过多

【出处】《本草纲目·卷25·酒·发明》

【原文】按扁鹊云:过饮腐肠烂胃,溃髓蒸筋,伤神损寿。昔有客访周颛(yǐ),出美酒二石。颛饮一石二斗,客饮八斗。次明,颛无所苦,客已胁穿而死矣。岂非犯扁鹊之戒乎。

【译文】扁鹊说:过度饮酒会腐烂肠胃,溃散骨髓,蕴蒸筋肉,耗损精神,折损寿命。过去有一客人拜访周颛,拿出美酒二石。周颛喝了一石二斗,客人喝了八斗。到了第二日早上,周颛没有什么不舒适的,客人已经胁肋部溃穿而死。这难道不是违反了扁鹊的警戒吗。

【解读】酒,味甘、辛,性大热。少饮可行药势、通血脉;多饮有毒,可导致多种疾病的发生。朱丹溪说:"其始也病浅,或呕吐,或自汗,或疮疥,或鼻齆,或泄利,或心脾痛,尚可散而去之。其久也病深,或消渴,或内疽,或肺痿,或鼓胀,或失明,或哮喘,或劳瘵,或癫痫,或痔漏,为难名之病。"由此可见,酒不可多饮。

14. 嗜好饮茶

【出处】《本草纲目·卷32·茗·发明》

【原文】时珍早年气盛,每饮新茗必至数碗,轻汗发而肌骨清,颇觉痛快。中年胃气稍损,饮之即觉为害,不痞闷呕恶,即腹冷洞泄。故备述诸说,以警同好焉。

【译文】李时珍年轻的时候气力旺盛,每次喝新茶必至数碗,饮后微汗出而肢体清爽,感觉非常痛快。中年时胃气稍损,饮茶后即觉对身体有害,不是痞胀满闷、恶心呕吐,就是脘腹冷痛、泻下无度。所以详尽地叙述各种说法,用来警示嗜好饮茶的人。

【解读】李时珍说:茶叶味苦而性寒,为阴中之阴药,性沉而降,最能降火。火邪可以导致百病丛生,火降则头目清爽。然而火可侵犯五脏,又分为虚实二端。如果是年轻强壮、脾胃强健之人,心肺脾胃之火多盛,饮茶自然相宜。趁温饮服则火因寒气而下降,趁热饮服则茶借火气而升散,又兼能消食化积、解酒除热,使人神思清爽,不昏不睡,这是茶叶的功效。如果是体质虚寒、气血虚弱之人,饮茶既久,则伤脾胃之阳,导致元气暗损,土不制水,精血暗自亏乏,而成痰饮、成痞胀、成痿痹、成黄瘦、成呕逆、成洞泻、成腹痛、成疝瘕,种种内伤,这是茶叶的弊端。人们每日使用茶叶,蹈袭其弊端者,比比皆是,而妇女遭受其害更多,风俗习惯改变了人的体质,只是自己没有觉察罢了。况且真的茶叶极少,杂茶更多,其所导致的病患,又怎么说得完呢?人有嗜好饮茶成为习惯的,每时每刻将茶水含于口中品尝,时间久了伤营血、耗肾精,导致面色苍白,身体黄瘦,疾病缠身而不知悔悟,尤其值得嗟叹惋惜。

李时珍引苏轼云:"除烦去腻,世故不可无茶,然暗中损人不少。"茶叶具有清热除烦、消食化积的功效,正确地饮服,功效不可胜述。如果不恰当地饮茶,反而会导致诸多疾病。虽然饮茶是中国人的一种文化习俗,但也要看个人体质适不适合饮茶。

15. 多食瓜果

【出处】《本草纲目·卷33·西瓜·发明》

【原文】时珍曰:西瓜、甜瓜皆属生冷。世俗以为醍醐灌顶,甘露洒心,取其一时之快,不知其伤脾助湿之害也。《真西山卫生歌》云:瓜桃生冷宜少飡,免致秋来成疟痢。是矣。又李廷飞《延寿书》云:防州太守陈逢原,避暑食瓜过多,至秋忽腰腿痛,不能举动。遇商助教疗之,乃愈。

【译文】李时珍说:西瓜、甜瓜都是属于生冷食物。风俗习惯认为吃了西瓜、甜瓜清凉舒适,甘甜可口,取其一时之爽快,而不知其有伤脾助湿的弊端。真德秀《真西山先生卫生歌》云:瓜桃属于生冷食物,应该少量食用,免得秋天到来时衍变成了疟疾、痢疾。又李廷飞《延寿书》记载:防州太守陈逢原,为避免中暑,食用瓜果过多,到了秋天时,忽然腰腿疼痛,不能行走。遇到一位姓商的学官治疗,病才痊愈。

【解读】西瓜、甜瓜味甘性寒,功能清热解暑、除烦止渴,为避暑之佳品,但不可多食,否则戕害脾阳,导致脾主运化水湿的功能失职,湿邪内停,发为疟疾、痢疾。脾主四肢,陈逢原食瓜过多,导致湿邪内停经络,阻滞气机运行而疼痛。其治当以健脾除湿、温经通络为治,并少佐以消瓜果积之药。

16. 食蕨成疾

【出处】《本草纲目·卷27·蕨·发明》

【原文】干宝《搜神记》云:郗鉴镇丹徒,二月出猎,有甲士折蕨一枝,食之,觉心中淡淡成疾。后吐一小蛇,悬屋前,渐干成蕨。遂明此物不可生食也。

【译文】东晋干宝《搜神记》记载:郗鉴镇守丹徒时,二月外出打猎,有一士兵折取蕨一枝,食用后,觉胃中隐隐约约形成了疾病。后来吐出一物,形如小蛇,悬挂在屋前,逐渐风干成蕨。于是明白了此物不能生吃。

【解读】蕨味甘、性寒,李时珍说:"其茎嫩时采取,以灰汤煮去涎滑,晒干作蔬,味甘滑,亦可醋食。"其食用部分是未展开的幼嫩叶芽,经处理的蕨菜口感清香滑润,再拌以佐料,清凉爽口,是难得的上乘酒菜。但本品不宜多食,孟诜说:"久食,令人目暗、鼻塞、发落。又冷气人食之,多腹胀。小儿食之,脚弱不能行。"

17. 中仙茅毒

【出处】《本草纲目·卷12·仙茅·发明》

【原文】按张杲《医说》云：一人中仙茅毒，舌胀出口，渐大与肩齐。因以小刀劈（liè）之，随破随合，劈至百数，始有血一点出，曰可救矣。煮大黄、朴硝与服，以药掺之，应时消缩。此皆火盛性淫之人过服之害也。

【译文】南宋张杲《医说》记载：一人中仙茅毒，舌体胀大，伸出口外，逐渐增大至与肩平齐。于是用小刀划破舌面，舌面随破随合，划至一百多下，才有一点血出来，说：可以救活了。煮大黄、朴硝给患者服用，将药粉掺布于舌面上，舌体立刻缩小，逐渐恢复正常。这都是火盛性淫之人过服仙茅所致。

【解读】仙茅性热有毒，善补命门之火而壮阳道。性欲旺盛之人，过多服用仙茅以恣性欲，导致毒热内聚。心主火，开窍于舌，实火结聚，故舌头肿胀。用小刀划开舌面放血，是使热邪有出路，而不郁闭于内。后煮大黄、朴硝服用，是使热邪从大便泻出。热邪得除，则舌胀自消。

（十六）误食异物

1. 吞针入腹

【出处】《本草纲目·卷24·蚕豆·发明》

【原文】万表《积善堂方》言：一女子误吞针入腹。诸医不能治。一人教令煮蚕豆同韭菜食之，针自大便同出。此亦可验其性之利脏腑也。

【译文】明代万表《积善堂方》记载：一女子将针误吞入腹中。众位医生束手无策。有一人教她煮蚕豆同韭菜食用，针与大便一起排出。这也可以验证蚕豆具有通利脏腑的功效。

【解读】蚕豆味甘性平，功能补益脾胃、清热利湿，李时珍认为本品具有通利脏腑之功；韭菜含有较多的粗纤维，能包裹针体，且能促进肠壁蠕动。两者合用，能促使针快速从大便排出。

2. 误吞金馈

【出处】《本草纲目·卷50·羊·胫骨·发明》

【原文】《名医录》云:汉上张成忠女七八岁,误吞金馈子一只,胸膈痛不可忍,忧惶无措。一银匠炒末药三钱,米饮服之,次早大便取下。叩求其方,乃羊胫灰一物耳。谈野翁亦有此方,皆巧哲格物究理之妙也。

【译文】《名医录》记载:汉上(汉水和长江一带)张成忠的女儿七八岁,误吞金馈子一只,胸膈疼痛,不可忍受,张成忠忧愁惶恐,手足无措。一银匠取炒成粉末的药三钱,用米汤送服,第二日早晨时金馈子随大便而下。张成忠向银匠叩求药方,乃是一味羊胫灰。谈野翁也有此方,都是先哲通过巧思推究出事物内在道理的奥妙之处。

【解读】李时珍说:"羊胫骨灰可以磨镜,羊头骨可以消铁,故误吞铜铁者用之,取其相制也。"这是物性相制而产生的功效,仓促之间,不失为一良方。

3. 误食头发

【出处】《本草纲目·卷9·雄黄·发明》

【原文】《唐书》云:甄立言究习方书,为太常丞。有尼年六十余,患心腹鼓胀,身体羸瘦,已二年。立言诊之,曰:腹内有虫,当是误食发而然。令饵雄黄一剂,须臾吐出一蛇,如拇指,无目,烧之犹有发气,乃愈。

【译文】《唐书》记载:甄立言研究学习医学典籍,官至太常丞。有一尼姑,六十多岁,脘腹胀满如鼓,身体逐渐消瘦,这样已经两年了。甄立言诊察后说:腹内有虫,当是误食头发而致。令患者吞服雄黄一剂,片刻之间吐出一条大虫,如拇指粗,没有眼睛,将虫焚烧时犹有头发的气味,病乃痊愈。

【解读】甄立言,唐代医家甄权之弟,与兄甄权同以医术享誉当时。甄立言医术娴熟,精通本草,善治寄生虫病。古人认为误食头发可生寄生虫病,沈金鳌《杂病源流犀烛·卷十四·积聚癥瘕痃癖痞源流》:"如食发成瘕,心腹作痛,咽间如有虫行,欲得油饮,宜香泽油。"其病重者,腰痛牵心,发则气绝,心腹膨胀,身体羸瘦,可用雄黄内服。雄黄能杀一切蛇虫,此病由寄生虫所致,故服用后虫死病愈。

（十七）嗜 食 异 物

1. 嗜食污泥

【出处】《本草纲目·卷7·东壁土·发明》

【原文】昔一女,忽嗜河中污泥,日食数碗。玉田隐者以壁间败土调水饮之,遂愈。又凡脾胃湿多,吐泻霍乱者,以东壁土,新汲水搅化,澄清服之,即止。盖脾主土,喜燥而恶湿,故取太阳真火所照之土,引真火生发之气,补土而胜湿,则吐泻自止也。

【译文】以前有一妇女,突然嗜好吃河中的污泥,每日食用数碗。隐居于玉田的隐士取墙壁上腐败的土用水调和后给她服用,病乃痊愈。凡是脾胃湿邪壅盛,导致呕吐、泄泻、霍乱的,用东壁土,取刚打来的井水搅拌化开,澄清后饮服,吐泻即止。这大概是脾主土,喜燥而恶湿,故取太阳真火所照之土,引真火生发之气,补土而胜湿,湿邪得祛,则吐泻自止。

【解读】古代土城墙或民间土墙建筑东边墙上的泥土,称为东壁土。日出东方,东壁先得太阳真火烘炙,初出少火之气壮,少火生气,故东壁土禀少火生发之气,其气温,功能温振脾阳、祛除水湿。

患者嗜食河中污泥,污泥为湿土,脾胃主土,推测可知此证为脾胃湿盛,同气相求故嗜食污泥。东壁土能温振脾阳,脾阳得复,则能运化水湿,水湿一去,则病自愈。

脾胃为气机升降之枢纽,脾胃湿多,阻滞气机升降,在上则呕吐,在下则泄泻。东壁土能祛除脾胃湿邪,故亦能治疗此证。

2. 嗜食灯花

【出处】《本草纲目·卷6·灯花·发明》

【原文】明宗室富顺王一孙,嗜灯花,但闻其气,即哭索不已。时珍诊之,曰:此癖也。以杀虫治癖之药丸服,一料而愈。

【译文】明朝皇族富顺王有一孙儿,嗜食灯花,只要闻到它的气味,即啼哭索要不已。李时珍诊察后说:这是对异物的癖好。给予杀虫治癖之药,做成丸剂服用,吃完一料丸剂便愈。

【解读】癖,是指因长期的习惯而形成的对某种事物的偏好、嗜好、癖好。患儿嗜食灯花,属于异嗜症,引起异嗜症的原因通常是肠道寄生虫病,最多见的是钩虫病、绦虫病,故用杀虫之法治疗而病愈。

3. 好食生米

【出处】《本草纲目·卷 12·术·苍术·附方》

【原文】好食生米:男子、妇人因食生熟物留滞肠胃,遂至生虫,久则好食生米,否则终日不乐,至憔悴萎黄,不思饮食,以害其生。用苍术米泔水浸一夜,刬焙为末,蒸饼丸梧子大。每服五十丸,食前米饮下,日三服。益昌伶人刘清啸,一娼名曰花翠,年逾笄病此。惠民局监赵尹,以此治之,两旬而愈。盖生米留滞,肠胃受湿,则谷不磨而成此疾,苍术能去湿暖胃消谷也。《杨氏家藏经验方》。

【译文】好食生米:男子、妇人因食用半生不熟的食物留滞于肠胃,导致生虫,时间久后喜食生米,否则整日怏怏不乐,以至于面容憔悴,面色萎黄,不思饮食,危及生命。取苍术用米泔水浸泡一夜,切细焙干为末,蒸饼为丸,如梧桐子大小。每次服用五十丸,饭前用米汤送下,每日服三次。益昌伶人(伶工、乐人,歌舞或戏剧演员)刘清啸,艺名花翠,年十五岁,得此病。惠民局监(宋代医药机构官名)赵尹,用此方治疗,二十日就好了。生米留滞于肠胃,肠胃受湿,脾失健运,则水谷不能运化而成此病,苍术能去湿暖胃消谷,故能治此病。(《杨氏家藏方》)

【解读】食物未完全熟透,里面可能含有寄生虫,人食用后可感染寄生虫病。以药测证,此种寄生虫的生存环境喜湿,生米留滞于肠胃可生湿,同气相求,所以患者喜食生米。脾胃为气血生化之源,脾受湿困,运化无力,气血生化乏源,故不思饮食,面容憔悴,面色萎黄。苍术并不具有杀虫、驱虫之效,但苦温燥湿,能改变寄生虫的生存环境,使寄生虫无法生存而排出体外,其兼有健脾之功,使脾胃健运则生化有源,病自痊愈。

（十八）寄 生 虫 病

1. 蛔咬心痛

【出处】《本草纲目·卷15·天名精·鹤虱·发明》

【原文】颂曰：鹤虱，杀虫方中为最要药。初虞世《古今录验方》：疗蛔咬心痛，取鹤虱十两，捣筛蜜丸梧子大，以蜜汤空腹吞四五十丸。忌酒肉。韦云患心痛十年不瘥，于杂方内见，合服之便愈。

【译文】苏颂说：鹤虱，是杀虫方中最重要的药。北宋初虞世《古今录验方》：治疗蛔咬心痛，取鹤虱十两，捣烂过筛，炼蜜为丸，如梧桐子大小，用蜜汤空腹吞服四五十丸。忌食酒肉。韦云患胃脘疼痛十年不愈，于杂方内加入鹤虱，服之便愈。

【解读】鹤虱味苦、辛，性平，虫得辛则伏，得苦则下，故有杀虫之功，可用于多种肠道寄生虫，对蛔虫、蛲虫、钩虫及绦虫等引发的虫积腹痛皆有疗效。

2. 寸白虫病

【出处】《本草纲目·卷18·省藤·发明》

【原文】时珍曰：赤藤，善杀虫，利小便。洪迈《夷坚志》云：赵子山苦寸白虫病。医令戒酒，而素性耽之。一日寓居邵武天王寺，夜半醉归，口渴甚，见庑（wǔ）间瓮（wèng）水，映月莹然，即连酌饮之，其甘如饴。迨晓虫出盈席，心腹顿宽，宿疾遂愈。皆惊异之，视所饮水，乃寺仆织草履，浸红藤根水也。

【译文】李时珍说：赤藤，善于杀虫，利小便。洪迈《夷坚志》记载：赵子山为寸白虫病所苦。医生令他戒酒，然本性沉溺于酒而不能禁。一日寄居于邵武的天王寺，夜半醉饮而归，感到非常口渴，看见走廊下的瓮（一种盛水或酒的陶器）中有水，在月光的照映下光洁明亮，即连续饮用，味道甘甜如饴糖。等到破晓时分，睡卧的席子上布满了排出的寄生虫，心腹顿觉宽松,久治不愈的旧疾得以痊愈。大家都感到惊奇诧异,察视他所饮用的水,是天王寺的仆役编织草鞋时所浸的红藤根水。

【解读】红藤,即大血藤,为木通科植物大血藤的干燥藤茎。本品味苦性平,功能清热解毒、活血通络、祛风止痛,常用于治疗肠痈腹痛、跌打损伤、经闭痛经、风湿痹痛等症。根据文中所述,则本品还具有驱杀寸白虫的功效。

3. 蒜汁吐虫

【出处】《本草纲目·卷26·蒜·发明》

【原文】时珍曰:按李延寿《南史》云:李道念病已五年。丞相褚澄诊之。曰:非冷非热,当是食白瀹(yuè)鸡子过多也。取蒜一升煮食,吐出一物涎裹,视之乃鸡雏,翅足俱全。澄曰:未尽也。更吐之,凡十二枚而愈。或以蒜字作苏字者,误矣。

范晔《后汉书》云:华佗见一人病噎,食不得下,令取饼店家蒜齑大酢二升饮之,立吐一蛇。病者悬蛇于车,造佗家,见壁北悬蛇数十,乃知其奇。

又夏子益《奇疾方》云:人头面上有光,他人手近之如火炽者,此中蛊也。用蒜汁半两,和酒服之,当吐出如蛇状。

观三书所载,则蒜乃吐蛊要药,而后人鲜有知者。

【译文】李时珍说:据李延寿《南史》记载:李道念患病已五年。丞相褚澄前往诊疗,说:病既不是寒证,也不是热证,应当是吃白瀹鸡子过多所致。取大蒜一升煮熟后食用,吐出一物,有涎包裹,仔细查看是雏鸡,翅膀、鸡腿一应俱全。褚澄说:病邪还未祛尽。再吐,共吐出十二枚而病愈。有人认为"蒜"字应当是"苏"字,这种观点是错误的。

范晔《后汉书》记载:华佗看见一人患噎膈病,饮食不得下咽,让患者到饼店里买来蒜泥和醋二升饮服,立刻吐出一条虫。患者将虫悬挂在车前,造访华佗家,看见北面的墙壁上悬挂着数十条虫,这才知道华佗医术的神奇。

夏子益《奇疾方》记载:人的头面上有光,其他人用手靠近则如火灼炽热,这是中蛊的表现。取蒜汁半两,与酒和匀,饮服,应当吐出虫,虫的外形像蛇。

　　察看这三本书所记载的内容，可以证明蒜是吐蛊的要药，而后世的人很少有知道的。

　　【解读】李道念因吃白瀹鸡子过多而生病，蒜能化癥积肉食，故服之而愈。蒜，味辛性温，具有杀虫之效，对钩虫、蛲虫具有良好的杀灭作用，故华佗、夏子益用之治疗寄生虫病。

4. 蛊毒中人

　　【出处】《本草纲目·卷40·斑蝥·发明》

　　【原文】时珍曰：斑蝥，人获得之，尾后恶气射出，臭不可闻。故其入药亦专主走下窍，直至精溺之处，蚀下败物，痛不可当。葛氏云：凡用斑蝥，取其利小便，引药行气，以毒攻毒是矣。杨登甫云：瘰疬之毒，莫不有根，大抵以斑蝥、地胆为主，制度如法，能使其根从小便中出，或如粉片，或如血块，或如烂肉，皆其验也。但毒之行，小便必涩痛不可当，以木通、滑石、灯心辈导之。又葛洪《肘后方》云：席辩刺史传云，凡中蛊毒，用斑蝥虫四枚，去翅足，炙熟，桃皮五月初五日采取，去黑皮阴干，大戟去骨，各为末。如斑蝥一分，二味各用二分，合和枣核大，以米清服之，必吐出蛊。一服不瘥，十日更服。此蛊洪州最多，有老妪解疗之，一人获缣二十匹，秘方不传。后有子孙犯法，黄华公若于则时为都督，因而得之也。

　　【译文】李时珍说：斑蝥，人抓住它时，尾后放出特殊的臭气，臭不可闻。所以它入药专主走尿道，直接到达患处，腐蚀攻下败浊之物，疼痛不可忍受。葛氏说：凡是使用斑蝥，是取其利小便，引药行气，以毒攻毒。杨登甫说：瘰疬之毒，都有毒根，用药大多以斑蝥、地胆为主，按照方法炮制，按照规定剂量使用，能使毒根从小便而出，小便中如果有像粉片、血块、烂肉一样的东西，都是有效的表现。但是毒根出来时，小便必然会涩痛，不可忍受，可用木通、滑石、灯心之类的药通导。又葛洪《肘后备急方》记载：刺史席辩传授一方，说：凡是中了蛊毒，取斑蝥虫四枚，去掉翅膀腿足，烤熟，用五月初五采取的桃皮，去黑皮阴干，大戟去心取皮，各自研为细末。如果斑蝥用一分，则桃皮、大戟各用二分，调制成枣核大小，用米清送服，必定会吐出蛊毒。服用一次不愈,十日后再服。这种蛊毒洪州最多,有一老妇人能解毒疗蛊,治疗一人收取丝绢二十匹,秘其方而不传。后来她的子孙有犯法的,黄华公在那个时候担任都督,因这件事而得到了秘方。

【解读】蛊毒,谢观《中国医学大辞典》云:"多产于黔桂一带,有蛇、蜥蜴、蛤蟆、蜣螂、金蚕等种,或由自然,或由人造,皆为利己害人之具,畜蛊之家,其门户屋梁必洁无纤尘,如不得已而在彼饮食,宜于下箸之前潜藏少许于手,食毕将手握之物携出,埋于人行十字路下(则蛊反于本家作闹),或先问明主人食物中莫有蛊否,或让主人先食,或以箸敲桌而食(则蛊均不能为害),或食时以犀角搅之(有沫起者有毒,无沫起者无毒),或见食物上有蛛丝者勿食,如有疑似之处,则唾涎于清水中,沉者是蛊,浮者非蛊,或口噙白矾,口嚼生豆,觉涩者、腥者皆非蛊,不涩不腥是蛊,或煮鸭卵一个,插银钗于内并噙之,约一食顷,取视银钗俱黑,则中蛊矣。中毒后症状,或心腹绞痛,如有物啮,或吐血下血,皆如烂肉,或喜卧暗室,恶见光明,或心性反常,乍嗔乍喜,或四肢沉重,百节痠疼,或乍寒乍热,身体痹钝,或面目青黄,十指俱黑,或胸中满闷,吐逆不定,或头目疼痛,眩晕异常,其脉缓大而散,急者仓卒或数日便死,缓者延引岁月,俟蛊毒蚀尽五脏方死,死时虫皆从九窍或胁下肉中出。"

斑蝥,有大毒,捕捉后闷死或烫死,去头、足、翅,晒干生用或与糯米同炒至黄黑色,去米,研末用。斑蝥味辛性热,功能破血逐瘀、散结消癥、攻毒蚀疮;桃皮味苦性平,能杀诸疮虫;大戟味苦性寒,有毒,功能泻水逐饮、消肿散结。三者伍用,共奏驱杀蛊毒之功。

5. 应声虫病

【出处】《本草纲目·卷37·雷丸·发明》

【原文】按范正敏《遁斋闲览》云:杨勔(miǎn)中年得异疾,每发语,腹中有小声应之,久渐声大。有道士见之,曰:此应声虫也。但读本草,取不应者治之。读至雷丸,不应。遂顿服数粒而愈。

【译文】据宋代范正敏《遁斋闲览》记载:杨勔中年时得了一种怪病,每次说话时,腹中则有小声回应,时间久后,回应的声音逐渐变大。有一道士遇到后,说:这是应声虫所致。只需读本草的药名,取应声虫不回应的药来治疗即可。读到雷丸时,没有回应。于是一次性服用雷丸数粒而愈。

【解读】雷丸驱虫面广,对多种肠道寄生虫均有驱杀作用,故亦能驱杀应声虫。

四、肝胆病案

(一)黄　疸

1. 面身皆黄

【出处】《本草纲目·卷15·茵陈蒿·发明》

【原文】一僧因伤寒后发汗不彻,有留热,面身皆黄,多热,期年不愈。医作食黄治不对,而食不减。予与此药,服五日病减三分之一,十日减三分之二,二十日病悉去。方用山茵陈、山栀子各三分,秦艽、升麻各四钱,为散。每用三钱,水四合,煎二合,去滓,食后温服,以知为度。此药以山茵陈为本,故书之。

【译文】一僧人因病伤寒后发汗不彻,留热于内,导致身面俱黄,体内多热,整整一年了也不见好转。医生当作食黄来治疗,药不对证,因为食量不减。我给予此药服用,服药后五日病减三分之一,十日病减三分之二,二十日后病痊愈。其方用山茵陈、山栀子各三分,秦艽、升麻各四钱,捣为散。每次用三钱,水四合,煎取二合,去掉药渣,饭后温服,以疾病对药物有反应为度。此药以山茵陈为根本,故记录于此。

【解读】食黄,是一种病证,表现为闻到食物气味即呕吐,饮食不下,心腹胀满,大便干结,身体疼痛,喘息气粗。患者因病伤寒后发汗不彻,致热邪留于体内,热邪侵及肝胆,以致肝失疏泄,胆液不循常道,随血泛溢,外溢肌肤,上注眼目,下流膀胱,使身目小便俱黄,而成黄疸。方中茵陈、栀子、秦艽皆能清利肝胆湿热而退黄;茵陈、栀子苦寒清降,升麻升举清气,一升一降,则清气上升,浊气下降。诸药配伍,共奏清热退黄之效。

2. 黄疸吐血

【出处】《本草纲目·卷46·蜗螺·附方》

【原文】黄疸吐血:病后身面俱黄,吐血成盆,诸药不效。用螺十个,水漂去泥,捣烂露一夜,五更取清服。二三次,血止即愈。一人病此,用之经验。小山《怪证方》。

【译文】黄疸吐血:生病后身面俱黄,吐血盈盆,诸药不效。取田螺十个,用水漂洗去泥,捣烂后放在外面露一夜,五更时取清汁服用。服用两三次后,血止即愈。有一人患此病,使用后有效。(李楼《怪证方》)

【解读】黄疸多由感受湿热之邪所致,若热邪壅盛,则迫血妄行,形成吐血之症。田螺味甘,性大寒,能去腹中结热,将其夜露于外,更增其寒性。其寒性能清热,热去则血络自宁,而吐血自止。

(二)头　　痛

1. 伤风头痛

【出处】《本草纲目·卷14·白芷·发明》

【原文】按王璆《百一选方》云:王定国病风头痛,至都梁求明医杨介治之,连进三丸,即时病失。恳求其方,则用香白芷一味,洗晒为末,炼蜜丸弹子大。每嚼一丸,以茶清或荆芥汤化下。遂命名都梁丸。其药治头风眩运,女人胎前产后,伤风头痛,血风头痛,皆效。

【译文】据南宋王璆《是斋百一选方》记载:王定国患风头痛,到都梁求高明的医生杨介治疗,连服三丸,立刻病愈。恳切地请求所服药丸的处方,即用香白芷一味,洗净晒干,研为细末,炼蜜为丸,如弹子大小。每次嚼服一丸,用茶清或荆芥汤送下。于是命名为都梁丸。都梁丸治头风眩晕,女人胎前产后,感受风邪导致的头痛,妇人经水逆行上攻于脑导致的头痛,都有疗效。

【解读】白芷辛散温通,长于止痛,且善入足阳明胃经,故阳明经头额痛尤为多用。治疗阳明头痛、眉棱骨痛、头风痛等症,属外感风寒者,即可单用。用茶清送服者,是取其升清之功,助药力升达于头面;用荆芥汤送服者,是取其祛风之功,助白芷驱风于外。

2. 气虚头痛

【出处】《本草纲目·卷14·芎䓖·附方》

【原文】气虚头痛:真川芎䓖为末。腊茶调服二钱,甚捷。曾有妇人产后头痛,一服即愈。《集简方》。

【译文】气虚头痛:川芎研为细末。腊茶调服二钱,疗效很快。曾经有一妇人病产后头痛,服完一剂即愈。(《濒湖集简方》)

【解读】川芎辛温能散,能上行头目,祛风止痛,为治头痛要药,无论风寒、风热、风湿、血虚、血瘀头痛均可随证配伍治疗,故李东垣言"头痛须用川芎"。腊茶,茶之一种。腊,取早春之义。以其汁泛乳色,与溶蜡相似,故也称蜡茶。腊茶能升清,促进川芎上行头目之功,使药力达于颠顶。此头痛属气虚,还当加入补气之药。

3. 气郁头痛

【出处】《本草纲目·卷17·蓖麻·发明》

【原文】一人病气郁偏头痛,用此同乳香、食盐捣,熁(xié)太阳穴,一夜痛止。

【译文】一人病气郁偏头痛,用蓖麻同乳香、食盐捣匀,贴在太阳穴处,外用火烤,一夜痛止。

【解读】头侧为足少阳胆经循行之处,肝胆互为表里,长期情怀抑郁会导致气机郁滞,肝气久郁则形成血瘀,波及足少阳胆经,从而形成偏头痛。治宜行气活血。蓖麻之性善走,能开通诸窍经络;乳香辛散走窜,味苦通泄,既入血分,又入气分,能行血中气滞,化瘀止痛;内能宣通脏腑气血,外能透达经络,可用于一切气滞血瘀之痛证。二药合用,共奏行气活血、通络止痛之功。将药物贴太阳穴处，可使药效直接作用于患处；外用火烤，一方面能使药效渗透入内，另一方面还可增加行血之功。

4. 头风畏冷

【出处】《本草纲目·卷22·荞麦·附方》

【原文】头风畏冷：李楼云：一人头风，首裹重绵，三十年不愈。予以荞麦粉二升，水调作二饼，更互合头上，微汗即愈。《怪证奇方》。

【译文】头风畏冷：李楼说：一人患头风病，脑部裹着几层绵布，患病三十年未愈。我用荞麦粉二升，水调做成两张饼，轮流交替合在头上，微汗出，病即愈。（《怪证奇方》）

【解读】头风，是指经久难愈的头痛，可由多种因素引发，其中以风邪、寒邪、血瘀、气滞、痰浊、血虚、阳虚最为多见。患者头部裹绵数重，经微汗出而病愈，可推测出患者的头痛当为感受风寒邪气所致。然荞麦性寒，用水调后合在头上能使人发汗，其理难以揣测，姑留存以待考。

5. 偏正头痛

【出处】《本草纲目·卷26·莱菔·附方》

【原文】偏正头痛：生萝卜汁一蚬壳，仰卧，随左右注鼻中，神效。王荆公病头痛，有道人传此方，移时遂愈也。以此治人，不可胜数。《如宜方》。

【译文】偏正头痛：取生萝卜汁一蚬壳，人取仰卧位，左侧头痛则将生萝卜汁滴入左鼻中，右侧头痛则将生萝卜汁滴入右鼻中，非常有效。王安石患头痛病，有一道人传授此方，如法使用后，一会儿病便痊愈。用此方治愈的头痛病人，不可胜数。（《如宜方》）

【解读】治疗头痛用萝卜汁滴鼻，方法颇为奇特，疗效亦为神奇，平淡之物，没有副作用，临床可以试用。

6. 风痰头痛

【出处】《本草纲目·卷1·神农本经名例》

【原文】有人苦风痰头痛，颤掉吐逆，饮食减。医以为伤冷物，温之不愈,又以丸下之,遂厥。复与金液丹,后谵言吐逆,颤掉不省人,狂若见鬼,循衣摸床,手足冷,脉伏。此胃中有结热,故昏瞀不省人。以阳气不能布于外,阴气不持于内,即颤掉而厥。遂与大承气汤,至一剂,乃愈。

【译文】有一人病风痰头痛,身体抖动,呕吐气逆,饮食减少。医生认为是吃了寒凉的食物所致,用温药治之不愈,又用丸药泻下后,便昏倒了。再给予金液丹服用,出现神昏谵语,呕吐气逆,身体抖动,不省人事,发狂如若见鬼,两手不自主地摸衣被或床缘,手脚冰冷,脉伏。这是胃中有结热,故见神志昏乱,不省人事。阳气不能布散于外,阴气不能掌持于内,故身体抖动而晕厥。于是给予服用大承气汤,服完一剂,病乃痊愈。

【解读】患者为风邪夹痰上扰清窍所致头痛,其治当化痰息风、健脾祛湿,用半夏白术天麻汤施治。前医误认为头痛是因吃了寒凉的食物所致,用温药治之不愈,反使痰湿化热。无形热邪聚于肠胃,尚未形成阳明腑实证,又用丸药泻热通便,徒伤正气,正气耗伤,则出现神昏。此时当扶正与泻热同施,可用黄龙汤治疗,而前医又误认为是泻后之阳虚证,给予性大热的金液丹(即硫黄经过特殊炼制而成)服用,更增胃中之热,促使胃中无形之热化为有形之实,热邪上扰心神,故见神昏谵语、狂若见鬼、循衣摸床;热邪导致胃气上逆,故见呕吐气逆;热邪内结,格阴于外,故见手足冰冷,脉伏。用大承气汤峻下热结,热邪得祛,则神志清,胃气降,手足温,病后加以调养,则正气复,而病得愈。

(三)受　　惊

1. 受惊喑哑

【出处】《本草纲目·卷8·密陀僧·发明》

【原文】洪迈《夷坚志》云:惊气入心络,瘖(yīn)不能言语者,用密陀僧末一匕,茶调服,即愈。昔有人伐薪,为狼所逐而得是疾,或授此方而愈。又一军校采藤逢恶蛇病此,亦用之而愈。

【译文】洪迈《夷坚志》记载：惊气入心络，喑(yīn)哑不能说话的，取密陀僧末一匕，用茶调服，即愈。过去有人砍柴，被狼追逐而得了这种病，有人授予此方，服用而愈。又有一军校采藤时遇到凶恶的蛇而患此病，也用此方而愈。

【解读】心开窍于舌，惊气入于心络，则喑哑不能言语。惊则气乱，密陀僧具有重坠下沉之性，坠痰镇惊之效，直走下焦，使惊气得平，则言语自出。

2. 饱食受惊

【出处】《本草纲目·卷8·云母·发明》

【原文】《明皇杂录》云：开元中，名医纪朋，观人颜色谈笑，知病浅深，不待诊脉。帝召入掖庭，看一宫人，每日昃(zè)则笑歌啼号若狂疾，而足不能覆地。朋视之曰：此必因食饱而大促力，顿仆于地而然。乃饮云母汤，熟寐而失所苦。问之，乃言太华公主载诞，某当主讴，惧声不能清长，因吃狨蹄羹，饱而歌大曲，唱罢觉胸中甚热，戏于砌台，因坠下，久而方苏，遂病此也。

【译文】据《明皇杂录》记载：唐代开元年间，有一个叫纪朋的名医，通过观察人的面部气色、谈笑举止，便能知道病情的深浅，不需要诊脉。唐玄宗将他召入宫中，为一宫人诊病。患病的宫人每日太阳偏西时则嘻笑放歌、啼哭号叫，好像得了疯癫病一样，并且脚跟不能沾地，踮着脚走路。纪朋察看后说：这一定是为了增加力气而吃得过饱，突然跌仆于地所致。给予云母汤服用，宫人便即熟睡，醒后病愈。问宫人患病之由，宫人说：太华公主生日，当由我主持歌唱，担心声音不能清亮持久，因此吃炖蹄汤，饱食后而唱大曲，唱完即觉胸中很热。在砌台上玩耍时，坠跌于下，很久才苏醒过来，于是患了此病。

【解读】《难经·第六十一难》曰："望而知之谓之神，闻而知之谓之圣，问而知之谓之工，切脉而知之谓之巧。"纪朋望而知病之深浅，其医术可谓神矣。宫人突然从砌台上摔下，受惊吓而生病，纪朋用云母汤治疗，云母具有安神镇惊之功，故服用后便即熟睡，醒后病愈。

（四）痫 证

风痫频发

【出处】《本草纲目·卷17·藜芦·发明》

【原文】按张子和《儒门事亲》云：一妇病风痫。自六七年得惊风后，每一二年一作；至五七年，五七作；三十岁至四十岁则日作，或甚至一日十余作。遂昏痴健忘，求死而已。值岁大饥，采百草食。于野中见草若葱状，采归蒸熟饱食。至五更，忽觉心中不安，吐涎如胶，连日不止，约一二斗，汗出如洗，甚昏困。三日后，遂轻健，病去食进，百脉皆和。以所食葱访人，乃憨葱苗也，即本草藜芦是矣。《图经》言能吐风病，此亦偶得吐法耳。

【译文】张子和《儒门事亲》记载：一妇人患风痫病。自从六七岁时得惊风病后，每一两年发作一次；过了五到七年，每年发作五到七次；到了三十岁至四十岁时则每日发作，有时甚至一日发作十余次。以至于精神昏蒙，神情痴呆，失记健忘，不愿苟活于世，求死而已。正值大饥之年，颗粒无收，百姓采百草食用。妇人在田野中发现一种外形像葱的草，便采回来蒸熟，饱餐一顿。到了五更时，忽觉胃中不安，呕吐出如胶状的涎液，连日不止，吐出的涎液约一二斗，全身汗出如洗，精神非常萎靡困顿。三日后，身体变得轻健，病已去，饮食增，百脉调和。将所食用的葱访问于人，才知道是憨葱苗，即是本草所说的藜芦。宋代苏颂《本草图经》说藜芦能吐风病，这也是碰巧使用了吐法。

【解读】风痫，是指痫证发作时头强直视，不省人事，甚至牙关紧闭，多因肝经积热所致。惊风，是小儿时期常见的一种急重病证，以临床出现抽搐、昏迷为主要特征。患者自幼时患惊风，未经治愈，以致病情逐年加重，演变为风痫。此为肝风夹痰之证，肝风内动，引动痰邪上犯，蒙蔽心窍，故精神昏蒙，神情痴呆。藜芦具催吐之功，能涌吐风痰，患者误食藜芦苗，使风痰之邪一涌而出，邪祛正安，故病得愈。

五、肾膀胱病案

（一）水　　肿

1. 一切肿胀

【出处】《本草纲目·卷48·鸡·屎白·附方》

【原文】牵牛酒：治一切肚腹、四肢肿胀，不拘鼓胀、气胀、湿胀、水胀等。有峨嵋一僧，用此治人得效，其人牵牛来谢，故名。用干鸡矢一升炒黄，以酒醅三碗，煮一碗，滤汁饮之。少顷，腹中气大转动，利下，即自脚下皮皱消也。未尽，隔日再作。仍以田螺二枚，滚酒瀹食，后用白粥调理。《积善堂经验方》。

【译文】牵牛酒：治疗一切肚腹、四肢肿胀，不管是鼓胀、气胀、湿胀、水胀等，都可以治疗。峨眉山有一僧人，用此方为人治病有效，治好的病人牵来一头牛作为答谢之礼，所以药方名为"牵牛酒"。取干鸡屎一升炒黄，用酿成而未过滤的酒三碗，煮取一碗，将药汁过滤，饮服。一会儿后，腹中雷鸣作响，泻下，水肿渐消，脚下的皮肤变皱。如果水肿尚未完全消退，隔日再服。仍取田螺二枚，用滚烫的酒煮熟后食用，然后服用白粥调理。（《积善堂经验方》）

【解读】《素问·腹中论》："黄帝问曰：有病心腹满，旦食则不能暮食，此为何病？岐伯对曰：名为鼓胀。帝曰：治之奈何？岐伯曰：治之以鸡矢醴，一剂知，二剂已。"由此可知，此方虽名为"牵牛酒"，实际上是《黄帝内经》

中的"鸡矢醴"。鸡屎白能下气消积,通利大小便,酒可行药势,用酒煮鸡屎白后服用,可使腹中积滞从大小便而出。水肿消退后服食田螺,是取田螺清热利水之功,以防邪气未尽。再服白粥补益胃气,以培土制水。是方面面俱到,论治周详,鸡屎白虽是秽臭之物,然束手无策之时,或有奇功。

2. 气壮肿满

【出处】《本草纲目·卷35·乌桕木·发明》

【原文】时珍曰:乌桕根性沉而降,阴中之阴,利水通肠,功胜大戟。一野人病肿满,气壮,令掘此根捣烂,水煎服一碗,连行数行而病平。气虚人不可用之。此方出《太平圣惠方》,言其功神圣,但不可多服尔。诚然。

【译文】李时珍说:乌桕根性沉而降,属于阴中之阴,能利水通肠,功效强于大戟。一乡野之人病肿满,形气壮实,让他挖取乌桕根,捣烂,用水煎服一碗,连续泻下数次而病愈。气虚的人不可使用。此方出自《太平圣惠方》,说它有神效,但是不能过多服用。确实是这样。

【解读】乌桕根味苦,性微温,有毒。乌桕根有泻下逐水的功效,对水肿胀满,二便不通,用之可消除腹水。但泻下之力峻猛,药力胜于大戟,故气虚之人不可使用,且不可多服。

3. 水肿尿涩

【出处】《本草纲目·卷16·葶苈·附方》

【原文】水肿尿涩:《崔氏方》用葶苈三两,绢包饭上蒸熟,捣万杵,丸梧子大,不须蜜和。每服五丸,渐加至七丸,以微利为佳,不可多服,令人不堪。若气发,服之得利,气下即止。此方治水气无比。萧驸马水肿,服此得瘥。

【译文】水肿尿涩:《崔氏方》用葶苈子三两,绢布包好,放在饭上蒸熟,用杵捣一万下,制成丸药,如梧桐子大小,不需要用蜜和。每次服用五丸,逐渐增加到七丸,以微微下利为佳,不可多服,否则药力过大,令人不能承受。如果水气发作,服药后下利,气下即止。此方治疗水气,神验无比。萧驸马病水肿,服此方得愈。

【解读】饮食水谷入于胃中,经胃的腐熟、脾的升清作用,将水谷精微上输于肺,再经肺的布散作用而散发至全身脏腑经络。如果肺气壅闭,布散失职,则发为水肿。肺为水之上源,肺气壅闭,则小便不畅。其治宜泻肺利水。方中葶苈子苦降辛散,性寒清热,泄肺气之壅闭而通调水道,功能利水消肿。葶苈子泻下之力峻猛,将其放在饭上蒸熟,可使其泻下之力变得和缓。服用此方时要严格掌握剂量,以微微下利为佳,不能多服。

4. 气虚水肿

【出处】《本草纲目·卷46·蛤蜊·附方》

【原文】气虚水肿:昔滁州酒库攒司陈通,患水肿垂死,诸医不治。一妪令以大蒜十个捣如泥,入蛤粉,丸梧子大。每食前,白汤下二三十丸。服尽,小便下数桶而愈。《普济方》。

【译文】气虚水肿:以前滁州酒库攒司(宋代办理算写等事物的吏役)陈通,患水肿病,垂绝欲死,诸医敛手,病将不治。一老妇人让他用大蒜十个捣如泥状,加入蛤粉,制成药丸,如梧桐子大小。每次吃饭前,用白开水送服二三十丸。服完后,小便排出数桶而病愈。(《普济方》)

【解读】蛤蜊粉味咸性寒,功能清热利湿、软坚化痰;大蒜味辛,能辛散水气。两者伍用,可治疗水湿壅盛所致的水肿。方中无补气之药,用于治疗气虚水肿似乎不够妥当。

5. 身面浮肿

【出处】《本草纲目·卷24·大豆·附方》

【原文】身面浮肿:王璆《百一选方》用乌豆煮至皮干,为末。每服二钱,米饮下。建炎初,吴内翰女孙忽发肿凸,吴检《外台》得此方,服之立效。

【译文】身面浮肿:王璆《是斋百一选方》用黑豆煮至皮干,研为细末。每次服用二钱,用米汤送服。宋高宗建炎初年,一位姓吴的内翰(古代官名)的孙女忽发浮肿,他检索《外台秘要》得到此方,服用后立刻有效。

【解读】黑豆的外形像肾,为肾之谷;色黑,为肾之色。故能用于治疗各种肾病,功能利水下气、制诸风热、活血、解诸毒。陈藏器说:"煮食性寒,下热气肿。"据此,可推测出吴内翰的孙女所发的浮肿当为热邪侵袭所致,黑豆经煮后性寒,以寒治热,且能利水,故服用后浮肿可消。

6. 胕肿喘急

【出处】《本草纲目·卷14·香薷·发明》

【原文】一士妻自腰以下胕肿,面目亦肿,喘急欲死,不能伏枕,大便溏泄,小便短少,服药罔效。时珍诊其脉沉而大,沉主水,大主虚,乃病后冒风所致,是名风水也。用《千金》神秘汤加麻黄,一服喘定十之五。再以胃苓汤吞深师薷术丸,二日小便长,肿消十之七,调理数日全安。

【译文】一读书人的妻子从腰以下肌肤浮肿,头面眼睛也肿,喘急欲死,不能平卧,大便稀溏,小便短少,服药没有效果。李时珍诊察她的脉象,脉沉而大,沉脉主水,大脉主虚,这是病后触冒风邪所致,病名为风水。用孙思邈《千金方》神秘汤加麻黄,服完一剂喘减十分之五。再用胃苓汤吞服深师薷术丸,两日后小便变长,肿消十分之七,调理数日,病乃痊愈。

【解读】此证为风邪闭肺,脾肺俱虚之证。风邪闭肺,肺气宣发肃降功能失常,则喘急欲死;肺主通调水道,脾主运化水湿,脾肺俱虚则水湿停留,发为水肿,致大便溏泄,小便短少。李时珍诊其脉沉而大,脉沉主水,脉大主虚,治疗先从肺入手,用神秘汤(橘皮、生姜、紫苏、人参、五味子)加麻黄施治。方中麻黄、紫苏、橘皮、生姜宣发肺气、辛散水湿,人参补益肺气,五味子补虚敛肺,使肺气得宣,则气喘能止。

然后,以脾为中心来治其肿。胃苓汤由苍术、陈皮、厚朴、甘草、泽泻、猪苓、赤茯苓、白术、肉桂组成,功能利水止泻、祛湿和胃。深师薷术丸由香薷、白术组成,方中香薷外能发汗以散肌表之水湿,又能宣肺气启上源,通畅水道,以利尿退肿;白术燥湿健脾,培土制水。用胃苓汤吞服深师薷术丸,使脾胃得健,水湿得利,则水肿自消。

7. 水气肿满

【出处】《本草纲目·卷26·葫·附方》

【原文】水气肿满：大蒜、田螺、车前子等分，熬膏摊贴脐中，水从便漩（xuán）而下，数日即愈。象山民人患水肿，一卜者传此，用之有效。仇远《稗史》。

【译文】水气肿满：大蒜、田螺、车前子各等份，熬成膏状摊贴在肚脐中，腹水从小便而排出，数日后病即痊愈。象山县有一人患水肿病，一占卜的人传授此方，使用后有效。（仇远《稗史》）

【解读】大蒜味辛，能辛散水气，其气熏烈，渗透性强，可引药入腹中；田螺味甘、咸，性凉，功能利尿通淋；车前子甘寒而利，善通利水道。三者合用，能使体内积水由小便排出，则水肿自消。

8. 水气浮肿

【出处】《本草纲目·卷46·田螺·附方》

【原文】水气浮肿：用大田螺、大蒜、车前子等分，捣膏摊贴脐上，水从便旋而下。象山县民病此，得是方而愈。仇远《稗史》。

【译文】水气浮肿：用大田螺、大蒜、车前子各等份，捣为膏状，摊贴脐上，不久水从小便排出。象山县有一民患此病，得此方而病愈。（仇远《稗史》）

【解读】此案与上案为同一医案，出自不同的卷次，都是李时珍从元代仇远《稗史》中摘录而出，只是文字稍有不同。

（二）淋　　病

1. 男妇血淋

【出处】《本草纲目·卷15·箬·附方》

【原文】男妇血淋，亦治五淋：多年煮酒瓶头箬（ruò）叶，三五年至十年者尤佳。每用七个，烧存性，入麝香少许，陈米饮下，日三服。有人患此，二服愈。福建煮过夏月酒多有之。《百一选方》。

【译文】男女血淋，也能治疗五淋：多年反复使用的煮酒瓶头箬叶，三五年至十年的更好。每次取用七个,烧灰存性,加入麝香少许,用陈放的米煮汤送下,每日服三次。有一人患此病,服了两次病即痊愈。福建煮过夏月酒多有这种箬叶。(《是斋百一选方》)

【解读】血淋,即淋证以尿血或尿中夹血为主要症候者。李中梓《医宗必读·淋证》将血淋分为血热、血冷、血虚、血瘀诸种。以药测证,此方所主之证当为血热兼有血瘀。箬叶味甘性寒,功能清热止血、解毒消肿,可用于治疗吐血、衄血、下血、小便不利、喉痹、痈肿等症。酒具有通血脉、行药势之功,经多年反复使用的煮酒瓶头箬叶,活血化瘀之力更强,配伍麝香活血通经、消肿止痛之功,用于治疗血淋,药证合拍。

2. 血淋不愈

【出处】《本草纲目·卷16·牛膝·发明》

【原文】叶朝议亲人患血淋,流下小便在盆内凝如蒟(jǔ)蒻(ruò),久而有变如鼠形,但无足尔,百治不效。一村医用牛膝煎浓汁,日饮五服,名地髓汤。虽未即愈,而血色渐淡,久乃复旧。后十年病又作,服之又瘥。

【译文】有一姓叶的朝议大夫,他的亲人患血淋,解下的小便盛装在盆内,凝固后像蒟蒻的颜色(黯紫色),时间久后有的变化成老鼠的样子,但是没有腿脚,百般治疗,没有效验。一村医用牛膝煎取浓汁,每日服用五次,名地髓汤。病虽然没有立刻痊愈,但是尿中血色逐渐变淡,服了很长时间的药后,病愈如初。十年之后病又复发,服之又愈。

【解读】患者尿中夹血,血色紫黯有块,当是瘀血所致的血淋。牛膝既能利水通淋,又能活血祛瘀,用牛膝煎浓汁服用后,血色渐淡,是瘀血渐化之象。坚持服用,使瘀血尽消,则小便复原,病得痊愈。

3. 血淋胀痛

【出处】《本草纲目·卷33·莲藕·藕节·发明》

【原文】时珍曰:一男子病血淋,痛胀祈死。予以藕汁调发灰,每服二钱,服三日而血止痛除。

【译文】李时珍说:有一男子病血淋,胀痛难忍,祈祷求死。我用藕汁调头发灰给他服用,每次服二钱,服三日后,尿血止,胀痛除。

【解读】巢元方《诸病源候论·淋病诸候》:"血淋者,是热淋之甚者,则尿血,谓之血淋。"血淋,是以尿血或尿中夹血为主要症候的病证。此案出自"藕节"条下,文中之"藕汁"当为"藕节汁"。藕节汁功能解热毒、消瘀血,有止血不留瘀的特点;发灰,即是血余炭,有收涩止血之功,兼能消瘀,亦有止血不留瘀的特点,且能通利小便。两者伍用,可奏清热解毒、化瘀利尿之功。

4. 血淋不痛

【出处】《本草纲目·卷20·螺厣草·发明》

【原文】时珍曰:案陈日华《经验方》云:年二十六,忽病小便后出鲜血数点而不疼,如是一月,饮酒则甚。市医张康,以草药汁一器,入少蜜少进,两服而愈。求其方,乃镜面草也。

【译文】李时珍说:据陈日华《经验方》记载:有一患者,二十六岁,忽然得了一种病,症状为小便后出鲜血数点,但是不觉疼痛,像这样一个月了,饮酒则症状加重。市井中行医的医生张康,取草药汁一器皿,加入少量蜂蜜,服用两次,病即痊愈。患者向张康求取治病的药方,乃是镜面草。

【解读】患者小便后出鲜血数点,且饮酒后症状加重,可推测出患者的病证属于实证、热证。螺厣(yǎn)草,又名镜面草,味甘、微苦,性寒,功能清热解毒、凉血止血、润肺止咳,可用于治疗肺热咳嗽、肺脓肿、咽喉肿痛、衄血、尿血、便血、崩漏等症。用螺厣草治疗小便后出血,药证相符,故收效迅捷。

5. 多饮痛淋

【出处】《本草纲目·卷13·黄芩·发明》

【原文】昔有人素多酒欲,病少腹绞痛不可忍,小便如淋,诸药不效。偶用黄芩、木通、甘草三味煎服,遂止。王海藏言有人因虚服附子药多,病小便闭,服芩、连药而愈。此皆热厥之痛也,学者其可拘乎?

【译文】过去有一人平素喜好饮酒,病少腹绞痛不可忍,小便淋漓涩痛,服用各种药物都没有效果。偶然用黄芩、木通、甘草三味药物煎汤服用,疼痛遂止。王海藏说有一人因为虚证服用含有附子的药过多,病小便闭塞,服用黄芩、黄连而病愈。这都是热厥所致的疼痛,追求学问的人可以拘泥而不加以变通吗?

【解读】患者素好饮酒,酒生湿热,蕴积肠胃,阻滞气机运行,故绞痛不可忍;湿性下趋,流走膀胱,故小便不畅。方中黄芩善清肺胃、大肠之湿热;木通能清利湿热,使湿热之邪从小便排出;甘草缓急止痛。药证相符,服后病愈。患者因阳虚服用含附子的药补火助阳,服之过多,导致肾阳旺盛,肾阴亏虚,膀胱气化失职,则小便闭塞不通,用黄芩、黄连清热泻火,使肾中阴阳恢复平衡,则小便自通。

6. 痛淋尿血

【出处】《本草纲目·卷16·牛膝·发明》

【原文】按杨士瀛《直指方》云:小便淋痛,或尿血,或沙石胀痛。用川牛膝一两,水二盏,煎一盏,温服。一妇患此十年,服之得效。杜牛膝亦可,或入麝香、乳香尤良。

【译文】宋代杨士瀛《仁斋直指方论》记载:小便淋漓涩痛,或尿中带血,或尿道结石引起胀痛。用川牛膝一两,水二盏,煎取一盏,趁温服用。一妇人患此病十年,服之有效。杜牛膝也可,或者加入麝香、乳香,疗效更佳。

【解读】牛膝有川牛膝和怀牛膝之分。两者均能活血通经、补肝肾、强筋骨、利尿通淋、引火(血)下行。但川牛膝长于活血通经,怀牛膝长于补肝肾、强筋骨。杜牛膝,又名土牛膝,是天名精的根,功能活血祛瘀、泻火解毒、利尿通淋。此三种牛膝皆可用于淋证的治疗。川牛膝、怀牛膝兼有补益肝肾之功,土牛膝则无。加入麝香、乳香能增强活血通经之效,故能提高疗效。

7. 各种淋病

【出处】《本草纲目·卷16·虎杖·发明》

【原文】许学士《本事方》:治男妇诸般淋疾。用苦杖根洗净,锉一合,以水五合,煎一盏,去滓,入乳香、麝香少许服之。鄞(yín)县尉耿梦得,内人患沙石淋,已十三年。每漩(xuán)痛楚不可忍,溺器中小便下沙石剥剥有声。百方不效,偶得此方服之,一夕而愈。乃予目击者。

【译文】许叔微《普济本事方》:治疗男子妇人各种淋证。将虎杖根清洗干净,取一合切碎,用水五合,煎取一盏,去掉药渣,加入少量乳香、麝香服用。鄞县县尉耿梦得的妻子病沙石淋,已经十三年了。每次小便时痛楚不可忍,小便中夹杂的沙石撞击在盛装小便的器物上剥剥有声。服用各种药方没有效果,偶然得到此方服用,一夜而病愈。这是我亲眼所见的。

【解读】虎杖味苦性寒,有清利湿热之功,善治湿热蕴结膀胱所致之淋证。加入乳香、麝香能增强活血通经之效。根据此案可推知,虎杖治疗石淋有较好的疗效。

8. 多人病淋

【出处】《本草纲目·卷30·木瓜·发明》

【原文】罗天益《宝鉴》云:太保刘仲海日食蜜煎木瓜三五枚,同伴数人皆病淋疾,以问天益。天益曰:此食酸所致也,但夺食则已。

【译文】罗天益《卫生宝鉴》记载:太保刘仲海每日食用蜜煎木瓜三五枚,同伴的数人都患淋病,因此请教罗天益。罗天益说:这是吃了酸性食物导致的,只要不吃就会病愈。

【解读】淋疾,此处指小便淋沥而不畅通。对于此案,李时珍解释说:"又《针经》云:多食酸,令人癃。酸入于胃,其气涩以收,两焦之气,不能出入,流入胃中,下注膀胱,胞薄以软,得酸则缩卷,约而不通,故水道不利而癃涩也。"

《素问·经脉别论》云:"饮入于胃,游溢精气,上输于脾,脾气散精,上归于肺,通调水道,下输膀胱。"一般情况下,食物进入胃中,经胃的受纳腐熟而上输于脾,再经脾的散精作用而上归于肺,经过肺的布散作用,其清者散布于五脏,其浊者下输于膀胱。但是酸味的食物具有收涩之性,可以影响中、上二焦(脾、肺)的气化作用,导致部分含有酸味的精微物质停留胃中,从而直接下注膀胱。膀胱皮薄而软，遇酸则缩卷，导致尿道口变小，则小便淋沥而不畅通。如果不吃酸味的食物，则不会有此病变，所以罗天益说："但夺食则已。"

9. 老人淋病

【出处】《本草纲目·卷16·牛膝·发明》

【原文】按陈日华《经验方》云：方夷吾所编《集要方》，予刻之临汀。后在鄂渚，得九江守王南强书云：老人久苦淋疾，百药不效。偶见临汀《集要方》中用牛膝者，服之而愈。

【译文】南宋陈日华《家藏经验方》记载：方夷吾所编撰的《集要方》，我在临汀刻板印刷。后来在鄂州时，收到九江太守王南强的书信，说：老人久患淋病，各种药吃了都没有效果。我偶然看见临汀《集要方》中治淋证有使用牛膝的，寄之以方，服之而愈。

【解读】牛膝性善下行，既能利水通淋，又能活血祛瘀，可用于治疗热淋、血淋、砂淋等。老年人多肝肾亏虚，所患淋证多与肾虚有关，牛膝兼有补益肝肾之效，故用牛膝治疗老人淋证尤为适宜。

10. 秋日患淋

【出处】《本草纲目·卷16·地肤·苗叶·发明》

【原文】按虞抟《医学正传》云：抟兄年七十，秋间患淋，二十余日，百方不效。后得一方，取地肤草捣自然汁，服之遂通。至贱之物，有回生之功如此。时珍按：《圣惠方》治小便不通，用地麦草一大把，水煎服。古方亦常用之。此物能益阴气，通小肠。无阴则阳无以化，亦东垣治小便不通，用黄檗、知母滋肾之意。

【译文】明代虞抟《医学正传》记载：我的兄长七十岁，秋天患淋证，病经二十余日，百般治疗，没有效验。后来得到一方，取地肤草捣取自然汁，服之即通。至贱之物，竟有这样起死回生的功效。李时珍说：《太平圣惠方》治小便不通，用地麦草一大把，水煎后服用。古方也经常使用它。这种药物能益阴气，通小肠。无阴则阳无以化，也是李东垣治小便不通，用黄柏、知母滋补肾阴的道理。

【解读】患者耄耋之年,阴气亏损,恰逢秋燥,更伤阴液。小便化生有赖于膀胱之气化功能,然阳无阴则无以化,故发展成淋病。其治宜滋阴利尿。地肤草味苦,性寒,功能"益阴气,通小肠",待阴液得滋,则阳气能化,膀胱之气化功能得复,则小便自然通畅。

11. 淋病不愈

【出处】《本草纲目·卷16·王不留行·发明》

【原文】时珍曰:王不留行能走血分,乃阳明冲任之药。俗有"穿山甲、王不留,妇人服了乳长流"之语,可见其性行而不住也。按王执中《资生经》云,一妇人患淋卧久,诸药不效。其夫夜告予。予按《既效方》治诸淋,用剪金花十余叶煎汤,遂令服之。明早来云:病减八分矣。再服而愈。剪金花一名禁宫花,一名金盏银台,一名王不留行是也。

【译文】李时珍说:王不留行能走血分,是入阳明经、冲脉、任脉的药物。民俗有"穿山甲、王不留行,分娩后的妇女吃了乳汁长流不断"的谚语,可见它的药性是行而不留、走而不守。南宋王执中《针灸资生经》记载:一妇人久患淋病,卧床不起,使用了各种药物,没有疗效。某日夜晚,她的丈夫将她的病状告诉了我。我按照《既效方》治疗各种淋病的方法,用剪金花十余叶煎汤,令她服用,第二日早上过来说:病痛减去十分之八了。再服一剂而病愈。剪金花,一名禁宫花,一名金盏银台,一名王不留行。

【解读】王不留行性善下行,行而不留,走而不守,能活血利尿通淋,善治多种淋证。其苗与子气味、功效相同,故用其苗煎汤服用可以治疗各种淋证。

陈士铎《本草新编·卷之四·王不留行》云:"王不留行,……尤利小便,乃利药也,其性甚急,下行而不上行者也。"王不留行具有通利下行之功,且其性甚急,用之治疗石淋疼痛,疗效甚佳。曾治徐某,男,55岁,素有肾结石病史,七日前右侧腰部牵及腹股沟部疼痛不适,小便色黄,大便总有便意,蹲厕却排之不出,兼有下坠感。舌质淡红,舌苔中根部淡黄略厚,脉弦缓。结合既往史,考虑为肾结石发作,肾结石排之不出,阻塞气机而发为上症。根据"将欲降之，必先升之"之理，用补中益气汤合利尿通淋之品。处方：黄芪30g，党参20g，白术10g，陈皮10g，升麻6g，柴胡6g，当归10g，炙甘草10g，炒莱菔15g，车前子20g，川牛膝15g，金钱草60g，冬葵子15g，王不留行20g。服上方一剂，排出黑豆大结石一粒，疼痛大减。再服一剂，排出黑豆大结石两粒，诸症皆除。方中重用王不留行，取其通利之性，果然奏效迅速。

12. 淋病食疗

【出处】《本草纲目·卷25·粥·发明》

【原文】韩悉《医通》云：一人病淋，素不服药。予令专啖粟米粥，绝去他味。旬余减，月余痊。此五谷治病之理也。

【译文】据韩悉《医通》记载：有一人患淋病，平素不曾服药。我让他专吃粟米粥，摒绝其他食物。十余天后，病情减轻，一个多月后，病情痊愈。这是五谷治病的道理。

【解读】淋证，是指尿频、尿急、排尿障碍或涩痛、淋沥不断的症候，分为石淋、血淋、膏淋、气淋、劳淋。李时珍认为粟米粥能"利小便，止烦渴，养脾胃"，故粟米粥可用于治疗脾胃虚弱所致的淋证。

13. 小儿淋病

【出处】《本草纲目·卷25·蒸饼·发明》

【原文】时珍曰：按《爱竹谈薮》云：宋宁宗为郡王时，病淋，日夜凡三百起。国医罔措，或举孙琳治之。琳用蒸饼、大蒜、淡豆豉三物捣丸，令以温水下三十丸。曰：今日进三服，病当减三之一，明日亦然，三日病除。已而果然。赐以千缗(mín)。或问其说。琳曰：小儿何缘有淋，只是水道不利，三物皆能通利故尔。若琳者，其可与语医矣。

【译文】李时珍说：据《爱竹谈薮》记载：宋宁宗为郡王时，患淋病，昼夜小便达三百次。京城里的医生束手无策，有人举荐孙琳治疗。孙琳用蒸饼、大蒜、淡豆豉三物捣烂，做成丸药，让患者温水送下三十丸。说：今天服药三次，病情当减三分之一，明天也会减三分之一，三日后病愈。后来果然如其所说。赐给孙琳钱千缗。有人询问治病的医理。孙琳说：小孩怎么会有淋病，只是水道不通利，这三种食物都能通利小便。像孙琳这样的医生，可以和他谈论医学了。

【解读】蒸饼味甘性平，李时珍认为本品能"消食，养脾胃，温中化滞，益气和血，止汗，利三焦，通水道"。大蒜味辛性温，功能温中行滞、解毒杀虫；淡豆豉辛散轻浮，功能发汗解表，用于方中，有提壶揭盖之妙。三药合用，宣上、温中、利下，则水道可通。

14. 小儿气淋

【出处】《本草纲目·卷 26·葫·附方》

【原文】小儿气淋：宋宁宗为郡王时病淋，日夜凡三百起。国医罔措。或举孙琳治之。琳用大蒜、淡豆豉、蒸饼三物捣丸，令以温水下三十丸。曰：今日进三服，病当减三之一，明日亦然，三日病除。已而果然，赐以千缗。或问其说。琳曰：小儿何缘有淋？只是水道不利，三物皆能通利故也。爱竹翁《谈薮》。

【译文】小儿气淋：宋宁宗为郡王时患淋病，日夜小便达三百次。京城里的医生束手无策，有人举荐孙琳治疗。孙琳用大蒜、淡豆豉、蒸饼三物捣烂，做成丸药，让患者用温水送服三十丸。说：今天服药三次，病情当减三分之一，明天也会减三分之一，三日后病愈。后来果然如其所说。赐给孙琳钱千缗。孙琳说：小孩怎么会有淋病，只是水道不通利，这三种食物都能通利小便。(庞元英《爱竹谈薮》)

【解读】此案与上案为同一医案，出自不同卷次，此不赘述。

（三）癃 闭

1. 立则尿闭

【出处】《本草纲目·卷 11·石硫黄·发明》

【原文】洪迈《夷坚志》云：唐与正亦知医，能以意治疾。吴巡检病不

得溲,卧则微通,立则不能涓滴,遍用通利药不效。唐问其平日自制黑锡丹
常服,因悟曰:此必结砂时,硫飞去,铅不死。铅砂入膀胱,卧则偏重,犹可
溲;立则正塞水道,故不通。取金液丹三百粒,分为十服,煎瞿麦汤下。铅
得硫气则化,累累水道下,病遂愈。硫之化铅,载在经方,苟无通变,岂能
臻妙?

【译文】南宋洪迈《夷坚志》记载:唐与正也通晓医术,能以意治病。
吴巡检病小便不通,睡卧时则稍微通畅,站立时则涓滴不通,用遍各种通利
之药,无效。唐与正问诊时得知吴巡检平时自制黑锡丹经常服用,因此悟
知病源,说:这一定是结砂时,硫飞去,铅不死。铅砂进入膀胱,睡卧时则偏
重一边,另一边还有空隙,尚可小便;站立时则正好堵塞尿道,故小便点滴
不通。取金液丹三百粒,分为十次服用,煎瞿麦汤送下。铅得硫气则化,连
续不断的成串从小便排出,病乃痊愈。硫可化铅,记载在经方中,如果不知
道变通,怎么能达到运用之妙的境界呢?

【解读】黑锡丹由黑锡、硫黄、川楝子、胡芦巴、木香、制附子、肉豆蔻、
补骨脂、沉香、小茴香、阳起石、肉桂组成,功能升降阴阳、坠痰定喘,用于治
疗真元亏惫、上盛下虚、痰壅气喘、胸腹冷痛等症。黑锡,指铅的矿物制品
药或药用矿物。硫黄,为自然元素类硫黄族矿物自然硫,主要用含硫物质
或含硫矿物经炼制升华的结晶体。在制作黑锡丹时,硫黄与铅未发生化学
反应,硫黄升华而去,铅留于体内,进入膀胱,阻塞尿道。金液丹是一种用
少许硫黄制成的药物,服用后硫黄与铅发生化学反应,变成细小颗粒状,瞿
麦有利尿通淋之功,用瞿麦汤送服,能促进铅的排出。

2. 小溲不通

【出处】《本草纲目·卷5·井泉水·集解》

【原文】昔有患小溲闭者,众不能瘥,张子和易之以长川之急流,煎前
药,一饮立溲。此正与《灵枢经》治不瞑半夏汤,用千里流水同意呀。后之
用水者,当以子和之法为制。

【译文】以前有人患小便闭塞不通,众医医治无效,张子和仍用前医所
用之药,令取大江大河的急流水煎药,仅服药一次,小便即通。这正与《灵

枢》治疗失眠的半夏汤,用千里流水煎药之意相同。后世取水煎药的,当以张子和的方法为法度。

【解读】张子和与前医所用之药相同,而煎药所用的水有异。前医煎药用水未曾讲究,没有产生治疗效果。张子和洞微烛隐,令取急流水煎药,虞抟《医学正传·卷之一·医学或问属性》说"曰急流水者,湍上峻急之流水也,以其性速急而达下,故特取以煎熬通利二便及足胫以下之风药也",急流水的急速下达之性,可以增强药物的利尿通淋之功,故一饮小便即通。

《灵枢·邪客》:"其汤方:以流水千里以外者八升,扬之万遍,取其清五升,煮之,炊以苇薪,火沸,置秫米一升,治半夏五合,徐炊,令竭为一升半,去其滓,饮汁一小杯,日三,稍益,以知为度。故其病新发者,覆杯则卧,汗出则已矣。久者,三饮而已也。"半夏汤,又名半夏秫米汤,用于痰湿内盛、胃不和则卧不安之失眠症,有祛痰和胃、化浊宁神之功。方中用千里流水煎药,是取其能荡涤邪秽;扬之万遍者,以水性本咸而体重,扬之万遍则甘而轻,取其不助肾气而益脾胃。

张子和取法《灵枢》,用的水虽然不同,然所用之意相同。后世取水煎药的,当学习张子和的变通之意。

3. 小便不通

【出处】《本草纲目·卷18·瓜蒌·实·附方》

【原文】小便不通,腹胀:用瓜蒌焙研。每服二钱,热酒下。频服,以通为度。绍兴刘驻云:魏明州病此,御医用此方治之,得效。《圣惠方》。

【译文】小便不通,腹胀:将瓜蒌焙干,研为细末。每次服用二钱,用热酒送下。频频服用,以小便通畅为度。绍兴刘驻说:魏明州患此病,御医用此方治疗,得效。(《太平圣惠方》)

【解读】瓜蒌甘寒而润,能利气开郁,导痰浊下行而奏宽胸散结之效,其善治胸痹、结胸,如瓜蒌薤白白酒汤、瓜蒌薤白半夏汤、小陷胸汤中均使用了瓜蒌,其所治病证的部位偏于胸部。此案小便不通兼有腹胀,可能是已经发展到小便点滴不通的程度,仅服用一味瓜蒌,小便即通,说明瓜蒌具有利尿之功。此功效为本草所未载,还需临床进一步验证。

4. 尿闭中满

【**出处**】《本草纲目·卷35·蘗木·发明》

【**原文**】长安王善夫病小便不通,渐成中满,腹坚如石,脚腿裂破出水,双睛凸出,饮食不下,痛苦不可名状。治满、利小便、渗泄之药服遍矣。予诊之曰:此乃奉养太过,膏粱积热,损伤肾水,致膀胱久而干涸,小便不化,火又逆上,而为呕哕,《难经》所谓关则不得小便,格则吐逆者。洁古老人言:热在下焦,但治下焦,其病必愈。遂处以北方寒水所化大苦寒之药,黄蘗、知母各一两,酒洗焙碾,入桂一钱为引,熟水丸如芡子大。每服二百丸,沸汤下。少时如刀刺前阴火烧之状,溺如瀑泉涌出,床下成流,顾盼之间,肿胀消散。《内经》云:热者寒之。肾恶燥,急食辛以润之。以黄蘗之苦寒泻热、补水润燥为君,知母之苦寒泻肾火为佐,肉桂辛热为使,寒因热用也。

【**译文**】长安人王善夫病小便不通,逐渐发展成脘腹胀满,腹部坚硬如石,腿脚皮肤裂开流水,两只眼睛凸出,饮食不能下咽,痛苦无法用言辞形容。治疗脘腹胀满、通利小便、渗泄水湿的药已经吃遍了。我诊察后,说:这是侍候赡养过度,肥甘厚腻之物聚集生热,损伤肾水,导致膀胱得不到滋养,膀胱气化失常,则小便不能排出,火又逆上,激发胃气上逆,形成呕吐,这就是《难经》所说的"小便不通谓之关,呕吐时作谓之格"。张元素说:热在下焦,只需治疗下焦,其病必愈。于是使用北方寒水所化之大苦大寒药,黄柏、知母各一两,酒洗、焙干、碾碎,加入肉桂一钱为引,用沸腾过的水制作成丸药,如芡实大小。每次服用二百丸,用滚开的水送下。一会儿后,阴茎有如刀刺火烧之感,小便像喷涌的泉水一样涌出,尿液在床下形成细流,转眼之间,肿胀消散。《黄帝内经》说:治疗热性病证要使用寒凉的药物。肾恶燥,赶快食用具有辛味的药物来使之滋润。所以处方中用苦寒泻热、补水润燥之黄柏为君药,苦寒泻肾火之知母为佐药,肉桂辛热为使药,是寒因热用。

【**解读**】王善夫平素食用肥甘厚腻之物过多,酿生痰湿,流于下焦,积久化热。《素问·灵兰秘典论》:"膀胱者,州都之官,津液藏焉,气化则能出矣。"湿热蕴积下焦,导致膀胱气化不利,故小便不通,发为中满;热邪蕴久,必耗肾阴。故治宜清热滋阴、通关利尿。方中黄柏味苦性寒,入肾与膀胱经,善清下焦之热,使热去而津存;知母味苦甘而性寒质润,寒可清热,以增强黄柏清泄下焦邪热之功,且可滋阴养液,使已伤之津液得补,阴足阳化,则可恢复膀胱之气化功能;肉桂辛热,既可引火归原,使火安其位,不肆虐伤津,又可通阳化气,使膀胱气化得行而小便自通。全方具有清热滋阴、振奋肾阳、化气行水之功,可使下关通,小便利,故王善夫一经服用,肿胀即消。

5. 尿闭腹胀

【出处】《本草纲目·卷46·田螺·附方》

【原文】小便不通,腹胀如鼓:用田螺一枚,盐半匕,生捣,傅脐下一寸三分,即通。熊彦诚曾得此疾,异人授此方果愈。《类编》。

【译文】小便不通,腹部胀大如鼓:取田螺一枚,盐半匕,趁活捣烂,敷在肚脐下一寸三分,小便即通。熊彦诚曾经患此病,奇人传授此方,使用后果然病愈。(《类编》)

【解读】肚脐下一寸三分,为下丹田所在之处。丹田元气充实旺盛,可以调动人体潜力,使真气能在全身循环运行。用药物外敷丹田,可以借丹田之气将药性散发至全身。

田螺味甘,性大寒,功能清热利水。肾主二阴,在味为咸,盐可坚肾,使小便通利。两者伍用,共奏通利小便之功。

6. 二便不通

【出处】《本草纲目·卷18·牵牛子·发明》

【原文】外甥柳乔,素多酒色。病下极胀痛,二便不通,不能坐卧,立哭呻吟者七昼夜。医用通利药不效。遣人叩予。予思此乃湿热之邪在精道,壅胀隧路,病在二阴之间,故前阻小便,后阻大便,病不在大肠、膀胱也。乃用楝实、茴香、穿山甲诸药,入牵牛加倍,水煎服。一服而减,三服而平。

【译文】我的外甥柳乔,平常嗜酒好色。病会阴部胀痛,二便不通,不能坐卧,站立哭嚎呻吟七日七夜。医生给予通利之药服用,没有效果。派遣人来叩问于我。我考虑这是湿热之邪留滞在精道,壅胀通路,病在前阴、后阴之间,故前面阻塞小便,后面阻塞大便,病不在大肠、膀胱。于是用川楝子、小茴香、穿山甲等药,牵牛子剂量加倍,用水煎服。服一次而病减,服三次而病愈。

【解读】患者平常嗜酒好色,多饮能酿生湿热,好色可引湿热之邪留滞于精道,日积月累,湿热之邪壅塞精道而肿胀,则前阻小便,后阻大便,导致二便不通。足厥阴肝经"环阴器",故治宜清利肝经之湿热,兼以行气止痛通络。方中川楝子苦寒降泄,能清肝火、泄郁热、行气止痛;小茴香辛温,能温肾暖肝、散寒止痛;穿山甲善于走窜,性专行散,内达脏腑,外通经络;牵牛子苦寒,其性降泄,能通利二便以排泄水湿。诸药合用,共奏清热利湿、行气通络之效。前医用通利之药无效者,盖未从肝经考虑,此方除牵牛子外,余药皆入肝经,故收效迅捷。

7. 小便不利

【出处】《本草纲目·卷41·衣鱼·发明》

【原文】时珍曰:衣鱼乃太阳经药,故所主中风项强,惊痫天吊,目翳口喎,淋闭,皆手、足太阳经病也。《范汪方》治小便不利,取二七枚捣,分作数丸,顿服即通。《齐书》云:明帝病笃,敕台省求白鱼为药。此乃神农药,古方盛用,而今人罕知也。

【译文】李时珍说:衣鱼是足太阳膀胱经的药,所以主治的病症如:感受风邪导致的颈项强直,惊风痫证,头目仰视,目中生翳,口眼喎斜,小便不通,都是手太阳小肠经、足太阳膀胱经的病。《范汪方》治疗小便不通,取衣鱼十四枚捣烂,分别制作成数丸,一次服完,小便即通。《齐书》记载:明帝病势沉重,敕令台省(代表皇帝发布政令的中枢机关)设法找到白鱼为药。这是神农时期的药,古方盛行使用,而现在的人很少知道。

【解读】衣鱼,生于久藏的衣物、书纸中。衣鱼味咸性温,功能利尿通淋、祛风解毒,可用来治疗小便不利,小儿惊痫,瘢痕、目翳等。现在极少入药使用。

8. 转脬尿闭

【出处】《本草纲目·卷50·豕·脬·发明》

【原文】时珍曰：猪胞所主,皆下焦病,亦以类从尔。蕲有一妓,病转脬(pāo),小便不通,腹胀如鼓数月,垂死。一医用猪脬吹胀,以翎管安上,插入廷孔,捻脬气吹入,即大尿而愈。此法载在罗天益《卫生宝鉴》中,知者颇少,亦机巧妙术也。

【译文】李时珍说：猪胞所主的病证,都是下焦病,是物类相从、以脏治脏之义。蕲春有一妓女,病转脬,小便不通,腹部胀大如鼓数月,垂绝待死。一医生往猪脬内吹气使胀大,将鸟的羽管的一端安放在猪脬的出气口,另一端插入尿道口,用手搓转使脬气吹入,随即尿大出而愈。这种治法记载于罗天益《卫生宝鉴》中,知道的人很少,也是机智巧妙的方法。

【解读】由于西医的普及,人们大多认为导尿术是西医所发明,殊不知中国早在晋代时,即有文献记载使用导尿术。《本草纲目·卷18·王瓜·附方》引晋代葛洪《肘后备急方》云："小便不通,土瓜根捣汁,入少水解之,筒吹入下部。"唐代孙思邈《备急千金要方》记载："凡尿不在胞中,为胞屈僻,津液不通,以葱叶除尖头,纳阴茎孔中深三寸,微用口吹之,胞胀,津液大通便愈。"早期文献中对导尿术具体操作方法的描述,这无疑是最为精细的。元代罗天益《卫生宝鉴》对导尿术进行了改进,用翎管代替了葱管,而且用猪膀胱吹气代替人口直接吹气,对女性患者更为适宜。案中所使用的即是罗天益之法。

（四）关　　格

吐逆便闭

【出处】《本草纲目·卷1·神农本经名例》

【原文】有妇人病吐逆,大小便不通,烦乱,四肢冷,渐无脉,凡一日半。与大承气汤二剂,至夜半大便渐通,脉渐生,翌日乃安。此关格之病,极难治。《经》曰：关则吐逆,格则不得小便。亦有不得大便者。

【译文】有一妇人患呕吐而气逆,大小便不通,精神烦躁不安,四肢逆冷,渐渐地摸不着脉象,像这样已经一日半了。给她服用大承气汤两剂,到了半夜时大便逐渐通畅,脉象逐渐显现,次日病情转危为安。这种病名为关格,极难治疗。张仲景《伤寒杂病论·平脉法》说:关则不得小便,格则吐逆。也存在不得大便的情况。

【解读】小便不通名为关,呕吐不已名为格。此患者呕吐、大小便俱不通,属于关格中病情最为严重者。浊邪壅塞三焦,气机闭阻不得升降,故见烦乱;阳气不得宣达四肢,故见四肢逆冷,逐渐无脉。用大承气汤(大黄、厚朴、枳实、芒硝)攻逐峻下,导邪外出,则阳气得以布散,故脉渐生;气机得以升降,故呕逆止,小便通,最终病得痊愈。原文中"关则吐逆,格则不得小便"是文献引用有误。

(五)遗　　精

肾虚遗精

【出处】《本草纲目·卷39·螳螂、桑螵蛸·发明》

【原文】宗奭曰:男女虚损,肾衰阴痿,梦中失精遗溺,白浊疝瘕,不可阙也。邻家一男子,小便日数十次,如稠米泔,心神恍惚,瘦瘁食减,得之女劳。令服桑螵蛸散药,未终一剂而愈。其药安神魂,定心志,治健忘,补心气,止小便数。用桑螵蛸、远志、龙骨、菖蒲、人参、茯神、当归、龟甲(醋炙)各一两,为末。卧时,人参汤调下二钱。如无桑上者,即用他树者,以炙桑白皮佐之。桑白皮行水,以接螵蛸就肾经也。

【译文】寇宗奭说:治疗男女虚损,肾虚阳痿,梦中遗精遗尿,小便时从尿道口滴出白色浊物或黏液,此方不可缺少。邻居家有一男子,小便每日数十次,像浓稠的淘米水,心神恍惚,身体消瘦,精神憔悴,饮食减少,病得自于房劳过度。令他服用桑螵蛸散,一剂药尚未服完,病已痊愈。桑螵蛸散能定心志,治健忘,补心气,止小便频数。用桑螵蛸、远志、龙骨、石菖蒲、人参、茯神、当归、龟甲(醋炙)各一两,研为细末。睡觉前,用人参汤调下二钱。如果桑螵蛸没有桑树上的,也可用其他树上的,用炙桑白皮为佐。桑白皮能行水,可以引螵蛸入肾经。

【解读】本方治证由心肾两虚,水火不交而致。肾藏精,与膀胱相表里,肾虚不摄则膀胱失约,故见小便频数,或尿如米泔色;肾虚精关不固,则遗精滑泄。心藏神,肾之精气不足,不能上通于心,心气不足,故心神恍惚。诸症皆由肾虚不摄、心气不足而起,治宜调补心肾、固精止遗。

方中桑螵蛸补肾固精,同远志入肾,能通肾气,使上达于心;石菖蒲开心窍,引领补气之人参、补血之当归入心,使心得补;再用下行之茯苓(茯神),降心气下交于肾,如是则心肾相交。龙骨、龟甲皆神灵之物,一则入肝以安其魂,一则入肾而宁其志,以肝司疏泄,肾主闭藏,两脏各守其职,开阖得宜,则病证自愈。

(六)阳　　痿

补肾壮阳

【出处】《本草纲目·卷48·雀·肉·发明》

【原文】颂曰:今人取雀肉和蛇床子熬膏,和药丸服,补下有效,谓之驿马丸。此法起于唐世,云明皇服之有验。

【译文】苏颂说:现在的人将麻雀肉和蛇床子熬成膏,将药物制成丸剂服用,补益下焦有效,名为驿马丸。这种方法起自于唐代,传说唐玄宗服用后有效。

【解读】麻雀味甘性温,功能益精壮阳、补肾强腰;蛇床子辛苦而温,功能温肾壮阳。两者同用,可用于治疗下焦虚寒证。

(七)阴　　缩

两肾缩入

【出处】《本草纲目·卷17·莽草·发明》

【原文】《琐碎录》云：思村王氏之子,生七日而两肾缩入。二医云：此受寒气而然也。以硫黄、茱萸、大蒜研涂其腹,以莴草、蛇床子烧烟,熏其下部而愈也。

【译文】宋代温革《分门琐碎录》记载：思村有一姓王的人的儿子,出生七日后,两个睾丸缩入腹中。有两位医生说：这是感受了寒气所致。用硫黄、吴茱萸、大蒜研烂,外涂其腹,用莴草、蛇床子烧烟,熏其阴部而愈。

【解读】足少阴肾经"络膀胱",足厥阴肝经"环阴器",寒主收引,肝肾二经感受寒邪,可导致睾丸缩入腹中。硫黄为纯阳之品,入肾大补命门之火而助肾阳;吴茱萸辛散苦泄,性热祛寒,主入肝经,能散肝经之寒邪;大蒜辛温,其气熏烈,具有较强的渗透性。将硫黄、吴茱萸、大蒜研烂涂腹,能散肝肾二经之寒邪。莴草、蛇床子均具辛温之性,用之烧烟熏患者阴部,可助阳散寒。两法同用,疗效迅捷。

（八）腰　　痛

1. 腰膝疼痛

【出处】《本草纲目·卷35·海桐·发明》

【原文】南唐筠州刺史王绍颜撰《续传信方》云：顷年予在姑孰,得腰膝痛不可忍。医以肾脏风毒攻刺诸药莫疗。因览刘禹锡《传信方》,备有此验。修服一剂,便减五分。其方用海桐皮二两,牛膝、芎劳、羌活、地骨皮、五加皮各一两,甘草半钱,薏苡仁二两,生地黄十两,并净洗焙干,剉,以绵包裹,入无灰酒二斗浸之,冬二七,夏一七。空心饮一盏,每日早、午、晚各一次,长令醺醺。此方不得添减,禁毒食。

【译文】南唐筠州刺史王绍颜撰写的《续传信方》记载：近年我在姑孰,患腰膝疼痛,不可忍受。医生用治疗肾脏风毒之药、攻伐之药,都没有疗效。在浏览刘禹锡《传信方》时,看见有治疗此病的药方。依法炮制后服用一剂,病即减轻一半。药方用海桐皮二两,牛膝、川芎、羌活、地骨皮、五加皮各一两,甘草半钱,薏苡仁二两,生地黄十两,一起洗净,焙干,剉细,用绵布包裹,放入无灰酒二斗浸泡,冬天浸泡十四日,夏天浸泡七日。空腹饮一盏,每日早、中、晚各一次,保持微醉状态。这个药方不能加减,服药期间不能吃有毒的食物。

【解读】以药测证,王绍颜所患的腰膝疼痛当为风寒湿邪入侵所致。方中海桐皮辛能散风,苦能燥湿,能祛风湿,行经络,止疼痛,达病所,尤善治下肢关节痹痛;羌活辛散祛风、味苦燥湿、性温散寒,有较强的祛风湿、止疼痛作用。两者配合,祛风湿、止疼痛之力更著。薏苡仁功能渗湿除痹,可加强除湿之功。"风雨寒热,不得虚,邪不能独伤人",故用牛膝补益肝肾、强筋健骨。"治风先治血,血行风自灭",故用甘寒之生地黄配伍辛温之川芎,养血活血。"积阴之下,必有伏阳",风寒湿邪久束,阳气郁于内而化热,故用味甘性寒之地骨皮,清肝肾之虚热;甘草调和诸药。方虽小制,然面面俱到,立意深远,不可随意增损。

2. 腿脚乏力

【出处】《本草纲目·卷35·杜仲·发明》

【原文】按庞元英《谈薮》云:一少年新娶后,得脚软病,且疼甚。医作脚气治不效。路钤孙琳诊之。用杜仲一味,寸断片拆,每以一两,用半酒、半水一大盏煎服。三日能行,又三日全愈。琳曰:此乃肾虚,非脚气也。杜仲能治腰膝痛,以酒行之,则为效容易矣。

【译文】据庞元英《爱竹谈薮》记载:有一青年男子新婚后,腿脚软弱无力,而且疼得很厉害。医生当作脚气来治疗,没有效果。路钤(路一级武职官名)孙琳诊断后,用杜仲一味,折成许多小段,每次取一两,用酒、水各半一大盏煎服。服用三日后即能行走,又服用三日,病即痊愈。孙琳说:这是肾虚所致,并不是脚气。杜仲能治疗腰膝疼痛,用酒以行药势,则容易取效。

【解读】男子新婚,房事过度,耗损肾精,成为肾虚之证。《灵枢·经脉》云:"肾足少阴之脉,起于小指之下,邪走足心,出于然骨之下,循内踝之后,别入跟中,以上踹内,出腘内廉,上股内后廉。"足少阴肾经起于足小趾之下,进入足跟,沿小腿上行至大腿部。肾精亏虚无以滋养经络,故下肢软弱无力。杜仲功能补肝肾、强筋骨,尤其善于治疗由肾虚所致的腰腿疼痛。酒可行药势,能使药效更快地作用于患处,取效更快。两者伍用,药证合拍,收效迅捷。

3. 腰脚软弱

【**出处**】《本草纲目·卷29·栗·发明》

【**原文**】弘景曰:相传有人患腰脚弱,往栗树下食数升,便能起行。此是补肾之义,然应生啖。若服饵则宜蒸曝之。

【**译文**】陶弘景说:相传有人患腰膝酸软、腿脚无力,到板栗树下吃板栗数升,便能起来行走。这是取板栗能补肾之义,应该生吃。如果作为养生延年来服食,则适宜蒸后晒干。

【**解读**】腰者,肾之府;足少阴肾经"循内踝之后,别入跟中,以上踹内"。故腰膝酸软、腿脚无力多责之于肾虚。栗,为肾之果,能补肾气,故服食后可治疗此病。

4. 虚寒腰痛

【**出处**】《本草纲目·卷17·附子·附方》

【**原文**】虚寒腰痛:鹿茸去毛酥炙微黄,附子炮去皮脐各二两,盐花三分,为末,枣肉和丸梧子大。每服三十丸,空心温酒下。《夷坚志》云:时康祖大夫,病心胸一漏,数窍流汁,已二十年。又苦腰痛,行则伛偻,形神憔悴,医不能治。通判韩子温为检《圣惠方》,得此方令服。旬余,腰痛减。久服遂瘥,心漏亦瘥。精力倍常,步履轻捷。此方本治腰,而效乃如此。

【**译文**】虚寒腰痛:鹿茸(去毛,用酥炙至微黄)、附子(炮去皮脐)各二两,盐花三分,研为细末,枣肉捣和,制成药丸,如梧桐子大小。每次服用三十丸,空腹温酒送下。南宋洪迈《夷坚志》记载:大夫(古代官职名)时康祖,病心胸前有一漏道,数个孔窍流汁,已经二十年了。又为腰痛所苦,腰背弯曲而行,形神憔悴,医生不能治疗。通判韩子温替他翻检《太平圣惠方》,寻找治病之方,查得此方,令他服用。十多天后,腰痛减轻,长期服用,腰痛痊愈,心胸前的漏道也得痊愈。精力倍于平常,步履轻快迅捷。此方本是用来治疗腰痛的,故而收效如此。

【解读】腰者,肾之府,虚寒所致的腰痛治宜温补肾阳。鹿茸甘温补阳,甘咸滋肾,禀纯阳之性,具生发之气,故能补肾阳、益精血、强筋骨;附子辛甘温煦,有峻补元阳、益火消阴之效;盐花能引药直入肾经。诸药合用,共奏补肾助阳、强筋壮骨之功。患者心胸前的漏道得愈,是通过此方补阳气、益精血而产生温补内托的疗效。

5. 气滞腰痛

【出处】《本草纲目·卷18·牵牛子·附方》

【原文】气滞腰痛:牵牛不拘多少,以新瓦烧赤,安于上,自然一半生一半熟,不得拨动。取末一两,入硫黄末二钱半,同研匀,分作三分。每分用白面三匙,水和捍开,切作棋子。五更初以水一盏煮熟,连汤温下,痛即已。未住,隔日再作。予常有此疾,每发一服,痛即止。许学士《本事方》。

【译文】气滞腰痛:牵牛子不拘多少,新瓦烧红,将牵牛子放在瓦上,让牵牛子感受瓦的温度自然一半生一半熟,不要拨动。然后研为细末,取细末一两,加入硫黄末二钱半,一同研匀,分成三份。每份用白面三匙,水和揉匀,切成棋子模样。五更初用水一盏煮熟,连汤温服,疼痛即止。如果疼痛未止,隔日再服。我曾经患有此病,每次发作时服一次,疼痛即止住。(许叔微《普济本事方》)

【解读】气滞腰痛,是因忧思或闪挫跌仆而气滞不行所致的腰痛,症见腰痛连腹胁胀满,其痛如刺,或痛处走注不定。以药测证,本方并不能治疗气滞腰痛,乃为痰湿水饮阻滞经络而致的腰痛而设。方中牵牛子苦寒降泄,能逐痰饮、排水湿;硫黄为纯阳之品,能入肾大补命门之火而助元阳。二药合用,一以攻邪,一以扶正,疗效颇佳。

6. 腰部沉重

【出处】《本草纲目·卷13·苦参·发明》

【原文】宗奭曰:沈存中《笔谈》载其苦腰重久坐不能行。有一将佐曰:此乃病齿数年,用苦参揩齿,其气味入齿伤肾所致也。后有太常少卿舒昭亮,亦用苦参揩齿,岁久亦病腰。自后悉不用之,腰疾皆愈。

【译文】寇宗奭说:沈括《梦溪笔谈》记载:沈括病腰部沉重,久坐后不能行走。有一将佐说:这是患齿病数年,用苦参擦牙齿,苦参的气味进入牙齿伤肾所致。后来太常少卿舒昭亮,也用苦参擦牙齿,时间久后也患腰疾。自此以后都不用苦参擦牙齿,腰疾皆愈。

【解读】齿为骨之余,肾主骨,腰为肾之府,此为腰部疾病与齿相关联的理论基础。张山雷《本草正义·卷之二·草部·山草类下》言:"苦参,大苦大寒,退热泄降,荡涤湿火,其功效与芩、连、龙胆皆相近,而苦参之苦愈甚,其燥尤烈,故能杀湿热所生之虫,较之芩、连,力量益烈。近人乃不敢以入煎剂。盖不特畏其苦味难服,亦嫌其峻厉而避之也。"苦参之燥能伤肾水,以之揩齿,则其气味进入牙齿而伤肾,故病腰疾。将佐之言,颇通医理。

7. 发瘕腰痛

【出处】《本草纲目·卷22·胡麻·胡麻油即香油·附方》

【原文】发瘕腰痛:《南史》云:宋明帝宫人腰痛牵心,发则气绝。徐文伯诊曰:发瘕也。以油灌之。吐物如发,引之长三尺,头已成蛇,能动摇,悬之滴尽,唯一发尔。

【译文】发瘕腰痛:唐代李延寿《南史》记载:宋明帝时,宫中有一人腰痛牵及于心,每次发作则气息欲绝。徐文伯诊断后说:这是发瘕病。用油灌入患者口中,吐出一物像头发,拉开有三尺长,头部像蛇的头,能动摇,将它悬挂起来有附着物往下滴,滴完后只剩一丝头发。

【解读】发瘕:此证因误食发丝,着于肠胃,与血相搏,日久成瘕,心腹作痛,咽间如有虫行,欲得油饮。

古人多留长发,误食后进入肠胃,与饮食水谷、痰涎瘀血相搏结,阻滞气机运行,故腰痛牵心。用吐法将其吐出后悬挂起来,附着物由于自身重力的因素往下滴,头部因聚集的附着物较多而呈现出蛇头的形状,待附着物滴尽,则仅剩头发。

（九）脱　　发

拔白换黑

【出处】《本草纲目·卷26·生姜·姜皮·附方》

【原文】拔白换黑：刮老生姜皮一大升，于久用油腻锅内，不须洗刷，固济勿令通气。令精细人守之，文武火煎之，不得火急，自旦至夕即成矣，研为末。拔白后，先以小物点麻子大入孔中。或先点须下，然后拔之，以指捻入。三日后当生黑者，神效。季卿用之有验。苏颂《图经本草》。

【译文】拔出白发，换生黑发：刮取老生姜皮一大升，放入使用很久的带有油垢的锅里，不须将油垢洗刷干净，盖上锅盖并密封，使之不能通气。让精明能干的人守护，用文武火煎药，火不能太急，从早至晚，药即煎成，再将药研为细末。拔出白发后，先用细小之物点取药物如麻子大小，放入发根的孔中。或者先将药物点放于白色发须之下，然后拔出，再将药物用指捻放入。三日之后当生黑发，其效如神。季卿使用后有效。（苏颂《图经本草》）

【解读】此案治法颇为奇特，但医理难明，留存以资博览。

（十）牙　　痛

1. 风牙痛肿

【出处】《本草纲目·卷14·高良姜·附方》

【原文】风牙痛肿：高良姜二寸，全蝎焙一枚，为末掺之，吐涎，以盐汤漱口。此乃乐清丐者所传。鲍季明病此，用之果效。王璆《百一选方》。

【译文】风牙痛肿：高良姜二寸，全蝎一枚焙干，研为细末，掺肿痛处，当吐涎出，用盐汤漱口。这是乐清一乞丐所传。鲍季明患此病，用之果然有效。（王璆《是斋百一选方》）

【解读】风牙痛,是指牙痛之因于风者。风为百病之长,多与寒、湿、火等邪共同为患,所兼之邪不同,症状表现各异。因于火者,为阳明伏火与风热之邪相搏,风热上炎致牙齿疼痛,表现为患牙得凉痛减;因于寒者,风寒之邪客于牙体致牙齿疼痛,表现为患牙得热痛减;因于湿热者,因湿热客于手足阳明二经,致齿龈红肿溃腐,或牙齿腐蚀,甚至蛀空疼痛;因于虚者,多属肝肾亏虚,致虚火上炎,表现为牙齿浮动隐痛。

以药测证,案中风牙痛肿当为风寒之邪客于牙体所致。高良姜辛散温通,能散寒止痛;全蝎既能搜风通络止痛,又可攻毒散结。两者伍用,则风寒可祛,牙痛能止。

2. 风气牙痛

【出处】《本草纲目·卷28·丝瓜·瓜·附方》

【原文】风气牙痛:百药不效者用此,大能去风,惟蛀牙不效。天罗(即生丝瓜)一个,擦盐,火烧存性,研末频擦,涎尽即愈。腮肿,以水调贴之。马敏叔云:此乃严月轩家传屡效之方,一试即便可睡也。

【译文】风气牙痛:各种药物都没有效的使用此方,去风的功效很好,只有蛀牙没有效果。用生丝瓜一个,擦盐,火烧存性,研为细末,频擦患处,涎水流尽病即痊愈。如果腮肿,用水调匀后外贴。马敏叔说:这是严月轩家传的屡用屡效之方,牙痛导致不能入睡的,一经试用,当即便可入睡。

【解读】风气牙痛,即牙痛因感受风邪所致者。丝瓜功能祛风解毒、消肿化痰、祛痛杀虫,故能用于治疗风气牙痛。用盐擦之者,盖盐入肾,肾主骨,齿为骨之余,盐能引药入于齿中。

3. 风虫牙痛

【出处】《本草纲目·卷15·艾·附方》

【原文】风虫牙痛:化蜡少许,摊纸上,铺艾,以箸卷成筒,烧烟,随左右熏鼻,吸烟令满口,呵气,即疼止肿消。靳季谦病此月余,一试即愈。《普济方》。

【译文】风虫牙痛:取蜡少许化开,摊在纸上,铺上艾叶,用筷子卷成筒状,烧烟,左边牙痛熏左侧鼻孔,右边牙痛熏右侧鼻孔,吸烟至满口,呵气,即疼止肿消。靳季谦患此病一个多月,试用一次即愈。(《普济方》)

【解读】此牙痛当为感受寒邪所致,艾叶气香味辛,温可散寒,李时珍认为"艾叶服之则走三阴而逐一切寒湿",用之烧烟熏鼻,吸烟至满口,可使药物直接作用于患处,疗效更捷。

4. 虫牙作痛

【出处】《本草纲目·卷15·天名精·发明》

【原文】朱端章《集验方》云:余被檄任淮西幕府时,牙疼大作。一刀镊(niè)人以草药一捻,汤泡少时,以手蘸汤挹(yì)痛处即定。因求其方,用之治人多效,乃皱面地菘草也,俗人讹为地葱。沈存中《笔谈》专辩地菘,其子名鹤虱,正此物也。钱季诚方:用鹤虱一枚,擢置齿中。高监方:以鹤虱煎米醋漱口,或用防风、鹤虱煎水噙漱,仍研草塞痛处,皆有效也。

【译文】南宋朱端章《集验方》记载:我被征召担任淮西幕府时,牙疼大作。一个理发的人取草药一捻,热水浸泡片刻,用手指蘸取药液挹注痛处,疼痛即止。因此求问其方,乃是一味皱面地菘草,百姓讹称为地葱,用来治疗多人,大多有效。沈括《梦溪笔谈》专门辩论地菘,其子名鹤虱,正是此物。钱季诚方:用鹤虱一枚,放在疼痛的牙齿中。高监方:用鹤虱煎米醋漱口,或用防风、鹤虱煎水噙漱,仍将草研烂塞牙痛处,都有效。

【解读】鹤虱具有杀虫的作用,故可用于虫牙的治疗。现代研究发现天名精内酯对中枢神经系统有较显著的作用,小鼠给药后,在短暂兴奋后即转入抑制,四肢肌肉松弛,并呈麻醉状态。鹤虱治疗牙痛的效果良好,可能是与它含有的天名精内酯能使神经处于麻醉状态有关。

5. 龋齿疼痛

【出处】《本草纲目·卷13·苦参·发明》

【原文】按《史记》云:太仓公淳于意医齐大夫病龋齿,灸左手阳明脉,以苦参汤日漱三升,出入慎风,五六日愈。此亦取其去风气湿热、杀虫之义。

【译文】《史记》载:太仓公淳于意医治齐大夫的虫牙,先灸左手阳明脉,再用苦参汤每日含漱三升,外出时提防风邪侵入,经过五六日,病即痊愈。这也是取苦参去风气湿热、杀虫之义。

【解读】《灵枢·经脉》:"大肠手阳明之脉……其支者,从缺盆上颈,贯颊,入下齿中。"齐大夫所患的虫牙当在下齿,故灸手阳明大肠经。苦参既能清热燥湿,又能杀虫,用之煎汤含漱,可用于治疗虫牙。

6. 虫牙疼痛

【出处】《本草纲目·卷20·螺厣草·附方》

【原文】牙齿虫痛:《杨氏家藏方》用镜面草半握,入麻油二点,盐半捻,按碎。左疼塞右耳,右疼塞左耳。以薄泥饼贴耳门闭其气,仍仄卧。泥耳一二时,去泥取草放水中,看有虫浮出,久者黑,次者褐,新者白。须于午前用之。徐克安一乳婢,苦此不能食,用之,出数虫而安。

【译文】虫牙疼痛:《杨氏家藏方》用镜面草半把,入麻油二点,盐半捻,搓揉至碎。左边牙疼塞右耳,右边牙疼塞左耳。用薄泥饼封贴耳门以闭其气,再侧卧。封贴耳门一两个时辰后,去掉泥饼,取出草放入水中,即可看见有虫浮出水面,牙痛时间久的为黑色,时间稍短的为褐色,才痛的为白色。此法须于中午前使用。徐克安的家里有一乳母,苦牙痛不能进食,用此方后,出来数只虫而痛止。

【解读】螺厣草,又名镜面草,味甘、微苦,性寒,功能清热解毒、凉血止血、润肺止咳,可用于治疗肺热咳嗽、肺脓肿、咽喉肿痛、衄血、尿血、便血、崩漏等症。文中所述用镜面草治疗虫牙的方法甚为奇特,医理难以窥测,姑留存以资博览。

7. 风热牙痛

【出处】《本草纲目·卷17·大黄·附方》

【原文】风热牙痛:紫金散:治风热积壅,一切牙痛,去口气,大有奇效。好大黄瓶内烧存性,为末,早晚揩牙,漱去。都下一家专货此药,两宫常以数千赎之,其门如市也。《千金家藏方》。

【译文】风热牙痛:紫金散:治疗风热壅积,一切牙痛,除口臭,非常有效。取品质好的大黄于瓶内烧存性,研为细末,早晚揩牙,然后漱去。京城有一家商店专卖此药,皇宫里的人经常用数千钱购买,商店门庭若市。(《千金家藏方》)

【解读】十二经脉中与牙齿有联系的是足阳明胃经和手阳明大肠经,足阳明胃经"入上齿中",手阳明大肠经"入下齿中"。风热壅积于肠胃,循经上扰,故出现牙痛、口臭等症状。大黄苦寒沉降,功能泻下攻积、清热泻火,其泻下通便之功,能使上炎之热毒下泄,热撤则风息,故牙痛自止。笔者在治疗热邪所致的牙痛时,以清胃散为主方,不论便秘与否,酌量加入大黄通腑泻热,一两剂之间,恒收良效。

8. 牙齿不生

【出处】《本草纲目·卷48·鸡·屎白·附方》

【原文】牙齿不生:不拘大人、小儿。《普济》但用乌鸡雌雄粪,入旧麻鞋底烧存性,等分,入麝香少许,三日夜不住擦,令热为佳。李察院亮卿尝用,有效。

【译文】牙齿不生:不论大人、小孩。《普济方》只用雌、雄乌鸡的粪便,放入旧麻鞋底,烧存性,等份,加入麝香少许,三日三夜不停地擦患处,令有热感为佳。察院(明朝改御史台为都察院,简称察院)李亮卿曾经使用,有效。

【解读】齿为骨之余,肾主骨,牙齿不生当从肾论治,鸡屎、旧麻鞋底、麝香与肾无涉,制方之理,难以推究。

(十一) 脚 气

1. 脚气肿急

【出处】《本草纲目·卷30·木瓜·附方》

【原文】脚气肿急:用木瓜切片,囊盛踏之。广德顾安中,患脚气筋急腿肿。因附舟以足阁一袋上,渐觉不痛。乃问舟子:袋中何物? 曰:宣州木瓜也。及归,制木瓜袋用之,顿愈。《名医录》。

【译文】脚气肿急:将木瓜切成片,用袋盛好,然后用脚踩踏。广德人顾安中,患脚气筋急腿肿,搭船时将腿放在一个袋子上,觉得疼痛逐渐减轻。于是问驾船的人:袋中放的是什么? 驾船的人说:是宣州木瓜。等回家后,顾安中制木瓜袋用来治疗脚气肿急,病顿时痊愈。(《名医录》)

【解读】脚气,现在是指真菌感染所引起的脚癣,在古代则为一种病症。谢观《中国医学大辞典》云:"此症在北方则多因饮潼乳及醇酒湿热之物,下流足胫所致,在南方则多因地气卑湿,或房劳后冲冒雨雪,寒湿袭入足胫所致,或无他疾而忽得之,或因病后而渐得之,其病况则自膝至足,或见麻痹冷痛,或见痿弱挛急,或肿或不肿,或日见枯细,或发热恶寒,或如冰冷,或如火热,或能食,或不能食,或有物如指,发自踹腓而气上冲心,除以上主病外,又有头痛寒热,腹痛呕吐,羞明错语昏愦等兼症,证之缓者其来渐,初起甚微,饮食如故,证之急者其来速,治之若缓,气上冲心,亦能杀人。脉象浮弦者,起于风;濡弱者,起于湿;洪数者,起于热;迟涩者,起于寒;沉而伏者,毒在筋骨;指下涩涩不调者,毒在血分;夏暑脚膝冷痛,其脉阳濡阴弱者,属湿温。"

缪希雍《神农本草经疏·卷二》云:"木瓜温能通肌肉之滞,酸能敛濡满之湿,则脚气湿痹自除也。"木瓜温通,祛湿舒筋,为治疗脚气水肿的常用药,适用于脚气因湿邪入侵所致者。

2. 脚气疼痛

【出处】《本草纲目·卷11·食盐·附方》

【原文】脚气疼痛:每夜用盐擦腿膝至足甲,淹少时,以热汤泡洗。有一人病此,曾用验。《救急方》。

【译文】脚气疼痛:每夜用食盐从腿膝部擦至脚指甲,淹留少时,再用热水泡洗。有一人患此病,曾经使用有效。(《救急方》)

【解读】以药测证,本证当为脚气之毒淤积在血分,阻滞经络运行,发为疼痛。夜间阴盛阳衰,血液推动乏力而停滞,不通则痛,故本证夜间疼痛为甚。盐味咸,咸能走血,用食盐从腿膝部擦至脚指甲,能促使血液运行。再用热水泡洗,更能加速血液的运行,使通则不痛。

3. 脚气病危

【出处】《本草纲目·卷 12·巴戟天·发明》

【原文】宗奭曰:有人嗜酒,日须五七杯,后患脚气甚危。或教以巴戟半两,糯米同炒,米微转色,去米不用,大黄一两,剉炒,同为末,熟蜜丸,温水服五七十丸,仍禁酒,遂愈。

【译文】寇宗奭说:有人嗜好饮酒,每日都要喝五到七杯,后来患脚气病,病情危急。有人教他用巴戟天半两,糯米同炒,炒至米微变色,去米不用,大黄一两,切细后炒,将两药同研为细末,炼蜜为丸,温水送服五十到七十丸,并禁止饮酒,病乃痊愈。

【解读】以药测证,本证当为肾阳亏虚,兼有脾胃湿热。患者嗜饮,酒能酿生湿热;肾主水,肾阳亏虚则水液排出不畅,停留体内,发为脚气。方中巴戟天功能补肾阳、强筋骨、祛风湿,《本草备要·草部·巴戟天》云其能"入肾经血分,强阴益精,治五劳七伤,辛温散风湿,治风湿脚气水肿";大黄味苦性寒,具有泻下通便、导湿热外出之功。二药配伍,一以补肾阳,一以清湿热,药证相符,故能收效。然饮酒为致生湿热之源,虽然病愈,亦需禁酒。

4. 脚气攻注

【出处】《本草纲目·卷 46·田螺·附方》

【原文】脚气攻注:用生大田螺捣烂,傅两股上,便觉冷趋至足而安。又可傅丹田,利小便。董守约曾用有效。《稗史》。

【译文】脚气上攻,上注于心:用生大田螺捣烂,敷在两大腿上,便会感觉到有冷气下趋至脚而安。也可敷丹田,能利小便。董守约曾经使用有效。(《稗史》)

【解读】田螺味甘,性大寒,功能清热利水。李时珍认为田螺外敷能"引热下行",故将田螺捣烂敷在腿上会感觉有冷气下趋至足。

5. 童贯脚气

【出处】《本草纲目·卷30·杨梅·主治》

【原文】时珍曰:案王性之《挥麈录》云:会稽杨梅为天下冠。童贯苦脚气,或云杨梅仁可治之。郡守王巘馈五十石,贯用之而愈。取仁法:以柿漆拌核暴之,则自裂出也。

【译文】李时珍说:据王性之《挥麈录》记载:浙江会稽出产的杨梅为天下之冠。童贯患脚气病,有人说用杨梅仁可以治好。郡守王巘馈赠五十石杨梅仁给童贯,童贯使用后病愈。取杨梅仁的方法:用柿漆拌杨梅核,暴晒,则杨梅核自然裂开而仁出。

【解读】杨梅常以果肉作为食用或药用,其果肉味酸而甘,性温,功能生津止渴、和胃止呕、涩肠止泻。此案用杨梅仁治疗脚气有效,其理难明,留存以待考。

6. 宗元脚气

【出处】《本草纲目·卷34·杉·发明》

【原文】颂曰:唐·柳柳州《纂救三死方》云:元和十二年二月得脚气,夜半痞绝,胁有块,大如石,且死,困不知人,搐搦上视,三日,家人号哭。荥阳郑洵美传杉木汤,服半食顷,大下三行,气通块散。方用杉木节一大升,橘叶(切)一大升(无叶则以皮代之),大腹槟榔七枚(连子碎之),童子小便三大升,共煮一大升半,分为两服。若一服得快,即停后服。此乃死病,会有教者,乃得不死。恐人不幸病此,故传之云。

【译文】苏颂说:唐代柳宗元撰写的《纂救三死方》记载:元和十二年二月得脚气病,半夜时痞胀欲绝,胁下有积块,大如石,临近死亡,昏困不省人事,肌肉痉挛,两目上视,如此三日,家人哀嚎哭泣。荥阳人郑洵美传授杉木汤,服用后,过了半顿饭的时间,大泻三次,气机通畅,积块消散。其方用杉木节一大升,橘叶(切碎)一大升(无叶则用皮代替),大腹槟榔七枚(连子打碎),童子小便三大升,共煮取一大升半,分为两次服用。如果服用一次即泻下,则停服后面的药。这是不治之症,恰巧碰上有传授药方的人,才得不死。恐有人不幸患此病,所以广为宣传。

【解读】朱丹溪云:"杉屑属金有火。其节煮汁浸捋脚气肿满,尤效。"杉木节可作为脚气肿满的特效药;胁下有积块,是病邪侵入肝经,故用橘叶疏肝行气,散结消肿;槟榔既能行气,又能利水,气行则助水运;童子小便咸能软坚散瘀,寒能滋阴降火。诸药伍用,共奏行气散结之功。

7. 脚风用药

【出处】《本草纲目·卷42·蚯蚓·发明》

【原文】颂曰:脚风药必须此物为使,然亦有毒。有人因脚病药中用此,果得奇效。病愈,服之不辍,至二十余日,觉躁愦,但欲饮水不已,遂致委顿。大抵攻病用毒药,中病即当止也。

【译文】苏颂说:治疗脚风的药必须用蚯蚓为使,但是也具有毒性。有一人因为患脚病而药中用了蚯蚓,果然收到神奇的疗效。病好了后,仍然服用不止,服至二十余日,感觉烦躁昏愦,只想不停地喝水,最后导致萎靡不振。大概使用毒药来治病,应该中病即止,勿使过量。

【解读】清代王士雄《归砚录·卷二》:"凡水乡农人,多患脚气,俗名大脚风,又名沙木腿,一肿不消,与寻常脚气发过肿消者迥殊,治之辄无效。此因伤络瘀凝,气亦阻痹,风、湿、热杂合之邪,袭入而不能出也。"本病是以下肢皮肤紧绷发亮,按之凹陷,继而皮肤增厚、粗糙,下肢增粗变硬、状如象皮为主要表现。多因风湿热邪留恋,气血阻塞不通所致。地龙咸寒走下,能清热结而利水道,且善于通行经络,用之治疗脚风,尤为对证。

六、外感病案

（一）风　邪

1. 风疾数年

【出处】《本草纲目·卷5·热汤·发明》

【原文】朱真人《灵验篇》云：有人患风疾数年，掘坑令坐坑内，解衣，以热汤淋之，良久以簟盖之，汗出而愈。此亦通经络之法也。时珍常推此意，治寒湿加艾煎汤，治风虚加五枝或五加煎汤淋洗，觉效更速也。

【译文】朱真人《灵验篇》记载：有人患风疾数年，医者在地上挖一坑，令患者坐在坑内，解开衣服，用热汤淋洗，稍久后用竹席覆盖，汗出而愈。这也是通经活络的方法。李时珍常推求此意，治寒湿加艾叶煎汤，治风虚加五枝（桑枝、槐枝、柳枝、桃枝、楮枝）或五加皮煎汤，感觉效果来得更快。

【解读】风邪侵于体内，宜用发汗之法，使风随汗出。热汤能助阳气，行经络，淋洗以发汗，则风邪随汗出而去，故病得愈。李时珍研求其中之意，治寒湿加入艾叶，因为艾叶能温经散寒；治体内虚弱而外感风邪者加入五枝或五加皮，因为五枝与五加皮能祛风湿，兼有补益之功。如此对症而加减用药，疗效得到了提升。

2. 患暴中风

【出处】《本草纲目·卷15·恶实·根、茎·发明》

【原文】刘禹锡《传信方》:疗暴中风,用紧细牛蒡根,取时避风,以竹刀或荆刀刮去土,生布拭了,捣绞取汁一大升,和好蜜四大合,温分两服,得汗出便瘥。此方得之岳鄂郑中丞。郑因食热肉一顿,便中暴风。外甥卢氏为颖阳令,有此方。服,当时便瘥。

【译文】刘禹锡《传信方》记载:治疗暴中风,用质地坚紧细密的牛蒡根,挖取时避风,用竹刀或荆刀刮去泥土,生布擦拭干净,捣烂绞取汁液一大升,与好蜜四大合和匀,分两次温服,得汗出便愈。此方从岳鄂郑中丞处获得。郑中丞因为吃了一顿热肉,便中暴风。他的外甥姓卢,任颖阳令,有此方,依方给予服用,当时便愈。

【解读】暴,突然而迅猛之意。中风,有外风和内风之别。案中所述之暴中风,当为感受热毒风邪,发为头面手足忽然肿痛之症。牛蒡根功能散风热、消毒肿,蜂蜜具解毒之功,两者配伍,共奏疏风散热、解毒消肿之功。

3. 体虚有风

【出处】《本草纲目·卷17·附子·附方》

【原文】体虚有风,外受寒湿,身如在空中。生附子、生天南星各二钱,生姜十片,水一盏半,慢火煎服。予曾病此,张医博士发授此方,二服愈。《本事方》。

【译文】身体虚弱,兼有风邪,体外感受寒湿,感觉身体像飘浮在空中。取生附子、生天南星各二钱,生姜十片,水一盏半,小火煎服。我曾经患有此病,太医博士张发传授此方给我,服完两剂,病即痊愈。(《普济本事方》)

【解读】生附子辛甘温煦,有峻补元阳、益火消阴之效,且气雄性悍,走而不守,能温通经络,逐经络中风寒湿邪;生天南星性温而燥,有较强的祛风燥湿之功。二药合用,共奏温阳散寒、祛风除湿之功。需要指出的是,二味药均有毒性,必须久煎方能降低其毒性。

4. 解母病风

【出处】《本草纲目·卷18·南藤·发明》

【原文】志曰:按《南史》云:解叔廉,雁门人。母有疾,夜祷,闻空中语云:得丁公藤治之即瘥。访医及本草皆无此药。至宜都山中,见一翁伐木,云是丁公藤,疗风。乃拜泣求。翁并示以渍酒法。受毕,失翁所在。母服之遂愈也。时珍曰:近俗医治诸风,以南藤和诸药熬膏市之,号南藤膏。白花蛇喜食其叶,故治诸风犹捷。

【译文】马志说:据李延寿《南史》记载:解叔廉,是雁门人。母亲患有疾病,他夜间向神灵祈祷时,听见空中有声音说:寻得丁公藤,治之即愈。访问医生及查找本草书籍都没有这味药。到宜都山中时,看见一老翁伐木,便上前询问,老翁说:所伐之木就是丁公藤,可以疗风。解叔廉于是下拜,涕泣而求。老翁给了他药并告诉他泡酒的方法之后,便消失了。解叔廉的母亲服药后,病即痊愈。李时珍说:近来医道平庸的医生治疗各种风病,用南藤和其他的药熬成膏状而售卖,名为南藤膏。白花蛇喜好食用南藤的叶,所以用白花蛇治疗各种风病,疗效迅捷。

【解读】分析上下文,解叔廉的母亲所患之疾当为风病。《灵枢·百病始生》云:"风雨寒热,不得虚,邪不能独伤人。卒然逢疾风暴雨而不病者,盖无虚,故邪不能独伤人。此必因虚邪之风,与其身形,两虚相得,乃客其形。"治宜补虚祛风。丁公藤,即石南藤,味辛,性温,无毒,功能祛风湿、强腰膝、补肾壮阳、止咳平喘、活血止痛,可用于治疗风寒湿痹、腰膝酸痛、阳痿不举、咳嗽气喘、跌打肿痛等症。丁公藤功能补虚祛风,故解叔廉的母亲服药后病愈。

5. 诸风纵缓

【出处】《本草纲目·卷17·附子·附方》

【原文】诸风血风:乌荆丸。治诸风纵缓,言语謇涩,遍身麻痛,皮肤瘙痒及妇人血风,头痛目眩,肠风脏毒,下血不止者,服之尤效。有痛风挛搐,颐颔不收者,服六七服即瘥也。川乌头炮去皮脐一两,荆芥穗二两,为末,醋面糊丸梧子大。温酒或熟水,每服二十丸。《和剂方》。

【译文】各种具有风的特点的病证,以及经水适临,感冒风邪所致的血风:用乌荆丸治疗。也可治疗感受风邪所致的肢体痿软,言语謇涩,遍身疼痛麻木,皮肤瘙痒,以及妇人血风,头痛目眩,脏中积毒,大便下血不止者,服此方效果尤其显著。如果碰见感受风邪,拘挛抽搐疼痛,腮颊不能闭合的,服此方六七次即愈。其方:川乌头(炮去皮脐)一两,荆芥穗二两,研为细末,醋面糊丸,如梧桐子大小。用温酒或经沸腾后的水,每次送服二十丸。(《太平惠民和剂局方》)

【解读】血风:经水逆行,上攻于脑,头目旋闷,不省人事,甚至满头满面,皆发赤斑。此乃经水适临,感冒风邪所致。盖风善行而数变,其势易上而难下,经水为风邪所激,以故倒流而上行。川乌辛热升散苦燥,善于祛风除湿、温经散寒,有明显的止痛作用,为治风寒湿痹证之佳品;荆芥穗味辛,性微温,善于解表祛风。两者兼具祛风之效,故用之治疗诸风,疗效颇佳。张璐《本经逢原·卷二·芳草部》云荆芥穗:"治风兼治血者,以其入风木之脏,即是藏血之地,故并主之。"故用之治疗血风疗效亦佳。

6. 风入腠理

【出处】《本草纲目·卷50·羊·羊肉·发明》

【原文】按《开河记》云:隋大总管麻叔谋病风逆,起坐不得。炀帝命太医令巢元方视之。曰:风入腠理,病在胸臆。须用嫩肥羊蒸熟,掺药食之,则瘥。如其言,未尽剂而瘥。自后每杀羊羔,同杏酪、五味日食数枚。观此则羊肉补虚之功,益可证矣。

【译文】据《开河记》记载:隋朝大总管麻叔谋感受风邪而生病,不能起坐。隋炀帝命太医令巢元方诊视,巢元方说:风邪侵入腠理,病在胸臆之间。须用嫩肥羊蒸熟,掺和药物食用,病即痊愈。麻叔谋如其所言,药未吃完而病已愈。从此以后每次宰杀羊羔,同杏酪、各种调味料每日食用数枚。由此可知,羊肉的补虚之功,更可以得到佐证。

【解读】风逆,外感风邪而气内逆。此证因外感风邪而致,其治宜以祛风为主。《灵枢·百病始生》云:"风雨寒热,不得虚,邪不能独伤人。"麻叔谋不能起坐,当是兼有虚证。用羊肉掺和药物食用,是取羊肉益精气、补虚劳之功。掺和之药物,当是祛风之剂。

7. 病风数年

【**出处**】《本草纲目·卷36·牡荆·根·发明》

【**原文**】时珍曰:牡荆苦能降,辛温能散;降则化痰,散则祛风,故风痰之病宜之。其解肌发汗之功,世无知者。按《王氏奇方》云:一人病风数年。予以七叶黄荆根皮、五加根皮、接骨草等分,煎汤日服,遂愈。盖得此意也。

【**译文**】李时珍说:牡荆苦能降,辛温能散;降则能化痰,散则能祛风,所以风痰之病适合使用。牡荆解肌发汗的功效,世上无人知道。据《王氏奇方》记载:有一人病风数年。予以七叶黄荆根皮、五加根皮、接骨草各等份,煎汤,每日服用,病即痊愈。这大概是知道了牡荆解肌发汗的功效。

【**解读**】患者病风数年,久病多虚、多瘀,治宜祛散风邪、补虚化瘀。《名医别录》云牡荆:"水煮服,主心风头风,肢体诸风,解肌发汗。"可见,牡荆具有祛风化痰、解肌发汗之功;五加皮辛能散风,苦能燥湿,温能祛寒,且兼补益之功,为强壮性祛风湿药;接骨草味苦性平,功能祛瘀生新、舒筋活络。三药伍用,共奏祛风湿、补肝肾、强筋骨、化血瘀之功。

8. 风湿痹痛

【**出处**】《本草纲目·卷13·独活·发明》

【**原文**】按《文系》曰:唐刘师贞之兄病风。梦神人曰:但取胡王使者浸酒服便愈。师贞访问皆不晓。复梦其母曰:胡王使者,即羌活也。求而用之,兄疾遂愈。

【**译文**】据《文系》记载:唐代时,刘师贞的兄长患了风邪引起的病证。梦见神仙说:只需要用胡王使者浸酒服用,病便痊愈。刘师贞到处访问,都不知道胡王使者是什么东西。又梦见他的母亲说:胡王使者,即是羌活。访求到此药而服用,他的兄长的病便好了。

【**解读**】羌活辛散祛风、味苦燥湿、性温散寒,有较强的祛风湿、止痛作用,主治风寒湿痹,肢节疼痛。甄权《药性论》言羌活:"治贼风,失音不语,多痒血癞,手足不遂,口面㖞斜,遍身顽痹。"可见,羌活祛风有殊功,案中用羌活治疗病风,正当其治。

9. 风疾已深

【出处】《本草纲目·卷30·梨·发明》

【原文】慎微曰:孙光宪《北梦琐言》云:有一朝士见奉御梁新诊之,曰:风疾已深,请速归去。复见郴州马医赵鄂诊之,言与梁同,但请多吃消梨,咀龁不及,绞汁而饮。到家旬日,唯吃消梨顿爽也。

【译文】唐慎微说:孙光宪《北梦琐言》记载:有一朝士请御医梁新诊病。梁新说:您所患的风疾已经很深重,请赶快回家。朝士又遇见郴州马医赵鄂,请他诊病,赵鄂的诊断与梁新相同,只是让他多吃消梨,如果来不及咀嚼,可绞汁饮服。回到家十日,只吃消梨,顿感精神爽朗。

【解读】李时珍云:"梨有青、黄、红、紫四色。乳梨即雪梨,鹅梨即绵梨,消梨即香水梨也。俱为上品,可以治病。"可见,消梨是梨的一个品种,属于梨中上品。风疾,是指症状表现出"风"一类的证候,诸如头痛眩晕、肢体麻木、口眼歪斜、言语不利,甚至突然晕厥、不省人事、半身不遂等。本病多由痰火上升,扰动肝风而发。消梨能消痰降火,故多食消梨,可以愈此病。

(二) 寒 邪

1. 卧簟受冷

【出处】《本草纲目·卷29·桃·叶·发明》

【原文】陈廪丘《小品方》有阮河南桃叶蒸法云:连发汗,汗不出者死,可蒸之,如中风法。烧地令热,去火,以少水洒之,布干桃叶于上厚二三寸,安席叶上卧之,温覆得大汗,被中傅粉极燥,便瘥也。凡柏叶、麦麸、蚕沙皆可如此法用。张苗言:曾有人疲极汗出,卧簟受冷,但苦寒倦,四日凡八发汗,汗不出,用此法而瘥也。

【译文】陈廪丘《小品方》记载有阮河南的桃叶蒸法:连续使用发汗

法,汗不出者死,可用蒸法,如同中风法。将地烧热,去掉柴火,用少量的水洒在上面,铺干桃叶于上,厚约两三寸,再将席子放在桃叶上,人睡在上面,加衣盖被,得大汗出,于被子中在身上涂上极为干燥的米粉,病即痊愈。凡柏叶、麦麸、蚕沙都可以使用这种方法。张苗说:曾经有人疲乏至极而汗出,睡在竹席上感受了寒冷之气,只是感觉到精神倦怠、畏寒怕冷,四日之内共使用了八次发汗法,汗不得出,使用这种方法而病愈。

【解读】患者倦怠之时感受风寒,当是表虚卫弱,风寒乘袭,气虚无力达邪,故屡次使用发汗法,而汗始终不出。其治宜益气解表。案中将地烧热,人卧于其上,利用外热扶助人体阳气驱邪外出,构思巧妙。于被子中在身上涂上极为干燥的粉,一是防止复感风寒邪气,二是可起到止汗的作用,恐汗出不止而更伤正气。现在治疗这种气虚外感证多用参苏饮、人参败毒散、再造散等扶正祛邪,更为便捷。

2. 素羸中寒

【出处】《本草纲目·卷1·神农本经名例》

【原文】有人年五十四,素羸,多中寒,小年尝服生硫黄数斤,近服菟丝有效。脉左上二部、右下二部弦紧有力。五七年来,病右手足筋急拘挛,言语稍迟。遂与仲景小续命汤,加薏苡仁一两以治筋急,减黄芩、人参、芍药各半以避中寒,杏仁只用一百五枚。后云:尚觉大冷。因尽去人参、芩、芍,加当归一两半,遂安。小续命汤今人多用,不能逐证加减,遂至危殆,故举以为例。

【译文】有一人五十四岁,素体瘦弱,容易感受寒邪而生病。小时曾服生硫黄数斤,近来服用菟丝子感觉有效。脉象左寸关、右关尺弦紧有力。五至七年来,右侧手足筋急拘挛,说话吐词不清。于是给予张仲景的小续命汤,加薏苡仁一两以治筋急拘挛,因素体虚寒,故将黄芩、人参、芍药的剂量减半,杏仁只用一百零五枚。服用后,患者说:还是感觉很冷。于是将人参、黄芩、芍药全部去掉,加当归一两半,病即渐愈。小续命汤现在的人使用很多,但不会随症加减,以致病情危殆,故举以为例。

【解读】患者素体瘦弱,多病中寒,说明患者为虚寒型体质。小时服用生硫黄数斤,大补命门之火而助元阳;近来又服菟丝子补肾益精,感觉有效。体内有寒,故脉弦紧有力;寒主收引,故右手足筋急拘挛。前方服硫黄、菟丝子温阳以散寒,扶正以驱邪,然寒自外来,必自外去,且风为百病之长,寒邪常借风邪而侵入,故治宜外散风寒,内扶正气,选用小续命汤。方中麻黄、防风、杏仁、生姜开表泄闭,驱风寒之邪外出;附子、桂心、人参、甘草温阳益气以扶助正气;川芎、芍药调和气血;黄芩之苦寒防诸药之温燥;薏苡仁渗湿除痹,能舒筋脉,缓和拘挛,故加薏苡仁一两以治筋急;因素体虚寒,故方中黄芩、人参、芍药用量减半。服药后还觉很冷,便完全去掉性质寒凉之人参、黄芩、芍药,加当归补血活血。此案示小续命汤化裁之法,对于小续命汤的灵活应用颇具借鉴意义。

3. 受冷寒中

【出处】《本草纲目·卷13·升麻·发明》

【原文】一人素饮酒,因寒月哭母受冷,遂病寒中,食无姜、蒜,不能一啜。至夏酷暑,又多饮水,兼怀怫郁。因病右腰一点胀痛,牵引右胁,上至胸口,则必欲卧。发则大便里急后重,频欲登圊,小便长而数,或吞酸,或吐水,或作泻,或阳痿,或厥逆,或得酒少止,或得热稍止。但受寒食寒,或劳役,或入房,或怒或饥,即时举发。一止则诸证泯然,如无病人,甚则日发数次。服温脾胜湿滋补消导诸药,皆微止随发。时珍思之,此乃饥饱劳逸,内伤元气,清阳陷遏,不能上升所致也。遂用升麻葛根汤合四君子汤,加柴胡、苍术、黄芪煎服,服后仍饮酒一二杯助之。其药入腹,则觉清气上行,胸膈爽快,手足和暖,头目精明,神采迅发,诸证如扫。每发一服即止,神验无比。若减升麻、葛根,或不饮酒,则效便迟。大抵人年五十以后,其气消者多,长者少;降者多,升者少;秋冬之令多,而春夏之令少。若禀受弱而有前诸证者,并宜此药活法治之。

【译文】一人平素喜好饮酒,因为在冬天时哀哭母丧而受寒,于是感受寒邪而发病,饮食没有生姜、大蒜,不能吃下一口。到了夏天,酷暑难耐,又多饮水,兼情怀抑郁。因此,侧腰部有一固定点胀痛,牵引右胁,上至胸口,必欲睡卧。发作时大便里急后重,频欲登厕,小便长而频数,或吞酸,或吐水,或作泻,或阳痿,或厥逆,或饮酒稍缓,或得热稍止。只要是感受寒邪、饮食寒凉,或当差服役,或行房事,或发怒,或饥饿,立刻病发。病情止住时各种症状全部消失,如同没有病的人一样,严重时每日发作数次。服用温脾、胜湿、滋补、消导等药,都是病情稍微止住后又随即发作。李时珍仔细思考,认为这是饥饱不节,劳逸失度,内伤元气,清阳下陷被遏,不能上升所致。于是用升麻葛根汤合四君子汤,加柴胡、苍术、黄芪煎汤服用,服药后仍饮酒一两杯以助药力。药入腹中,则觉清气上行,胸膈爽快,手足暖和,头目精明,神采迅发,各种症状全部扫除。每次发作时服一剂即止,神验无比。如果减去升麻、葛根,或者不饮酒,则功效便迟缓。大概人到五十岁以后,其气消者多,长者少;降者多,升者少;秋冬肃杀之气多,而春夏生发之气少。如果禀赋虚弱而有上述诸证者,都可以用此药灵活加减治疗。

【解读】患者素好饮酒,酿生痰湿,兼感寒邪,遂成脾胃寒湿之证。脾胃之阳受损,运化无力,故饮食减少,生姜、大蒜具辛温之性,可暂启脾阳,故佐食可稍增饮食。暑月饮水过多,致水湿内停,泛于上则吞酸呕吐,流于下则泄泻尿频;兼情怀抑郁,肝木克伐脾土,故右胁疼痛。服用温脾、胜湿、滋补、消导等药,可祛脾胃之湿,服后病情随止随发。李时珍认为这是清阳下陷所致,治当补中益气、升阳举陷。方中黄芪伍四君子汤益气健脾,苍术燥湿健脾,升麻、葛根、柴胡升阳举陷,加酒以行药势。诸药合用,使脾胃得健,清阳得升,则病自愈。

4. 伤寒坏证

【出处】《本草纲目·卷12·人参·附方》

【原文】伤寒坏证:凡伤寒时疫,不问阴阳,老幼妊妇,误服药饵,因重垂死,脉沉伏,不省人事,七日以后,皆可服之,百不失一,此名夺命散,又名复脉汤。人参一两,水二钟,紧火煎一钟,以井水浸冷服之,少顷鼻梁有汗出,脉复立瘥。苏韬光侍郎云:用此救数十人。予作清流宰,县倅(cuì)申屠行辅之子妇患时疫三十余日,已成坏病,令服此药而安。王璆《百一选方》。

【译文】伤寒坏证:凡是感受寒邪或流行性传染病,不问阴证阳证、老人孩童、孕妇,误服药物,因病情严重,垂绝欲死,脉沉伏,不省人事,七日以后,都可服用,百无一失,方名叫作夺命散,又名复脉汤。人参一两,水二钟,大火煎一钟,用井水浸冷后服用,过一会儿鼻梁上有汗冒出,脉象恢复正常,立刻病愈。侍郎苏韬光说:用此方救治数十人。我主政清流县时,副官申屠行辅的儿媳妇患传染病三十余日,已成坏病,教令服此药而安。(王璆《是斋百一选方》)

【解读】 伤寒坏证,是指伤寒病经一再误治,使阴阳错杂,证候表现复杂,难以救治的病证。陈无择《三因极一病证方论·卷之五·坏伤寒证治》云:"坏伤寒者,以医者不辨阴阳,错谬下汗,置病不解,坏证乱经;又伤寒过经,热留脏腑,病候数变,久而不瘥,阴阳无复纪律,皆名坏病。"伤寒坏证,因医生没有明辨证候之阴阳,或经发汗,或经泻下,导致正气大伤,而邪气尚存,单用人参一味,重剂煎服,既能补气,又能生津,人体正气得复,则能驱邪外出。鼻梁属脾胃,鼻梁上有汗冒出,是胃气得复的表现,脾胃为后天之本,留得一分胃气,便有一分生机。脉象得复,体内气血恢复正常运行,则病有向愈之兆。

5. 时疫热疾

【出处】《本草纲目·卷29·桃·发明》

【原文】 时珍曰:按许叔微《本事方》云:伤寒病,医者须顾表里,循次第。昔范云为梁武帝属官,得时疫热疾,召徐文伯诊之。是时武帝有九锡之命,期在旦夕。云恐不预,求速愈。文伯曰:此甚易,政恐二年后不坐起尔。云曰:朝闻道,夕死可矣,况二年乎?文伯乃以火煅地,布桃、柏叶于上,令云卧之。少顷汗出粉之,翌日遂愈。后二年云果卒。取汗先期,尚能促寿;况不顾表里时日,便欲速愈者乎?夫桃叶发汗妙法也,犹有此戒,可不慎欤?

【译文】 李时珍说:据许叔微《普济本事方》记载:治疗伤寒病,医生必须分辨邪气在表还是在里,并且要遵循治疗的先后原则。以前范云担任梁武帝的属官,得了发热性的流行性传染病,召来徐文伯为他诊治。当时梁武帝萧衍受"九锡"(最高的礼遇),即将称帝。范云担心自己不能早做准备,请求徐文伯将他尽快治愈。徐文伯说:这非常简单,但两年之后恐有性命之忧。范云说:早上能够得知真理,即使晚上就死去,也没有遗憾,何况是两年呢?于是徐文伯用火将地烧热,将桃叶、柏叶撒布于上,让范云卧于其上。不一会儿,汗即出来,然后用米粉外扑身上,第二日病即痊愈。过了两年,范云果然去世了。还没有到使用发汗法时使用发汗法,尚能缩短寿命;况且那些不顾及邪之在表在里、邪之传变时日,便想使病立刻痊愈的人呢?用桃叶发汗的方法是一妙法,犹有此戒,难道不应该谨慎吗?

【解读】《素问·热论》云:"伤寒一日,巨阳受之,……二日阳明受之,……三日少阳受之,……四日太阴受之,……五日少阴受之,……六日厥阴受之。"可见,外感邪气侵犯人体有一定的传变规律,治疗时则必须遵循传变规律而选择相应的治法。如果不顾及邪之在表在里、邪之传变时日,强行使用汗法,则会伤及人体正气,遗留祸患。

虑及当世,部分人患病后往往为求速愈,强制让医生开"好药",即使是轻微的感冒,也要用高级抗生素、激素。这些药用上去后,病是好了,但身体也遗留了潜在的疾患。所以,对病程要有一个清晰的认识,所谓"病来如山倒,病去如抽丝",治病快不得,也慢不得,要恰如其分地把握其证候,随证施治。

(三)暑　　邪

暑月中暑

【出处】《本草纲目·卷26·葫·发明》

【原文】又叶石林《避暑录》云:一仆暑月驰马,忽仆地欲绝。同食王相教用大蒜及道上热土各一握研烂,以新汲水一盏和取汁,抉齿灌之,少顷即苏。相传徐州市门,忽有版书此方,咸以为神仙救人云。

【译文】据宋代叶梦得《避暑录话》记载:有一仆人暑热天时驱马疾行,忽然僵仆倒地,气息欲绝。同伴王相教用大蒜和道路上的热土各一把,研烂,用刚打的井水一盏搅匀,然后滤取汁液,撬开牙齿灌服,不一会儿就苏醒过来了。相传在徐州市场的门上，忽然有人书写此方，都认为是神仙为救人而书写。

【解读】大蒜味辛性温，其气熏烈，能通五脏，达诸窍，李时珍认为"夏月食之解暑气"，是取其宣通之功，能开窍醒神。刚打的井水具寒凉之性，能清解体内暑热。道上热土具温热之性，乃反佐药，以防格拒。方虽小制，看似平淡无奇，而内含深意。

（四）热　　邪

1. 伏火为病

【出处】《本草纲目·卷5·井泉水·发明》

【原文】按《后汉书》云：有妇人病经年，世谓寒热注病。十一月，华佗令坐石槽中，平旦用冷水灌，云当至百。始灌七十，冷颤欲死，灌者惧欲止，佗不许。灌至八十，热气乃蒸出，嚣嚣然高二三尺。满百灌，乃使然火温床，厚覆而卧，良久冷汗出，以粉扑之而愈。又《南史》云：将军房伯玉，服五石散十许剂，更患冷疾，夏月常复衣。徐嗣伯诊之曰：乃伏热也，须以水发之，非冬月不可。十一月冰雪大盛时，令伯玉解衣坐石上，取新汲冷水，从头浇之，尽二十斛，口噤气绝。家人啼哭请止，嗣伯执挝谏者。又尽水百斛，伯玉始能动，背上彭彭有气。俄而起坐，云热不可忍，乞冷饮。嗣伯以水一升饮之，疾遂愈。自尔常发热，冬月犹单衫，体更肥壮。时珍窃谓二人所病，皆伏火之证，《素问》所谓诸禁鼓栗，皆属于火也。治法火郁则发之，而二子乃于冬月平旦浇以冷水者，冬至后阳气在内也，平旦亦阳气方盛时也，折之以寒，使热气郁遏至极，激发而汗解，乃物不极不反，是亦发之之意。《素问》所谓正者正治，反者反治，逆而从之，从而逆之，疏通道路，令气调和者也。春月则阳气已泄，夏秋则阴气在内，故必于十一月至后，乃可行之。二子之医，可谓神矣。

【译文】据《后汉书》记载：有一妇人，患病一年有余，都认为得的是寒热注病。十一月时，华佗令她坐在石槽中，清晨时用冷水浇灌全身，说要浇灌至一百次。浇灌至七十次时,妇人因寒冷而全身发抖,垂绝欲死,浇灌冷水的人害怕想停止,华佗不允许。浇灌至八十次时,热气蒸蒸而出,腾腾热气高达两三尺。浇灌满一百次后,让人燃火温床,厚被覆盖而卧,良久冷汗出,用米粉外扑身上而愈。又据《南史》记载:将军房伯玉,服五石散十余剂,又患冷疾,夏天时常穿厚衣。徐嗣伯诊察后说:这是伏热,需用冷水散发,并且非在冬天不可。十一月冰雪大盛时,令房伯玉解衣坐于石上,取来从井里汲取的冷水,从头上浇灌,浇至二十斛时,房伯玉牙关紧急,呼吸气绝。家人啼哭,请求停止,徐嗣伯将谏阻的人抓了起来。又浇水百斛,房伯玉才能动,背上水气蒸腾。不久便坐起来,说热不可忍,想喝冷饮。徐嗣伯给予水一升饮服,病即愈合。自此以后,时常发热,冬天还穿单衫,体格更加肥壮。李时珍认为这两人所患的病,都是伏火之证。《素问》说:临床见牙关紧闭、鼓颔、战栗不能随精神意志控制的病症,多属火邪内攻,心火郁而不得发泄所致。治疗伏火之法,当遵循"火郁发之"的治则。而华佗、徐嗣伯之所以选择冬月清晨浇以冷水者,是因为冬至节后阳气潜藏在体内,清晨也是阳气方盛之时,浇以寒水,使体内热气郁遏到极点,激发而出,随汗而解,这是事物物极必反的道理,也是火郁发之之意。这也是《素问》所说的逆其证候性质而治,顺从疾病假象而治,抓住疾病的本质,疏通气机运行的道路,使气机调和。春天阳气已泄,夏秋则阴气在内,故必于十一月以后,体内阳气方盛,乃可行此法。华佗、徐嗣伯的医术,可谓神妙。

【解读】伏热郁遏在内,阳气不得外达,故常觉身冷,畏寒喜暖,虽处夏天,也要穿厚衣。此内真热而外假寒,因此治疗必须寒因寒用。用从井里汲取的冷水浇灌全身,人受寒冷刺激后,体内阳气必奋起抵抗,但阳气与伏热俱无出路,当阳气郁遏累积达到极点,激发而汗解。春天阳气升发外泄,故不用此法,冬至后则阳气潜藏于内,故适宜用此法。

《素问》提出"逆者正治,从者反治"两种治疗方法,都是"治病求本"这一治疗原则的具体运用。

第一,正治法。正治法是逆其证候性质而治的一种常用治疗法则。正治法适用于疾病的征象与本质相一致的病证,如寒病即见寒象,热病即见热象,虚病即见虚象,实病即见实象等,临床分别采用"寒者热之""热者寒之""虚则补之""实则泻之"等不同方法去治疗。

第二,反治法。反治法是顺从疾病假象而治的一种治疗方法。反治法适用于疾病的征象与本质相反的病证,如寒病见热象,热病见寒象,虚病见实象,实病见虚象等,临床分别采用"热因热用""寒因寒用""塞因塞用""通因通用"等不同方法去治疗。

上述两个医案是属于反治法,热病见寒象,故采用"寒因寒用"的治疗方法。

2. 武宗心热

【出处】《本草纲目·卷 30·梨·集解》

【原文】又有紫花梨,疗心热。唐武宗有此疾,百药不效。青城山邢道人以此梨绞汁进之,帝疾遂愈。复求之,不可得。常山郡忽有一株,因缄封以进。帝多食之,解烦燥殊效。岁久木枯,不复有种,今人不得而用之矣。

【译文】又有紫花梨,能治疗心热。唐武宗患有此病,多方治疗无效。青城山邢道人用这种梨绞取梨汁进献给唐武宗,唐武宗服后病即痊愈。再求之而不可得。常山郡忽生有一株,于是将它封闭起来,专门进献给唐武宗。唐武宗每多食用,解除烦躁非常有效。年岁久了树木枯朽,不再有种,现在的人不能再使用了。

【解读】心热,又称心气热,泛指心的各种热性病证,症见心中烦热、睡眠不宁、口舌干燥、面红、小便短黄、舌质红、脉数等。梨性寒,味甘微酸,功能清心润肺、消痰降火。故用梨绞汁服用,可以清心降火,治愈心热。

3. 热证已极

【出处】《本草纲目·卷 30·梨·发明》

【原文】按《类编》云:一士人状若有疾,厌厌无聊,往谒杨吉老诊之。杨曰:君热证已极,气血消铄,此去三年,当以疽死。士人不乐而去。闻茅山有道士医术通神,而不欲自鸣。乃衣仆衣,诣山拜之,愿执薪水之役。道士留置弟子中。久之以实白道士。道士诊之,笑曰:汝便下山,但日日吃好梨一颗。如生梨已尽,则取干者泡汤,食滓饮汁,疾自当平。士人如其戒,经一岁复见吉老。见其颜貌腴泽,脉息和平,惊曰:君必遇异人,不然岂有瘥理?士人备告吉老。吉老具衣冠望茅山设拜,自咎其学之未至。

【译文】据《类编》记载:有一读书人看上去像患有某种疾病,精神懒倦,烦恼苦闷,去拜访杨吉老,请求为他诊病。杨吉老说:你患的热证已到极点,气血消损,三年之后,当患痈疽而死。读书人闷闷不乐地离去。听闻茅山有位道士,医术高明,而不想以医术来彰显自己。于是读书人穿着仆人的衣服,到山中拜访,说愿担任砍柴挑水的劳役。道士将他安置在弟子中。过了很久,他将实情告诉道士。道士诊断后,笑着说:你即刻下山,只要每日吃好梨一颗即可。如果生梨吃完了,则取干梨泡水,食渣饮汁,疾患自当平复。读书人遵其训诫,一年后再次见到杨吉老,杨吉老见他颜面丰腴有光泽,脉息平和,惊奇地说:你一定是遇到了奇人,不然病怎么会痊愈呢?读书人将治疗的过程全部告诉了杨吉老。杨吉老穿衣戴冠,遥望茅山而行下拜之礼,自责他的学问不及茅山道士。

【解读】梨性寒,味甘微酸,功能清热生津、润肺凉心、消痰降火。古人多认为梨性寒冷利,多食损人,甚至不将其入药。但李时珍认为:"盖古人论病多主风寒,用药皆是桂、附,故不知梨有治风热、润肺凉心、消痰降火、解毒之功也。今人痰病、火病,十居六七。梨之有益,盖不为少,但不宜过食尔。"案中读书人所患乃热证,且至极期,将梨日日食用,以梨性之寒,去病证之热,日久终显疗效。可见,苟能参透医理药理,虽寻常之物,亦能愈不治之症。

4. 发斑怪证

【出处】《本草纲目·卷11·矾石·附方》

【原文】发斑怪证:有人眼赤鼻张,大喘,浑身出斑,毛发如铜铁,乃热毒气结于下焦也。白矾、滑石各一两为末,作一服。水三碗,煎减半,不住服,尽即安。夏子益《奇疾方》。

【译文】发斑怪证:有人眼睛红赤,鼻翼翕张,大喘,浑身发斑,毛发坚硬如铜铁,这是热毒之气结聚于下焦所致。白矾、滑石各一两,研为细末,

作一次服用。水三碗,煎至一碗半,不停地服用,服完即愈。(夏子益《奇疾方》)

【解读】热毒蕴结,上炎于目则眼赤,上冲于肺则鼻张、大喘,迫血妄行则发斑。矾石性寒,能清热解毒;滑石味甘淡,性寒,能清热解毒、利尿通淋。白矾、滑石皆为寒性,具解毒之功,剂量各用至一两,能清解热毒,且滑石的利尿通淋之功能引热毒从小便而出,连续服药,使药力相接,故尽剂而病愈。

(五)疟　疾

1. 作劳发疟

【出处】《本草纲目·卷12·人参·芦·发明》

【原文】一人作劳发疟,服疟药变为热病,舌短痰嗽,六脉洪数而滑,此痰蓄胸中,非吐不愈。以参芦汤加竹沥二服,涌出胶痰三块,次与人参、黄芪、当归煎服,半月乃安。

【译文】一人因劳作而发疟疾,服用治疗疟疾的药后转变为热病,舌体短缩,咳嗽有痰,六脉洪数而滑,这是痰蓄胸中,必须使用吐法,否则病不能愈。用参芦汤加竹沥,服用两次后,涌吐出胶痰三块,再用人参、黄芪、当归煎汤服用,半个月后,病即痊愈。

【解读】六脉洪数而滑,此为痰热胶结之证。心开窍于舌,痰阻心窍则舌短;肺为贮痰之器,痰阻于肺则咳嗽有痰。心、肺同属上焦,《素问·阴阳应象大论》言"其高者,因而越之",故当选用涌吐之法。人参芦头具有催吐之功,竹沥能清热豁痰,寇宗奭《本草衍义》言:"竹沥行痰,通达上下百骸毛窍诸处。如痰在巅顶,可降;痰在胸膈,可开;痰在四肢,可散;痰在脏腑经络,可利;痰在皮里膜外,可行。又如癫痫狂乱、风热发痉者,可定;痰厥失音、人事昏迷者,可省。为痰家之圣剂也。"两者伍用,使上焦痰热一涌而出。然病因劳作而发,气血亏虚,故用人参、黄芪补气,当归补血,气血得复,病自痊愈。

2. 久病劳疟

【出处】《本草纲目·卷 13·茈胡·说明》

【原文】按庞元英《谈薮》云:张知阁(gé)久病疟,热时如火,年余骨立。医用茸、附诸药,热益甚。召医官孙琳诊之。琳投小柴胡汤一帖,热减十之九,三服脱然。琳曰:此名劳疟,热从髓出,加以刚剂,气血愈亏,安得不瘦?盖热有在皮肤、在脏腑、在骨髓,非柴胡不可。若得银柴胡,只须一服;南方者力减,故三服乃效也。

【译文】北宋庞元英《爱竹谈薮》记载:有一姓张的知阁门事(宋朝官名),患疟疾很久了,发热时身如火燎,一年多后形销骨立。医生用鹿茸、附子等药,发热更甚。召医官孙琳诊疗。孙琳用小柴胡汤一剂,热减十分之九,服三剂后病即痊愈。孙琳说:这种病叫作劳疟,热从骨髓发出,加以用刚燥之药,气血愈亏,怎得不瘦?热有在皮肤、在脏腑、在骨髓,非柴胡不可。如果用银柴胡,只需服一剂;柴胡产于南方者力减,所以需要服用三剂,病才痊愈。

【解读】劳疟,是指疟之积久不愈,表里俱虚,稍微劳作即复发者。《诸病源候论·劳疟候》云:"凡疟,积久不瘥者,则表里俱虚,客邪未散,真气不复,故疾虽暂间,小劳便发。"症见寒热不止,或发于昼,或发于夜,食欲减少,肌肤羸瘦,颜色萎黄,四肢无力,或症停稍劳即发。

前医用鹿茸、附子等热性药补其虚,属药不对证,其治当和解少阳、透热外出,方用小柴胡汤。柴胡能解表热,黄芩能清里热,两者配伍能疏散半表半里之邪,故热有在皮肤、在脏腑可用此方治疗。若热在骨髓,则须用银柴胡,方用清骨散。柴胡按性状不同,分为北柴胡、南柴胡,北柴胡之药力胜于南柴胡。

3. 脾虚寒疟

【出处】《本草纲目·卷 14·高良姜·附方》

【原文】脾虚寒疟,寒多热少,饮食不思:用高良姜麻油炒、干姜炮各一两,为末。每服五钱,用猪胆汁调成膏子,临发时热酒调服。以胆汁和丸,每服四十丸,酒下亦佳。吴开(jiān)内翰,政和丁酉居全椒县,岁疟大作,用此救人以百计。张大亨病此,甚欲致仕,亦服之愈。大抵寒发于胆,用猪胆引二姜入胆,去寒而燥脾胃,一寒一热,阴阳相制,所以作效也。

【译文】脾虚寒疟,寒多热少,不思饮食:用高良姜(麻油炒过)、干姜(炮)各一两,研为细末。每次服用五钱,用猪胆汁调成膏状,疟疾快要发作时用热酒调服。用猪胆汁调和为丸,每次服用四十丸,用酒送服亦佳。内翰(唐宋称翰林为内翰)吴开,宋徽宗政和七年住在全椒县,那年疟疾大作,用此方救活的人数以百计。张大亨患此病,病情严重甚至想辞职,也服之而愈。大抵寒发于胆,用猪胆引高良姜、干姜入胆,去寒而燥脾胃,一寒一热,阴阳相制,所以有效。

【解读】寒疟,是指因寒气内伏,再感风邪而诱发的一种疟疾。临床表现有寒多热少,日发一次,或间日发作,发时头痛,无汗或微汗,脉弦紧有力等。案中寒疟属脾虚寒疟,故其治当温振脾阳、散寒截疟。方中干姜辛热燥烈,主入脾胃而长于温中散寒、健运脾阳,为温暖中焦之主药;高良姜辛散温通,能散寒止痛,为治胃寒脘腹冷痛之常用药;寒热往来属少阳证,其病位在足少阳胆经与胆腑,故用猪胆汁引高良姜、干姜入胆,一以散寒,一以清热。药证相符,故而病愈。

4. 疟疾寒热

【出处】《本草纲目·卷26·葫·附方》

【原文】疟疾寒热:《简便》用桃仁半片,放内关穴上,将独蒜捣烂罨之,缚住,男左女右,即止。邻妪用此治人屡效。

【译文】疟疾寒热往来:《简便方》用桃仁半片,放在内关穴上,将独头蒜捣烂外敷在桃仁上,捆绑住,男的用在左手内关穴,女的用在右手内关穴,病即止。邻家一老妇人用此方治人,屡用屡效。

【解读】内关穴,是手厥阴心包经的腧穴,具有宁心安神、理气止痛的功效。大蒜外敷可引起皮肤发红,灼热,甚则起泡。本案治病之原理,在于用蒜外敷内关穴使之起泡。余在乡下行医时,多次听人说用毛茛敷内关穴使之起泡而治疗疟疾,故有此推论。其医理何在,难以通晓。

5. 疟疾疲乏

【出处】《本草纲目·卷33·甘蔗·发明》

【原文】《野史》云：卢绛中病痁疾疲瘵，忽梦白衣妇人云：食蔗可愈。及旦买蔗数挺食之，翌日疾愈。此亦助脾和中之验欤？

【译文】据《野史》记载：卢绛中患疟疾而困乏疲弱，夜间忽然梦见有一穿着白色衣服的妇人告诉他：吃甘蔗，病可愈。天亮后即买甘蔗数根食用，第二日病即痊愈。这也是甘蔗具有助脾和中之效的验证吗？

【解读】痁疾，即疟疾。明代卢之颐《本草乘雅半偈·第十二帙·芷园素社疟疟论疏》："疟疾，总名曰痁。痁者，秋时寒热兼作，即痁作而金伏者是也。"甘蔗，是脾之果，功能下气和中、助脾气、利大肠。脾胃为后天之本，气血生化之源，甘蔗具有助脾和中的功效，食用甘蔗后，使气血生化有源，则正气复而驱邪外出。

6. 病疟半年

【出处】《本草纲目·卷34·阿魏·发明》

【原文】按王璆《百一选方》云：夔州谭逵病疟半年。故人窦藏叟授方：用真阿魏、好丹砂各一两，研匀，米糊和，丸皂子大。每空心人参汤化服一丸，即愈。世人治疟，惟用常山、砒霜毒物，多有所损。此方平易，人所不知。草窗周密云：此方治疟以无根水下，治痢以黄连、木香汤下，疟、痢亦多起于积滞故尔。

【译文】据王璆《是斋百一选方》记载：夔州人谭逵患疟疾半年。老朋友窦藏叟传授一药方：用真阿魏、好朱砂各一两，研末混匀，米糊调和，制成丸药，如皂角子大小。每次空腹用人参汤化服一丸，病即愈。世间之人治疗疟疾，只用常山、砒霜有毒之物，对人体多有损伤。这个药方里的药物药性平和，人们并不知晓。周密，号草窗，说：这个药方治疗疟疾用没有沾地的雨水送下，治疗痢疾用黄连、木香煎汤送下，这是因为疟疾、痢疾的形成大多是体内有积滞。

【解读】阿魏可消各种食积，尤善治肉食积滞；朱砂性寒，具有清热解毒之功。两者伍用,可奏清热消滞之效。辅以人参汤送服,能补益人体正气,使正气得复,则能驱邪外出。方中攻中寓补,堪称平易。

7. 病疟吐下

【出处】《本草纲目·卷1·神农本经名例》

【原文】有人病疟月余,又以药吐下之,气遂弱。观其脉病,乃夏伤暑,秋又伤风,因与柴胡汤一剂安。后又饮食不节,寒热复作,吐逆不食,胁下急痛,此名痰疟。以十枣汤一服,下痰水数升,服理中散二钱,遂愈。

【译文】有一人患疟疾一个多月,又使用药物涌吐、泻下,于是中气虚弱。诊察他的病症与脉象,当是夏天伤暑,秋又伤风,于是给予服用小柴胡汤一剂而病愈。后来饮食不加节制,寒热往来再次发作,呕吐而气逆,不欲饮食,胁下急痛,此症名为痰疟。服用十枣汤一剂,泻下痰水数升,然后给予服用理中散二钱,病即痊愈。

【解读】疟疾的典型症状是寒热往来,前医不知治法,用药物涌吐、泻下,于病无益,徒伤中气。《伤寒论》说:"伤寒五六日中风,往来寒热,胸胁苦满,嘿嘿不欲饮食,心烦喜呕,或胸中烦而不呕,或渴,或腹中痛,或胁下痞硬,或心下悸,小便不利,或不渴,身有微热,或咳者,小柴胡汤主之。"又云:"伤寒中风,有柴胡证,但见一证便是,不必悉具。"此证以寒热往来为主症,故选用小柴胡汤治疗,柴胡散在外之风邪,黄芩清在里之暑热,半夏和胃降逆,人参、炙甘草补益中气,生姜、大枣调和胃气。药证相符,一剂而安。后来饮食不加节制,嗜食肥甘厚味,使痰湿内生,发为痰疟,症见寒热往来,吐逆不食,胁下急痛。《伤寒论·辨太阳病脉证并治》:"太阳中风,下利呕逆,表解者,乃可攻之。其人漐漐汗出,发作有时,头痛,心下痞硬满,引胁下痛,干呕短气,汗出不恶寒者,此表解里未和也,十枣汤主之。"患者前次用小柴胡汤散祛表邪,故此次可用攻法以祛邪。患者呕逆不食,胁下急痛,是表解里未和,故用十枣汤以逐痰邪。方中甘遂善行经隧水湿,是为君药;大戟善泄脏腑水湿,芫花善消胸胁伏饮痰癖,均为臣药;大枣为使药。三药峻猛有毒,易伤正气,故以大枣十枚为佐,煎汤送服。服药后,下痰水数升。又服理中散二钱,因为理中散能温阳健脾,可以杜痰湿生成之源,故病愈。

（六）霍　　乱

1. 宗元霍乱

【出处】《本草纲目·卷11·食盐·发明》

【原文】颂曰:唐·柳柳州纂《救三死方》云:元和十一年十月,得霍乱,上不可吐,下不可利,出冷汗三大斗许,气即绝。河南房伟传此方,入口即吐,绝气复通。一法用盐一大匙,熬令黄,童子小便一升,合和温服,少顷吐下,即愈也。

【译文】苏颂说:唐代柳宗元纂写的《救三死方》记载:元和十一年十月,病霍乱,上不可吐,下不可利,出冷汗约三大斗,呼吸气绝。河南人房伟传授此方,药入口即吐,断绝之气复通。一法:用盐一大匙,熬至色黄,取童子小便一升,合和温服,少顷上吐下泻,病即愈。

【解读】盐汤探吐方出自孙思邈《备急千金要方》,主治宿食不消或干霍乱之证。案中所述之病为干霍乱,表现为腹中绞痛,吐泻不得。其病由宿食或秽浊之气中阻,气机闭塞,上下不通所致,治宜因势利导,涌而吐之。方以盐汤极咸之味,激起呕吐,以开通气机,并使宿食随吐而出,这样气机得以调畅,则塞者可通,胀痛可止。因盐汤涌吐之力较缓,往往需用翎毛或手指探吐,以助药力,故名盐汤探吐方。案中取童子小便合和温服,亦是取小便之咸味增强涌吐之力。

2. 暴病霍乱

【出处】《本草纲目·卷40·蜘蛛·发明》

【原文】刘义庆《幽明录》云:张甲与司徒蔡谟有亲。谟昼寝梦甲曰:忽暴病,心腹痛,胀满不得吐下,名干霍乱,惟用蜘蛛生断脚吞之则愈。但人不知,甲某时死矣。谟觉,使人验之,甲果死矣。后用此治干霍乱辄验也。按此说虽怪，正合唐注治呕逆霍乱之文，当亦不谬。盖蜘蛛服之，能令人利也。

【译文】据刘义庆《幽明录》记载：张甲和司徒蔡谟结亲。蔡谟白天睡觉时梦见张甲说：忽然得了急性病，心腹疼痛，脘腹胀满，上不可吐，下不得利，病名干霍乱，只有用活蜘蛛去掉腿脚，吞服，病即愈。但是人们不知道，张甲在那时已经死了。蔡谟醒来后，派人去查验，张甲果然已经死了。后来用此方治疗干霍乱辄有效验。这则故事虽然怪诞不经，但正与唐代药学家苏恭《新修本草》云蜘蛛"主蛇毒温疟，止呕逆霍乱"之文相吻合，应当不会错误。大概是服用蜘蛛，能令人通利。

【解读】清代沈金鳌《杂病源流犀烛·卷三·霍乱源流》云："干霍乱，即俗云绞肠痧，亦由胃气虚，猝中天地邪恶污秽之气，郁于胸腹间，上不得吐，下不得泻，以致肠胃绞痛异常，胸腹骤胀，遍体紫黑。"本病多因冷气搏于肠胃，或邪恶污秽之气郁于胸腹，闭塞经隧，气滞血凝，中气拂乱所致。蜘蛛具有通利之功，服之能使气机通畅，故能用治干霍乱。但本品有小毒，宜慎用。

（七）麻　风

1. 病大风疮

【出处】《本草纲目·卷34·枫香脂·木皮·附方》

【原文】大风疮：枫子木（烧存性、研）、轻粉等分，麻油调搽，极妙。章贡有鼓角匠病此，一道人传方，遂愈。《经验良方》。

【译文】大风疮：枫子木（烧存性、研为细末）、轻粉等份，麻油调匀，外涂疮上，效果很好。章贡有一个制作战鼓和号角的工匠患此病，一道士传授此方，如法使用而病愈。（《经验良方》）

【解读】大风，《素问·长刺节论》云："病大风，骨节重，须眉堕，名曰大风。"本病多因形体素虚，为暴疠风毒之邪气所袭，邪毒滞着肌肤而发，或因接触患者之邪毒而传染。初起者患部有麻木不仁感，继则出现丘疹红斑,渐肿而破溃,无脓汁,久则可蔓延全身,严重者出现眉毛脱落,鼻柱塌陷等。治宜祛风生肌、活血杀虫。方中枫子木辛苦而平,功能祛风止痒、活血生肌、止痛解毒;轻粉辛寒燥烈,有较强的攻毒杀虫止痒及生肌敛疮作用。两者伍用,药证相符,故可治愈此病。

2. 大风不愈

【出处】《本草纲目·卷8·云母·发明》

【原文】又《经效方》云:青城山丈人观主康道丰,治百病云母粉方:用云母一斤,拆开揉入大瓶内筑实,上浇水银一两封固,以十斤顶火煅赤取出,却拌香葱、紫连翘二件,合捣如泥,后以夹绢袋盛,于大水盆内摇取粉,余滓未尽,再添草药重捣取粉。以木盘一面,于灰上印一浅坑,铺纸倾粉在内,候干焙之,以面糊丸梧子大。遇有病者,服之无不效。知成都府辛谏议,曾患大风,众医不愈,道丰进此,服之神验。

【译文】据《经效方》记载:青城山丈人观(宫观名,在四川灌县)观主康道丰,有云母粉方,可以治疗百病,其方为:取云母一斤,打碎,放入大瓶中,捣筑严实,上面浇水银一两密封,取炭十斤发顶火,将云母煅为红色后取出,与香葱、紫连翘搅拌均匀,共捣如泥状,然后用两层的绢袋盛放,于大水盆内振摇使粉渗下,剩余的药渣还未完全渗下的,再加入香葱、紫连翘重新捣烂取粉。取一面木头做的盘子,在灰上印一浅坑,然后在坑内铺上纸,将云母粉倒在纸上,等云母粉干了后再用火焙,用面糊制成药丸,如梧桐子大小。遇到有病的人,服用后绝对有效。成都知府辛谏议,曾经患有大风,经过众多医生治疗,病未愈合,道丰进奉此药给他服用,疗效神奇。

【解读】云母粉方由云母、水银、香葱、紫连翘组成,文中认为该方能治疗百病,显然是夸大之词。大风,即是麻风病。云母粉方治疗大风有效,当是方中水银之作用,因为水银功能杀虫攻毒,可以治疗疥癣、梅毒、恶疮等病症。但是水银为大毒之品,不宜内服。

3. 病癫历年

【出处】《本草纲目·卷34·松·松脂·发明》

【原文】葛洪《抱朴子》云：上党赵瞿病癞历年，垂死，其家弃之，送置山穴中。瞿怨泣经月，有仙人见而哀之，以一囊药与之。瞿服百余日，其疮都愈，颜色丰悦，肌肤玉泽。仙人再过之，瞿谢活命之恩，乞求其方。仙人曰：此是松脂，山中便多。此物汝炼服之，可以长生不死。瞿乃归家长服，身体转轻，气力百倍，登危涉险，终日不困。年百余岁，齿不坠，发不白。夜卧忽见屋间有光，大如镜，久而一室尽明如昼。又见面上有采女一人，戏于口鼻之间。后入抱犊山成地仙。于时人闻瞿服此脂，皆竞服之，车运驴负，积之盈室。不过一月，未觉大益，皆辄止焉。志之不坚如此。

【译文】葛洪《抱朴子》记载：上党人赵瞿患麻风病多年，临近死亡，他的家人离弃他，将他安置在山中的一个洞穴里面。赵瞿怨恨地哭泣了一个多月，有一个在山中修炼神仙之术的人看见后哀怜他，将一囊药送给了他。赵瞿服用一百多天后，身上的疮都好了，脸色丰润悦目，肌肤光滑细腻。修炼神仙之术的人再次经过时，赵瞿道谢救命之恩，并向他乞求药方。修炼神仙之术的人说：这就是松脂，山中便有很多。这种药物你提炼后服用，可以长生不死。于是赵瞿回家长期服用，身体变得轻健，气力较前增加百倍，经过又高又险的地方，整天不觉疲倦。到了一百多岁，牙齿不掉，头发不白。晚上睡觉时忽然看见屋里有光，大如镜子，经过很长时间后，整间房子里如同白天一样光亮。又看见脸上有神女一人，嬉戏于口鼻之间。后来赵瞿到抱犊山成为地仙。当时的人听说赵瞿服食松脂，都竞相服食，用车运，用驴驮，堆积的松脂装满整间屋子。服食不超过一个月，没有感觉到大的益处，就都停止服食了。服食之志，不坚如此。

【解读】李时珍说："松叶、松实，服饵所须；松节、松心，耐久不朽。松脂则又树之津液精华也。在土不朽，流脂日久，变为琥珀，宜其可以辟谷延龄。"松脂为松树之精华，在土中不腐烂，取象比类，认为其有延年益寿之功。《神农本草经》云松脂主治"痈疽恶疮，头疡白秃，疥瘙风气，安五脏，除热"，松脂具有治疮之效，故赵瞿服食松脂，其癞病得愈。

4. 大风恶疾

【出处】《本草纲目·卷35·皂荚·刺·发明》

【原文】《神仙传》云:左亲骑军崔言,一旦得大风恶疾,双目昏盲,眉发自落,鼻梁崩倒,势不可救。遇异人传方:用皂角刺三斤,烧灰,蒸一时久,日干为末。食后浓煎大黄汤调一匕,饮之。一旬眉发再生,肌润目明。后入山修道,不知所终。

【译文】《神仙传》记载:左亲骑军崔言,忽然有一日得了麻风病,两眼看不见东西,眉毛头发自然脱落,鼻梁塌陷,病情严重,不可救治。遇到奇人传授一药方:取皂角刺三斤,烧灰,蒸一个时辰,晒干,研为细末。饭后取一匕细末,用浓煎的大黄汤调匀,饮服。十日后眉毛头发重新生长出来,肌肤润泽,眼睛明亮。后来进入山中修道,不知道最后怎么样了。

【解读】皂角刺味辛性温,功能祛风杀虫、消肿排脓;大黄能清热解毒,借其泻下通便作用,可使热毒下泄。两者伍用,可清除体内之邪毒,适用于治疗大风属丁实证者。

5. 麻风遭弃

【出处】《本草纲目·卷43·乌蛇·肉·附方》

【原文】大风:《朝野佥载》云:商州有人患大风,家人恶之,山中为起茅屋。有乌蛇堕酒罂中,病人不知,饮酒渐瘥。罂底见有蛇骨,始知其由。

【译文】麻风:唐代张鷟(zhuó)《朝野佥载》记载:商州有人得了麻风病,他的家人嫌弃他,在山中为他搭了间茅草屋,让他住在里面。有一条乌梢蛇掉进了酒缸中,而病人不知道,仍然每日饮酒,可麻风病却逐日好转。等他的酒喝完了,看见缸底有遗留的蛇骨,才知道他的病好转的缘由。

【解读】麻风为暴疠风毒之邪气所袭,邪毒滞着肌肤而发。乌梢蛇性走窜,能搜风邪,透关节,通经络;酒可行药势,通经络。用乌梢蛇泡酒,其搜风通络之功更强。此方与病证相符,故服用有效。

6. 久病疠风

【出处】《本草纲目·卷43·蚺蛇·肉·发明》

【原文】张鷟《朝野佥载》云:泉州卢元钦患疠风,惟鼻未倒。五月五日,取蚺蛇进贡,或言肉可治风,遂取食之。三五日顿可,百日平复。

【译文】张鷟《朝野金载》记载：泉州人卢元钦患麻风病，只有鼻子没有倒塌。五月五日，取蚺蛇进贡，有人说蚺蛇肉可治疗麻风，于是取来食用。三五日后即觉有效，一百日后病愈如初。

【解读】李时珍认为蚺蛇肉可"除手足风痛，杀三虫，去死肌，皮肤风毒疬风，疥癣恶疮"，故能用于治疗麻风病。

（八）瘟　　疫

1. 天行虏疮

【出处】《本草纲目·卷39·蜂蜜·附方》

【原文】天行虏疮：比岁有病天行斑疮，头面及身，须臾周匝，状如火疮，皆戴白浆，随决随生。不即疗，数日必死。差后疮瘢黯色，一岁方灭，此恶毒之气。世人云：建武中，南阳击虏所得，仍呼为虏疮。诸医参详疗之，取好蜜通摩疮上，以蜜煎升麻数匕，拭之。《肘后》。

【译文】天花：近年有人患时疫斑疮，头面部及身上，片刻之间，全部布满，状如火疮，疮中都生有白浆，白浆排尽后随即又生出来。不立刻治疗，数日之内必死。病愈后疮面的瘢痕呈黯色，经过一年才消失，这是感染了恶毒之气。人们说：汉光武帝建武年间，在南阳由患了天花的俘虏传播开来，所以一直称为虏疮。诸位医生参酌详审治疗方法，取好蜜遍摩疮上，用蜜煎升麻，频繁擦拭。（《肘后备急方》）

【解读】天行虏疮，又名天行发斑疮、痘疮，即现在所说的天花。晋代葛洪《肘后备急方·卷二·治伤寒时气温病方第十三》："比岁有病时行，仍发疮头面及身，须臾周匝，状如火疮，皆戴白浆，随决随生，不即治，剧者多死。"本病是一种急性传染病，症状表现为先发高热，全身起红色丘疹，继而变成疱疹，最后成脓疱，十日左右结痂，痂脱后留有瘢痕。

蜂蜜味甘性平，外用有解毒消疮之效。升麻辛散发表，能使疮中毒气透发于外；甘寒解毒，具有清热解毒之效。用蜜煎升麻外拭，可使药效直接作用于患处，取效更捷。

2. 天行病后

【出处】《本草纲目·卷26·薤·发明》

【原文】薛用弱《齐谐志》云：安陆郭坦兄，得天行病后，遂能大餐，每日食至一斛。五年，家贫行乞。一日大饥，至一园，食薤一畦(qí)，大蒜一畦。便闷极卧地，吐一物如龙，渐渐缩小。有人撮饭于上，即消成水，而病寻瘥也。按此亦薤散结、蒜消癥之验也。

【译文】薛用弱《齐谐志》记载：安陆的郭坦兄，得了流行性的传染病后，饮食量增，每日能吃一斛食物。五年之后，因家里贫穷而乞讨。一日觉得非常饥饿，来到一个菜园，吃了一垄薤、一垄大蒜。人觉得非常困闷，便席地而卧，吐出一物如笼状，逐渐缩小。有人用手指捏取少量的饭放在上面，便化为水，而病不久就好了。据此也是薤能散结、蒜能消癥的验证。

【解读】天行病，指由天地间的疫毒、戾气流行传播而引起的传染性流行病。《本草求真》云："薤，味辛则散，散则能使在上寒滞立消；味苦则降，降则能使在下寒滞立下；气温则散，散则能使在中寒滞立除；体滑则通，通则能使久痼寒滞立解。"大蒜味辛性温，其气熏烈，具有良好的解毒杀虫、化癥积肉食作用。考案中所述，郭坦兄食薤、蒜后吐出一物而病愈，可推测知其病由寄生虫而致，薤体滑能通，蒜能杀虫，故大量食用后吐出寄生虫而病愈。

3. 疫疠发肿

【出处】《本草纲目·卷24·大豆·黑大豆·附方》

【原文】疫疠发肿：大黑豆二合炒熟，炙甘草一钱，水一盏煎汁，时时饮之。《夷坚志》云：靖康二年春，京师大疫。有异人书此方于壁间，用之立验也。

【译文】疫疠发肿：大黑豆二合炒熟，炙甘草一钱，水一盏煎取汁液，时时饮服。洪迈《夷坚志》记载：靖康二年的春天，京城发生大的瘟疫。有奇人将此方书写于墙壁上，服用后即有效验。

【解读】黑豆，具有解毒之功，李时珍说："煮汁，解砒石、砒石、甘遂、天雄、附子、射罔、巴豆、芫青、斑蝥、百药之毒及蛊毒。"甘草,亦具有解毒之功,甄权说:"诸药中甘草为君,治七十二种乳石毒,解一千二百般草木毒。"黑豆与甘草同用,解毒之功更强。李时珍在浏览古方时,看见黑豆能解百药毒,但每次试验,效果都不尽如人意。后来将黑豆与甘草同用,疗效称奇。可见,本方在使用时缺一不可。《夷坚志》记载用本方治疗瘟疫有效,所以本方也可用于流行性疾病的防治。

笔者根据上方加味,拟定预防新冠肺炎方

结: 黑豆 10g,生甘草 10g,芦根 20g,白茅根 20g,薄荷 10g,生麦芽 20g。一日一剂,水煎代茶饮。方义如下:

《黄帝内经》云:"正气存内,邪不可干。"故预防之要,在于顾护正气。人的一身之气,发源于先天之肾,滋养于后天之脾,二脏正气充满,则邪不易入。故用黑豆补肾,甘草健脾,且两者兼具解毒之功。荆州地处卑湿,患者所现舌苔,以白厚苔、白腻苔居多,故用芦根、白茅根清利肺中湿邪,使湿从小便而出。春天为阳气升发之时,为避免交叉感染,蜗居家中多日,容易心情抑郁,故用薄荷疏肝解郁兼助阳气之升发。居家活动减少,如又进食肥甘厚腻之品较多,容易发生食积,故用生麦芽辅助消化。全方药性平和,不寒不热,口感良好,便于服用。

4. 雷头风证

【出处】《本草纲目·卷33·莲藕·荷叶·发明》

【原文】按《东垣试效方》云:雷头风证,头面疙瘩肿痛,憎寒发热,状如伤寒,病在三阳,不可过用寒药重剂,诛伐无过。一人病此,诸药不效,余处清震汤治之而愈。用荷叶一枚,升麻五钱,苍术五钱,水煎温服。盖震为雷,而荷叶之形象震体,其色又青,乃涉类象形之义也。

【译文】据《东垣试效方》记载:雷头风证,头面生有小硬块,肿痛,外有寒战,内有烦热,病状像伤寒,是病在三阳经,不可过度使用大剂量的寒性药物,损伤不相干的脏腑。有一人患此病,诸药不效,我用清震汤治疗而愈。用荷叶一枚,升麻五钱,苍术五钱,水煎温服。因为震卦为雷,震卦的卦象像口朝上的脸盆,荷叶的外形与之相似,它的颜色又为青色,是取类比象之义。

【解读】孙一奎《赤水玄珠·第三卷·头痛门·雷头风》:"夫此病未有不因于痰火者,盖痰生热,热生风故也。核块疙瘩,皆有形可征,痰火上升,壅于气道,兼于风化,则自然有声,轻则或如蝉之鸣,重则或如雷之响,故以声如雷而为名也;或以其发如雷之迅速也。"本病初起恶寒壮热,继之头痛头胀,脑内雷鸣,头面起核,或肿痛红赤等。本病是由风热外攻,痰火内郁而起。

《素问·阴阳应象大论》云:"其高者,因而越之。"是指在上部的病证,可用发散或涌吐的方法治疗。本病外有风热,故当选用发散的方法。方中苍术辛香燥烈,能开肌腠而发汗,祛肌表之风寒表邪,且能辟瘴疠疫气;升麻以清热解毒功效见长,能解百毒,且善引脾胃清阳之气上升;荷叶色青气香,其形状如仰盂,其象属震(震仰盂,震为雷),能升助胃中清阳之气上行。诸药伍用,使邪从上越而散,且能固胃气,使邪不传里。

5. 烧香辟疫

【出处】《本草纲目·卷34·返魂香·发明》

【原文】时珍曰:张华《博物志》云:武帝时,西域月氏国,度弱水贡此香三枚,大如燕卵,黑如桑椹,值长安大疫,西使请烧一枚辟之,宫中病者闻之即起,香闻百里,数日不歇。疫死未三日者,熏之皆活,乃返生神药也。此说虽涉诡怪,然理外之事,容或有之,未可便指为谬也。

【译文】李时珍说:据张华《博物志》记载:汉武帝时,西域的月氏国,横渡弱水进贡返魂香三枚,大如龙眼,黑如桑椹,时值长安大发瘟疫,西域使者请烧一枚返魂香以辟除疫气,宫中患病卧床的人闻到返魂香的气味即能起来,百里之内都能闻到香味,香味数日不断。患瘟疫而死的人没有超过三日的,用返魂香熏闻都能死而复生,这真是起死回生的神药。这样的传说虽然诡谲怪异,但是不合常理的事情,或许有之,不可简单地认为是荒谬的。

【解读】返魂香,是传说中的药物,在古书中有许多关于返魂香的记载,但现在已不可考。据文中所述,返魂香点燃后香闻百里,数日不歇,可见其气甚香。其治疫之效,大抵取"香可辟秽"之义。

6. 涂香辟疫

【出处】《本草纲目·卷34·返魂香·附录》

【原文】藏器曰:《汉武故事》云:西王母降,烧兜木香末,乃兜渠国所进,如大豆。涂宫门,香闻百里。关中大疫,死者相枕,闻此香,疫皆止,死者皆起。此乃灵香,非常物也。

【译文】陈藏器说:《汉武故事》记载:西王母降临时,烧兜木香末,是兜渠国所进献,外形像大豆。涂在宫门上,百里之内都能闻到香味。关中大发瘟疫,病死的人尸骨相枕,闻到返魂香的香味,疫气散去,死去的人死而复生。这是具有灵气的香料,并不是一般之物。

【解读】《汉武故事》,是一篇杂史杂传类志怪小说,作者不详,其内容多与《史记》《汉书》相出入,而杂以夭妄之语。西王母,乃神仙之流,所以这个故事可列入神话传说之类。然此香能治疫,尚有所本,盖"香可辟秽"也。

7. 萤火辟邪

【出处】《本草纲目·卷41·萤火·发明》

【原文】时珍曰:萤火能辟邪明目,盖取其照幽夜明之义耳。《神仙感应篇》载务成萤火丸事迹甚详,而庞安常《总病论》亦极言其效验,云:曾试用之,一家五十余口俱染疫病,惟四人带此者不病也。许叔微《伤寒歌》亦称之。予亦恒欲试之,因循未暇耳。庞翁为苏、黄器重友,想不虚言。

【译文】李时珍说:萤火能辟除邪气,提高视力,大概是取它烛照幽微、夜间发光的含义。《神仙感应篇》记载务成子萤火丸的事迹非常详细,而庞安时《伤寒总病论》也竭力陈说它的效验,说:我曾经试用过,有一家五十多人都染上传染病,只有四个佩戴此丸的人没有染病。许叔微《伤寒百证歌》也称赞它的疗效。我也一直想试用,只是沿袭老的治疗方法而没有时间顾及此方。庞安时是苏轼、黄庭坚所器重的友人,应该不会说假话。

【解读】李时珍认为萤火虫能烛照幽微,故有辟除邪气之效,若遇瘟疫,佩戴萤火虫则不染病。对于这一功效,李时珍并没有亲自试验,只是听闻庞安常、许叔微极赞其效,由医名而推及其言不虚,从而相信此事。本着实事求是的精神,此案还当存疑。

8. 治邪除病

【出处】《本草纲目·卷 29·枣·三岁陈枣核中仁·发明》

【原文】时珍曰:按《刘根别传》云:道士陈孜如痴人,江夏袁仲阳敬事之。孜曰:今春当有疾,可服枣核中仁二十七枚。后果大病,服之而愈。又云:常服枣仁,百邪不复干也。仲阳服之有效,则枣果有治邪之说矣。

【译文】李时珍说:据《刘根别传》记载:道士陈孜如同愚笨之人,而江夏袁仲阳对他却恭敬侍奉。陈孜对他说:今年春天你当生病,可以服用枣仁二十七枚。后来袁仲阳果然生了大病,如法服用而愈。又说:经常服用枣仁,则百邪不再侵袭。袁仲阳服后有效,这表明枣果然有治邪的说法。

【解读】酸枣仁味甘,入心、肝经,能养心阴,益肝血而有安神之效;其味酸能敛,又有收敛止汗之效。酸枣仁治邪之说见于《神农本草经》,云:"主心腹寒热,邪结气聚,四肢酸痛湿痹,久服安五脏,轻身延年。"邹澍《本经疏证·卷四·酸枣》注解云:"酸枣主心腹寒热邪结气聚,是疏其中而导之外泄。"酸枣仁能疏导心腹之间的邪气,令其外出,故有治邪之功,所以经常服用枣仁,则百邪不再侵袭。

9. 戴茱萸囊

【出处】《本草纲目·卷 32·吴茱萸·集解》

【原文】《续齐谐记》云:汝南桓景随费长房学道。长房谓曰:九月九日汝家有灾厄,宜令急去,各作绛囊盛茱萸以系臂上,登高饮菊花酒,此祸可消。景如其言,举家登高山,夕还见鸡、犬、牛、羊一时暴死。长房闻之曰:此代之矣。故人至此日登高饮酒,戴茱萸囊,由此尔。

【译文】据南朝吴均《续齐谐记》记载:汝南人桓景随费长房学道。费长房对他说:九月九日你家有灾祸,应当让家人赶快离家,各自制作绛囊盛满吴茱萸,系在臂膀上,再登上高处,饮菊花酒,这样就可消除此祸。桓景遵照费长房所说,带领全家人登上高山,傍晚回家,看见家里的鸡、狗、牛、羊全部暴死。费长房听说后说:这些牲畜已经代为受祸。所以人们每逢此日便登高饮酒,佩戴茱萸囊,大概都源于此。

【解读】李时珍引西汉刘安《淮南万毕术》云:"井上宜种茱萸,叶落井中,人饮其水,无瘟疫。悬其子于屋,辟鬼魅。"可见,在古代,吴茱萸辟除瘟疫的功效已为人所知,并广泛地加以使用。吴茱萸辛热燥烈,能除山岚瘴气,故有辟除瘟疫之效。

10. 冒雾晨行

【出处】《本草纲目·卷25·酒·发明》

【原文】《博物志》云:王肃、张衡、马均三人,冒雾晨行。一人饮酒,一人饱食,一人空腹。空腹者死,饱食者病,饮酒者健。此酒势辟恶,胜于作食之效也。

【译文】据《博物志》记载:王肃、张衡、马均三人,清晨冒雾而行。一人饮酒,一人饱食,一人空腹。因吸受雾中恶气,结果空腹者死亡,饱食者生病,饮酒者健康。这是因为酒之药势能辟除恶气,功效胜于饮食。

【解读】《名医别录》认为酒可"行药势,杀百邪恶毒气",故饮酒后冒雾而行,可辟除雾中恶气。

11. 飞丝缠阴

【出处】《本草纲目·卷18·威灵仙·附方》

【原文】飞丝缠阴,肿痛欲断:以威灵仙捣汁,浸洗。一人病此得效。李楼《怪证方》。

【译文】飞丝缠住阴茎,肿痛不已,阴茎将断:用威灵仙捣取汁液,浸洗患处。有一人患此病,用上方而得效。(李楼《怪证方》)

【**解读**】"飞丝"之义,查考诸多文献,未加解释。在《中医大辞典》中,有"飞丝入目证",引《张氏医通·卷八》注解说:"谓风飏游丝,偶然触入目中而作痛也。"症见眼痛赤涩,肿胀难睁,目热羞明,鼻流清涕等,治宜及时取出游丝。由此可推测,"飞丝"即风飏游丝。用威灵仙捣汁浸洗者,可能是威灵仙对"飞丝"有特殊的疗效。

七、气血津液病案

（一）气　　证

1. 闻雷即昏

【出处】《本草纲目·卷 12·人参·附方》

【原文】闻雷即昏：一小儿七岁，闻雷即昏倒，不知人事，此气怯也。以人参、当归、麦门冬各二两，五味子五钱，水一斗，煎汁五升，再以水五升，煎滓取汁二升，合煎成膏。每服三匙，白汤化下。服尽一斤，自后闻雷自若矣。杨起《简便方》。

【译文】听见雷声即昏倒：一七岁小孩，听见雷声即昏倒，不省人事，这是胆气虚怯证。取人参、当归、麦冬各二两，五味子五钱，水一斗，煎取汁五升，再用水五升，煎煮药渣，取汁二升，再将两次所煎汁液合煎成膏。每次服用三匙，白开水化开服下。服完一斤，自此以后听见雷声镇静自如。（杨起《简便方》）

【解读】患儿耳闻巨响，造成胆虚气怯，《素问·经脉别论》说"勇者气行则已，怯者则著而为病也"，所以患儿听见雷声即昏倒。《医林选案》认为："气血足则胆气旺，气血虚则胆气怯。"心主神明，治宜补益心气，兼以补血。方中人参、麦冬、五味子为生脉饮的药物组成，功能益气复脉、养阴生津；加当归者，用以补血也。

2. 气短不接

【出处】《本草纲目·卷14·蓬莪茂·附方》

【原文】气短不接,正元散:治气不接续,兼治滑泄及小便热,王丞相服之有验。用蓬莪茂一两,金铃子去核一两,为末。入蓬砂一钱,炼过研细。每服二钱。温酒或盐汤空心服。《孙用和秘宝方》。

【译文】气短不相接续,正元散:治气不接续,兼治精液自动滑出及小便灼热,王丞相服用有效。用蓬莪茂一两,川楝子(去核)一两,研为细末。入硼砂一钱,炼过研细。每次服用二钱。空腹,用温酒或盐汤送服。(《孙用和秘宝方》)

【解读】莪术苦泄辛散温通,既入血分,又入气分,能破血散瘀,消癥化积,行气止痛,适用于气滞血瘀、食积日久而成的癥瘕积聚以及气滞、血瘀、食停、寒凝所致的各种痛证;川楝子苦寒降泄,能清肝火、泄郁热、行气止痛;硼砂味甘、咸,性凉,功能清热化痰。通过分析药物组成,得知该方具有行气、活血、化痰之功效,说明此方治疗气短不相接续是为属于实证而设,若为虚证,则不宜使用。

(二)血 证

1. 鼻衄不止

【出处】《本草纲目·卷26·葱·汁·发明》

【原文】《胜金方》:取汁入酒少许滴鼻中,治衄血不止,云即觉血从脑散下也。又《唐瑶经验方》,以葱汁和蜜少许服之,亦佳。云邻媪用此甚效,老仆试之亦验。二物同食害人,何以能治此疾? 恐人脾胃不同,非甚急不可轻试也。

【译文】《胜金方》记载:取葱汁,加入少量的酒,滴入鼻孔中,治疗鼻中出血不止,会立刻感觉到血从脑部散下。又《唐瑶经验方》记载:用葱汁和蜜少许服用,效果也很好。并说邻里的老妇人使用此方非常有效,家里的老仆人使用也有效。葱汁和蜂蜜一起食用对人有害,为何能治疗这种疾病呢? 恐怕是人的脾胃不同,不是在情况非常危急的情况下不要轻易试用。

【解读】衄血,是指非外伤所致的某些部位的外部出血症,包括鼻衄、舌衄、耳衄、眼衄、齿衄、肌衄等,以鼻衄为多见。导致衄血的原因很多,但其共同的病机可以归结为火热熏灼、迫血妄行及气虚不摄、血溢脉外两类。治疗当根据火之虚实及所病脏腑的不同而采用清热泻火、滋阴降火、凉血止血、益气摄血等治法,用药避免辛、燥、香、窜。《胜金方》中葱汁与酒皆为辛散之品,与治疗大法相违背,其义难测。《唐瑶经验方》中葱汁和蜜同服,但古代文献中均认为葱与蜜相反,服之有毒,故即使有效,也不能轻易服用。

2. 常年鼻衄

【出处】《本草纲目·卷52·溺白垽·发明》

【原文】时珍曰:人中白,降相火,消瘀血,盖咸能润下走血故也。今人病口舌诸疮用之有效,降火之验也。张杲《医说》云:李士,常苦鼻衄,仅存喘息。张思顺用人中白散,即时血止。又延陵镇官鲁棠鼻血如倾,白衣变红,头空空然。张润之用人中白药治之即止,并不再作。此皆散血之验也。

【译文】李时珍说:人中白,能降相火,消散瘀血,大概是咸味的药能润下走血的缘故。现在的人病口舌诸疮,用之有效,这是人中白能降火的验证。张杲《医说》记载:李士,经常鼻中出血,仅存喘息之气。张思顺用人中白散给他治疗,血当时即止住。又有延陵镇的官员鲁棠,鼻中出血如倾倒而出,白衣被鼻血染成红色,脑袋里面像空了一样。张润之用人中白治疗,血即止住,并且不再发作。这都是人中白能散血的验证。

【解读】人中白,健康人的尿液自然沉淀的固体物。味咸,性平,功能清热降火、止血化瘀。案中李士鼻衄仅存喘息,鲁棠鼻血如倾,均为鼻血大出之症,来势凶猛,当属火热上炎所致。人中白功能清热降火,故可收止血之效。

3. 鼻衄不止

【出处】《本草纲目·卷22·胡麻·胡麻油·附方》

【原文】鼻衄不止:纸条蘸真麻油入鼻取嚏,即愈。有人一夕衄血盈盆,用此而效。《普济方》。

【译文】鼻孔出血不止:用纸条蘸取麻油,放入鼻孔中取嚏,出血即止。有一人一日晚上鼻孔出血不止,血出盈盆,用此方而取效。(《普济方》)

【解读】取嚏法:是通过给病人鼻腔以刺激,使之连续不断地打喷嚏,从而达到祛除病邪、治疗疾病的一种治疗方法。案中用纸条蘸取麻油放入鼻孔中取嚏,属于探鼻取嚏法。肺开窍于鼻,肺的气机逆乱可导致鼻孔出血。用取嚏法可恢复肺的宣发肃降之职,气机顺畅,则鼻血自止。此法适用于气机上逆所致的鼻孔出血,其他原因所致的则应慎用。

4. 鼻衄甚危

【出处】《本草纲目·卷26·莱菔·发明》

【原文】按张杲《医说》云:饶民李七病鼻衄甚危,医以萝卜自然汁和无灰酒饮之即止。盖血随气运,气滞故血妄行,萝卜下气而酒导之故也。

【译文】据南宋张杲《医说》记载:富饶之民李七患鼻出血,病情十分危急,医生用萝卜取汁和无灰酒混匀后饮服,出血立即停止。这大概是血液随气运行,气滞则血妄行,萝卜能下气而酒为之向导的缘故。

【解读】鼻衄多由火热逼迫气血上逆,血溢脉外所致。萝卜具有下气之功,能使上逆之气血折下,加以酒为向导,故鼻衄可止。

5. 衄血不止

【出处】《本草纲目·卷5·井泉水·附方》

【原文】衄血不止:叶氏用新汲水,随左右洗足即止,累用有效。

【译文】鼻孔出血不止:叶氏取新汲井水浸足,左鼻孔出血浸左足,右鼻孔出血浸右足,屡次使用都有效验。

【解读】此法适用于火热上炎所致的鼻孔出血,新汲井水性凉,浸足于内能引热下行,故鼻血能止。

6. 妇人衄血

【出处】《本草纲目·卷26·葫·发明》

【原文】尝有一妇,衄血一昼夜不止,诸治不效。时珍令以蒜傅足心,即时血止,真奇方也。

【译文】曾经有一妇人,鼻中出血不止,如此一昼夜,各种治疗方法都没有疗效。李时珍让患者用蒜敷足心,当时血即止住,真是奇妙之方。

【解读】衄血由实火所致者,治当清热泻火;由虚火所致者,治当滋阴降火。足心,即涌泉穴处,该穴为足少阴肾的井穴,用辛温之蒜外敷该穴,能引热下行,使火热不能熏灼于上,则衄血可止。本方适合虚火所致的衄血。

7. 肺损咯血

【出处】《本草纲目·卷23·薏苡仁·发明》

【原文】《济生方》治肺损咯血,以熟猪肺切,蘸薏苡仁末,空心食之。薏苡补肺,猪肺引经也。赵君猷(yóu)言屡用有效。

【译文】《济生方》治疗肺部损伤咯血,将熟猪肺切成片,蘸薏苡仁末,空腹食用。薏苡仁补肺,猪肺能引药入肺经。赵君猷说屡次使用都有疗效。

【解读】肺损,是五脏虚损之一,又称损肺。症见皮聚毛落,毛槁皮焦等。沈金鳌《杂病源流犀烛·卷八·虚损劳瘵源流》:"损肺伤气,毛槁皮焦,急宜养气,宜四君子汤。"故肺损的治疗大法当以补益肺气为主。李时珍说:"薏苡仁,阳明药也,能健脾益胃。虚则补其母,故肺痿、肺痈用之。"薏苡仁能健脾补中,但是不具有补肺之功。脾属土,肺属金,脾土生肺金,故脾为肺之母,虚则补其母,补脾土即能益肺气,所以说薏苡仁能补肺。用熟猪肺蘸取薏苡仁粉末食用,是取"以脏补脏"之义,且能引药入肺经。

8. 肺伤呕血

【出处】《本草纲目·卷12·白及·发明》

【原文】按洪迈《夷坚志》云:台州狱吏悯一大囚。囚感之,因言:吾七次犯死罪,遭讯拷,肺皆损伤,至于呕血。人传一方,只用白及为末,米饮日服,其效如神。后其囚凌迟,刽者剖其胸,见肺间窍穴数十处,皆白及填补,色犹不变也。洪贯之闻其说,赴任洋州,一卒忽苦咯血甚危,用此救之,一日即止也。

【译文】南宋洪迈《夷坚志》记载:台州一掌管刑狱的官吏怜悯一个犯过大案的囚犯。囚犯感念于他,对他说:我七次犯死罪,遭到审讯拷打,肺脏皆为损伤,以至于呕血。有人传授一方给我,只用白及研为细末,每日用米汤送服,其效如神。后来这个囚犯被凌迟处死,刽子手剖开他的胸膛,看见肺脏里面有孔穴数十处,都是白及填补,颜色犹未改变。洪贯之听闻了这件事,赴任洋州时,一兵卒忽然病咯血,病情危急,用此方救治,一日即止。

【解读】倪朱谟《本草汇言·草部·山草类·白及》认为:"白及,敛气、渗痰、止血、消痈之药也。此药质极粘腻,性极收涩,味苦气寒,善入肺经。凡肺叶破损,因热壅血瘀而成疾者,以此研末日服,能坚敛肺藏,封填破损,痈肿可消,溃败可托,死肌可去,脓血可洁,有托旧生新之妙用也。"可见,白及具有收敛止血、消肿生肌之效,对于肺部的出血证疗效颇佳。

9. 吐血不止

【出处】《本草纲目·卷14·益智子·发明》

【原文】按洪迈《夷坚志》云:秀川进士陆迎,忽得吐血不止,气蹶惊颤,狂躁直视,至深夜欲投户而出。如是两夕,遍用方药弗瘳。夜梦观音授一方,命但服一料,永除病根。梦觉记之,如方治药,其病果愈。其方:用益智子仁一两,生朱砂二钱,青橘皮五钱,麝香一钱,碾为细末。每服一钱,空心灯心汤下。

【译文】南宋洪迈《夷坚志》记载:秀川有一个名叫陆迎的进士,忽然吐血不止,气逆而厥,惊恐颤抖,精神狂躁,双目直视,到深夜时想跳窗而出。像这样两个晚上了,服用各种药方没有疗效。夜间梦见观音菩萨传授一方,让他只需服完一剂药,即能永除病根。梦醒过来后仍记得方药,依照所记之方配制药物,他的病果然痊愈。其方:用益智子仁一两,生朱砂二钱,青橘皮五钱,麝香一钱,碾为细末。每次服用一钱,空腹灯心汤调下。

【解读】患者暴得吐血,气逆而厥,精神狂躁,逾垣跃屋,当是血热兼有气逆所致。心主血,血分有热,迫血妄行则吐血,热扰神明则狂躁。血能载气,血不循常道则气逆。治宜清心凉血、理气行血。

方中益智仁味辛性温,功能暖肾固精缩尿、温脾开胃摄唾,李时珍认为本品主治"冷气腹痛及心气不足,梦泄赤浊,热伤心系,吐血血崩诸证",用于此是取其收涩之性以收敛止血;朱砂甘寒质重,专入心经,可清心经实火;灯心性寒,既能入心清心火,又可利尿泄热以引导心火下降,使热有出路;麝香辛香,开通走窜,可行血中之瘀滞,开经络之壅遏;青橘皮辛散温通,苦泄下行,具有理气之功。诸药合用,使血分之热得清,逆上之气得理,则吐血自止。

10. 阳虚吐血

【出处】《本草纲目·卷 17·附子·附方》

【原文】阳虚吐血:生地黄一斤,捣汁,入酒少许,以熟附子一两半,去皮脐,切片,入汁内,石器煮成膏。取附片焙干,入山药三两,研末,以膏和捣,丸梧子大。每空心米饮下三十丸。昔葛察判妻苦此疾,百药皆试,得此而愈,屡发屡效。余居士《选奇方》。

【译文】阳虚吐血:取生地黄一斤,捣取汁,加入少量的酒,将熟附子(去皮脐,切片)一两半放入生地黄汁内,于器皿内熬成膏状。取出附片焙干,加入山药三两,研为细末,再用膏混匀,制成药丸,如梧桐子大小。每次空腹用米汤送下三十丸。以前葛察判的妻子患此病,试遍百药无效,得此方而愈。后来每次发作,用此方都有效果。(余居士《选奇方》)

【解读】杨士瀛《仁斋直指方论·卷之二十六·血》云:"血遇热则宣流,故止血多用凉药。然亦有气虚挟寒,阴阳不相为守,营气虚散,血亦错行,所谓阳虚阴必走是尔,外证必有虚冷之状,法当温中,使血自归于经络。"吐血多自胃来,故其治宜温中散寒。附子辛甘温煦,有峻补元阳、益火消阴之效,凡肾、脾、心诸脏阳气衰弱者均可应用;生地黄苦寒入营血分,为清热、凉血、止血之要药。将熟附子同生地黄汁熬膏,可使附子温而不燥,兼具止血之功。山药性味甘平,能补益脾气,滋养脾阴,兼用米汤送服,可收养胃之效。诸药合用,共奏温中散寒、止血养胃之功。

11. 吐血下血

【出处】《本草纲目·卷34·桂、牡桂·附方》

【原文】吐血下血:《肘后》用桂心为末,水服方寸匕。王璆曰:此阴乘阳之症也,不可服凉药。南阳赵宣德暴吐血,服二次而止。其甥亦以二服而安。

【译文】吐血下血:《肘后备急方》将桂心研为细末,用水送服方寸匕。王璆说:这是元阳亏虚导致的虚阳上浮之症,不能服用凉性的药。南阳人赵宣德暴发吐血,服药两次后血止。他的外甥也服药两次而病愈。

【解读】阴精亏虚,阳失所附,浮越于上,迫血妄行,发为吐血。肉桂大热入肝肾,能使因下元虚衰所致上浮之虚阳回归故里,故可收止血之效。然本证之根本在于阴精亏虚,待血止之后,还需峻补真阴,使阳有所附,即所谓治病必求于本也。

12. 九窍出血

【出处】《本草纲目·卷43·龙·龙骨·附方》

【原文】九窍出血:并用龙骨末,吹入鼻中。昔有人衄血一斛,众方不止,用此即断。

【译文】九窍出血:都可用龙骨研为细末,吹入鼻中。以前有一人鼻中出血达一斛,遍试诸方,皆不能止,用此方血即止住。

【解读】龙骨性收涩,研为细末后,以之吹鼻,可奏收敛止血之功。

13. 肠风下血

【出处】《本草纲目·卷26·莱菔·附方》

【原文】肠风下血:蜜炙萝卜,任意食之。昔一妇人服此有效。《百一选方》。

【译文】肠风下血:用蜜炙萝卜,任意食用。过去有一妇人服此方有

效。(《是斋百一选方》)

【解读】肠风下血：是指因风热客于肠胃或湿热蕴积肠胃，久而损伤阴络，导致大便时出血。临床常表现为：大便前出血如注，血色鲜红，舌红，脉数等。萝卜性凉，功能凉血止血、消积导滞；蜂蜜味甘，功能补虚缓急。服用蜂蜜炙萝卜，对于此病之轻者有一定的疗效。

14. 大肠下血

【出处】《本草纲目·卷34·柏·柏叶·附方》

【原文】大肠下血：随四时方向，采侧柏叶烧研，每米饮服二钱。王涣之舒州病此，陈宜父大夫传方，二服愈。《百一选方》。

【译文】大肠下血：随四季采取四方侧柏叶(春取东方，夏取南方，秋取西方，冬取北方)，烧焙后细磨成粉末，每次用米汤送服二钱。王涣之在舒州任职时患此病，陈宜父大夫传授这个药方给他，服了两次病就好了。(《是斋百一选方》)

【解读】大肠下血，即是大便下血。明代王肯堂《幼科证治准绳·集之三·心脏部一·诸失血证·便血尿血》云："大便下血者，是大肠热结损伤所为也。"侧柏叶苦涩性寒，善清血热，兼能收敛止血，故可用于此证的治疗。

15. 脏毒下血

【出处】《本草纲目·卷30·柿·白柿、柿霜·发明》

【原文】按方勺《泊宅编》云：外兄刘掾云，病脏毒下血，凡半月，自分必死。得一方，只以干柿烧灰，饮服二钱，遂愈。又王璆《百一方》云：曾通判子病下血十年，亦用此方一服而愈。为散、为丸皆可，与本草治肠澼、消宿血、解热毒之义相合。

【译文】据方勺《泊宅编》记载：表兄刘掾云，患脏毒下血，前后共半个月，自认为必死无疑。得到一药方，只需将干柿烧成灰，用水送服二钱，病便痊愈。又王璆《是斋百一选方》记载：曾通判的儿子病下血十年，也用此方，服一次即病愈。制作成散剂、丸剂都可，这与本草书籍中记载的柿能治肠澼、消宿血、解热毒的道理相吻合。

【解读】脏毒下血,是指因肠胃湿热郁滞导致大便下血,主要症状表现为大便下血,血色污浊色黯,胃纳不振,身体疲乏,舌苔黄而厚腻,脉濡数等。柿子味甘性寒,能消腹中宿血,开胃涩肠,解毒除热,故可用于治疗脏毒下血。

16. 脏毒下血

【出处】《本草纲目·卷25·大豆豉·附方》

【原文】脏毒下血,乌犀散:用淡豉十文,大蒜二枚煨,同捣,丸梧子大。煎香菜汤服二十丸,日二服,安乃止,永绝根本,无所忌。庐州彭大祥云:此药甚妙,但大蒜九蒸乃佳,仍以冷齑(jī)水送下。昔朱元成言其侄及陆子楫提刑皆服此,数十年之疾,更不复作也。《究原方》。

【译文】治疗脏毒下血,乌犀散:用淡豆豉十文,大蒜二枚煨熟,一同捣烂,制成药丸,如梧桐子大小。每次煎香菜汤送服二十丸,每日服两次,病愈后即停服,能永除病根,服药期间没有禁忌。庐州彭大祥说:"这种药效果很好,但是大蒜经蒸九次更好,仍用冷齑水送下。过去朱元成说他的侄子和提刑(古代官名)陆子楫都服用此方,数十年的疾病,不再复发。"(《究原方》)

【解读】脏毒下血,又称脏毒便血,主要症状表现为大便下血,污浊色黯,胃纳不振,身体疲乏,苔黄腻,脉濡数等,本病多由肠胃湿热郁滞引起,治宜清化湿热。

方中淡豆豉味苦性寒,既能透散外邪,又能宣散邪热、除烦;大蒜味辛性温,功能止痢;香菜,又名胡荽,李时珍说:"胡荽辛温香窜,内通心脾,外达四肢,能辟一切不正之气。"本方不从常理入手,立法迥异。用淡豆豉、香菜解表透邪,盖肺与大肠相表里,可使在里之邪从表而透,再用大蒜止痢以治其标,故病可愈。

齑水,李时珍在该药"集解"条下说:"此乃作黄齑菜水也。"齑水就是用盐腌制咸菜中产生的黄色卤水。李时珍言其"酸,咸,无毒",其性滑,可滑落肠道湿热之邪。故用冷齑水送服亦能收效。

17. 齿缝出血

【出处】《本草纲目·卷12·人参·附方》

【原文】齿缝出血：人参、赤茯苓、麦门冬各二钱，水一钟，煎七分，食前温服，日再。苏东坡得此，自谓神奇。后生小子多患此病，予累试之，累如所言。《谈野翁试效方》。

【译文】齿缝出血：用人参、赤茯苓、麦冬各二钱，水一钟，煎取七分，饭前温服，每日两次。苏轼得到此方，自己认为功效神奇。年轻晚辈多患此病，我屡次用此方试治，屡有效验。(《谈野翁试效方》)

【解读】齿缝出血多由胃火上炎，灼伤血络或肾阴亏虚，虚火内动，迫血妄行所致。一般分为胃热型和肾虚型。胃热型表现为齿龈红肿疼痛，血色鲜红，口臭，大便秘结等，治宜清胃泻火；肾虚型表现为出血量少，血色黯淡，伴齿摇而浮，耳鸣目眩，腰背酸软等，治宜滋阴降火。

以方测证，此方所治之齿缝出血当属肾阴亏虚、阴虚火旺型。方中人参能补益肾气；麦冬善养肺阴、清肺热，肺金为肾水之母，虚则补其母，则肾水得壮，肾阴得补；赤茯苓能清利湿热，导虚火下行。此方对齿缝出血属肾阴亏虚者有功，对属胃火上炎者无效。

18. 血痣溃血

【出处】《本草纲目·卷48·寒号虫·附方》

【原文】血痣溃血：一人旧有一痣，偶抓破，血出一线，七日不止，欲死。或用五灵脂末掺上，即止也。杨拱《医方选要》。

【译文】血痣破溃出血：一人身上原先有一颗血痣，偶然抓破，血呈一线条状流出，七日不止，生命垂危。有人教他用五灵脂研为细末，掺在伤口上，血出即止。(杨拱《医方选要》)

【解读】陈实功《外科正宗·卷之四·血箭血痣第七十》："血痣由于肝经怒火郁结，其形初起色红如痣，渐大如豆，揩之血流。"血痣，因肤表或黏膜局部毛细血管持续扩张而形成的皮肤病变，一般呈红色，压之不退，大小不一，多数高出皮面。五灵脂入肝经，且有止血的功效，用之掺在伤口上，可收止血之效。

19. 灸疮出血

【出处】《本草纲目·卷13·黄芩·附方》

【原文】灸疮血出:一人灸火至五壮,血出不止如尿,手冷欲绝。以酒炒黄芩二钱为末,酒服即止。李楼《怪证奇方》。

【译文】灸疮出血:一人用药火灸法灸至五壮,血流不止,如尿液流出,手指渐冷,垂绝欲死。取黄芩二钱,酒炒,研为细末,用酒送服,血即止住。(李楼《怪证奇方》)

【解读】药火灸法,又称药火疗法,是我国民间应用的一种灸法。它是将某些中药末制成球状点燃,然后灭熄,趁热置于病灶处,使局部皮肤潮红或起泡,以达到治病的目的。患者用此法灸至五壮,局部皮肤受热溃破,热邪迫血妄行,导致出血不止。黄芩善清肺热,而肺主皮毛,故黄芩能清肤热,热邪得清,则血流自止。用酒送服者,以酒行药势,奏效更速。

(三)痰　　饮

1. 痰饮吐水

【出处】《本草纲目·卷9·五色石脂·赤石脂·附方》

【原文】痰饮吐水,无时节者,其原因冷饮过度,遂令脾胃气弱,不能消化饮食。饮食入胃,皆变成冷水,反吐不停,赤石脂散主之。赤石脂一斤,捣筛,服方寸匕,酒饮自任,稍加至三匕。服尽一斤,则终身不吐痰水,又不下痢,补五脏,令人肥健。有人痰饮,服诸药不效,用此遂愈。《千金翼方》。

【译文】痰饮吐水,不分时节,这是因为饮用性质寒凉的饮料过度,伤了脾胃的阳气,导致脾胃阳气虚弱,不能消化饮食。饮食进入胃中,都变成性质寒凉的水饮,水饮停于胃中,故呕吐不止,用赤石脂散治疗。赤石脂一斤,捣细过筛,服方寸匕,醇酒冷饮不加节制的患者,稍微加量至三匕。服完一斤,则终身不吐痰水,且不下痢,能补益五脏,令人肥硕健壮。有人病

痰饮,各种药物都服用了,始终无效,用此方而愈。(《千金翼方》)

【解读】赤石脂性温,能温脾胃之阳;味涩,能吸附水湿,研末吞服,可直接进入胃中吸附水湿。持续服用,可令水湿尽,脾阳复,则病自除。

2. 久患饮癖

【出处】《本草纲目·卷12·术·苍术·发明》

【原文】许叔微《本事方》云:微患饮癖三十年。始因少年夜坐写文,左向伏几,是以饮食多坠左边。中夜必饮酒数杯,又向左卧。壮时不觉,三五年后,觉酒止从左下有声,胁痛食减嘈杂,饮酒半杯即止。十数日,必呕酸水数升。暑月止右边有汗,左边绝无。遍访名医及海上方,间或中病,止得月余复作。其补如天雄、附子、礜石辈,利如牵牛、甘遂、大戟,备尝之矣。自揣必有癖囊,如水之有科臼,不盈科不行。但清者可行,而浊者停滞,无路以决之,故积至五七日必呕而去。脾土恶湿,而水则流湿,莫若燥脾以去湿,崇土以填科臼。乃悉屏诸药,只以苍术一斤,去皮切片为末,油麻半两,水二盏,研滤汁,大枣五十枚,煮去皮核,捣和丸梧子大。每日空腹温服五十丸,增至一二百丸。忌桃、李、雀肉。服三月而疾除。自此常服,不呕不痛,胸膈宽利,饮啖如故,暑月汗亦周身,灯下能书细字,皆术之力也。初服时必觉微燥,以山栀子末沸汤点服解之,久服亦自不燥矣。

【译文】许叔微《普济本事方》记载:许叔微患饮癖三十年。开始因年少时夜间坐着写作文章,向左边伏靠着桌子,于是饮食多坠向左边。半夜时必饮酒数杯,又向左边侧卧。壮年时没有感觉,三五年以后,感觉酒只从左边流下并汩汩有声,胁肋疼痛,饮食量减,胃中嘈杂,饮酒半杯即止。每十余日,必呕酸水数升。夏天只右侧身体有汗,左边绝无。遍访名医及服用各种仙方,偶尔切中病情,好转月余便又复作。温补药如天雄、附子、礜石之类,利下药如牵牛、甘遂、大戟之属,全都尝尽。自己推测体内一定有盛装水饮的囊袋,如水之有窠臼,不将窠臼填满则水不能排出。但水饮之清者可行,而浊者停滞,没有路径疏通,故积累至五七日必呕而去。脾土恶湿,而水则流湿,不如燥脾以去湿,培土制水以填窠臼。于是全部摒弃所服之药,只用苍术一斤,去皮切片为末,芝麻半两,水二盏,捣研滤汁,大枣五十枚,煮去皮核,捣和为丸,如梧桐子大小。每日空腹温服五十丸,逐渐增加到一两百丸。忌食桃、李、雀肉。服用三个月而病除。自此以后经常服用,不呕不痛,胸膈宽利,饮食如故,夏天时也周身汗出,灯下能写小字,这都是苍术的功效所致。开始服用时必会感觉到微微发燥,用栀子研为细末,开水点服可解,久服自不觉燥。

【解读】饮癖,是指水饮停聚于胁下,日久所致的癖病。《诸病源候论·卷之二十·癖病诸候》:"饮癖者,由饮水过多,在于胁下不散,又遇冷气相触而痛,即呼为饮癖也。其状:胁下弦急,时有水声。"水饮留于胁下,阻滞气机运行,故胁肋疼痛;肝气受阻,郁而化热,故呕吐酸水;水湿困脾,脾胃运化无力,故饮食量减,胃中嘈杂。用温补药壮脾肾阳气,利下药泻胁下水饮,均无效可言。《张氏医通·积聚》云:"有饮癖积成块,在胁腹之间,病类积聚,用破块药多不效,此当行其饮。"可见,如何彻底地祛除水饮是治疗本病的根本所在。许叔微采用培土制水法,苍术苦温燥湿,兼能健脾,配伍大枣可增强健脾之效,又取芝麻之润缓解苍术之燥,诸药配伍,共奏燥湿健脾之效。服药后感觉微燥,可以用泻火除烦之栀子末开水点服,则燥可解。

3. 痰疾咳嗽

【出处】《本草纲目·卷30·胡桃·油胡桃·发明》

【原文】洪迈云:迈有痰疾,因晚对,上遣使谕令以胡桃肉三颗,生姜三片,卧时嚼服,即饮汤两三呷,又再嚼桃、姜如前数,即静卧,必愈。迈还玉堂,如旨服之,及旦而痰消嗽止。

【译文】洪迈说:我平素患有痰疾,因晚间奏对,皇上派遣使者传口谕,让我取胡桃肉三颗,生姜三片,睡觉前嚼服,随即饮开水两三小口,又再嚼桃、姜如前数,然后静卧,病必愈。我回到住所,按照皇上所述的旨意服用,到第二日早上痰消嗽止。

【解读】洪迈,1123年出生,进入仕途后一直在外任职,最早约1184年前后才得到宋孝宗召对,当时他已61岁,属于年老之人。此方乃为老人虚喘而设。胡桃肉长于补肺肾、定喘咳,可用于治疗肺肾不足、肾不纳气所致的虚喘证;生姜辛温发散,具化痰止咳之效。两者伍用,擅长治疗肺肾不足所致的久咳、虚喘。

4. 痰饮不愈

【出处】《本草纲目·卷32·吴茱萸·发明》

【原文】案《朱氏集验方》云:中丞常子正苦痰饮,每食饱或阴晴节变率同,十日一发,头痛背寒,呕吐酸汁,即数日伏枕不食,服药罔效。宣和初为顺昌司禄,于太守蔡达道席上,得吴仙丹方服之,遂不再作。每遇饮食过多腹满,服五七十丸便已,少顷小便作茱萸气,酒饮皆随小水而去。前后痰药甚众,无及此者。用吴茱萸(汤泡七次)、茯苓等分,为末,炼蜜丸梧子大。每熟水下五十丸。

【译文】据朱佐《朱氏集验方》记载:中丞常子正患痰饮病,每逢饱食或天气、节令变化时病情加重,十日一发,头痛背寒,呕吐酸汁,数日卧床不能饮食,服药无效。宣和初,担任顺昌的司禄(官职名称),于太守蔡达道的宴席上,得吴仙丹方服用,病即不再发作。每逢饮食过多而腹部胀满,服五七十丸便减轻,片刻后小便带有吴茱萸的气味,酒饮都随小便而排出去。前后服用祛痰的药很多,效果没有比得上这个的。用吴茱萸(水泡七次)、茯苓等份,研为细末,炼蜜为丸,如梧桐子大小,每次用白开水送服五十丸。

【解读】沈金鳌《杂病源流犀烛·卷十六·痰饮源流》说:"其为物则流动不测,故其为害,上至巅顶,下至涌泉,随气升降,周身内外皆到,五脏六腑俱有。"痰饮一旦产生,可随气流窜全身,外而经络、肌肤、筋骨,内而脏腑,全身各处,无处不到,从而产生各种不同的病证。痰饮随气流窜全身,故气机发生变化时,其症状尤为明显。饱食、天气、节令变化皆可影响体内气机的运行,故其发作呈现出一定的规律性。

以方测证,常子正所患的痰饮病当属寒饮。吴茱萸辛散苦泄,性热祛寒,功能散寒温中、燥湿解郁;茯苓善渗泄水湿,使湿无所聚,痰无由生。二味伍用,既能健运脾阳以杜生痰之源,亦能温化痰饮使从小便而出。药证相符,疗效迅捷。

（四）消　渴

1. 久病消渴

【出处】《本草纲目·卷14·芍药·附方》

【原文】消渴引饮：白芍药、甘草等分，为末。每用一钱，水煎服，日三服。鄂渚辛祐之患此九年，服药止而复作。苏朴授此方，服之七日顿愈。古人处方，殆不可晓，不可以平易而忽之也。陈日华《经验方》。

【译文】消渴引饮：白芍药、甘草等份，研为细末。每次取用一钱，水煎服，每日服三次。鄂州人辛祐之患此病九年，服药好了又复发。苏朴传授此方，服用七日后霍然而愈。古人处方，大概不可知晓其义，不可因为药物平常、处方简易而忽略它。（陈日华《经验方》）

【解读】口渴多饮，是中焦阴液亏虚之证。方中白芍味酸，甘草味甘，两者伍用，酸甘化阴，阴液得复，则口渴自愈。

2. 消渴饮引

【出处】《本草纲目·卷26·韭·附方》

【原文】消渴引饮：韭苗日用三五两，或炒或作羹，勿入盐，入酱无妨。吃至十斤即住，极效。过清明勿吃。有人病此，引饮无度，得此方而愈。《秦宪副方》。

【译文】消渴引饮：韭菜苗每日用三五两，或炒熟或作汤，不要加盐，入酱无妨。吃到十斤即停，非常有效。过了清明节不要吃。有人患此病，饮水没有限度，得此方而病愈。（《秦宪副方》）

【解读】消渴是以多饮、多食、多尿、乏力、消瘦，或尿有甜味为主要临床表现的一种疾病。多饮者，称为上消；多食者，称为中消；多尿者，称为下消。患者引饮无度，当为上消。消渴的病机主要在于阴津亏损，燥热偏胜，而以阴虚为本，燥热为标，故清热润燥、养阴生津为本病的治疗大法。但韭菜味辛、性温，功能温中开胃、行气活血、补肾壮阳，与消渴之病机毫不相涉,文中却云"极效",其理难明,留存以待考。

（五）瘿　瘤

1. 忽生瘿疾

【**出处**】《本草纲目·卷18·黄药子·发明》

【**原文**】颂曰:孙思邈《千金·月令方》:疗忽生瘿疾一二年者。以万州黄药子半斤,须紧重者为上。如轻虚,即是他州者,力慢,须用加倍。取无灰酒一斗,投药入中,固济瓶口。以糠火烧一复时,待酒冷乃开。时时饮一杯,不令绝酒气。经三五日后,常把镜自照,觉消即停饮,不尔便令人项细也。刘禹锡《传信方》亦著其效,云得之邕州从事张岧(tiáo)。岧目击有效,复试其验如神。其方并同,惟小有异处,是烧酒候香出外,瓶头有津出即止,不待一宿,火不可过猛耳。

【**译文**】苏颂说:孙思邈《千金·月令方》记载:治疗突然长出瘿瘤一两年的。用万州黄药子半斤,纹理紧致、质地重实者为上品。如果质地轻虚,即是产于他州的,药力缓慢,剂量需加倍使用。取无灰酒一斗,将药投入酒中,密封瓶口。用糠火烧一昼夜,待酒冷却后打开。常常饮酒一杯,不令酒气断绝。经过三五日后,经常揽镜自照,查看瘿瘤大小,感觉瘿瘤消失即停止饮用,否则能使人颈项变细。刘禹锡《传信方》也记录了它的疗效,说药方得之于邕州从事张岧。张岧亲眼见到有效,再经过试验,其效如神。刘禹锡的药方与孙思邈的大致相同,只稍有不同,是烧酒时待酒香外出,瓶头有水珠附着时即住火,不必烧一夜,火力不可过猛。

【**解读**】黄药子为薯蓣科植物黄独的块茎,主产于湖北、湖南、江苏等地,苏颂认为以产于重庆万州的为道地药材,品质最佳。黄药子味苦,性寒,有毒,功能化痰软坚、散结消瘿,故可用于治疗瘿瘤。但本品有毒,不宜过量服用。若多服、久服可引起腹痛、呕吐、腹泻等消化道反应,并对肝肾有一定损害,故脾胃虚弱及肝肾功能不全者慎用。

2. 众人病瘿

【出处】《本草纲目·卷21·干苔·发明》

【原文】时珍曰:洪氏《夷坚志》云:河南一寺僧尽患瘿疾。有洛阳僧共寮,每食取苔脯同餐。经数月,僧项赘皆消。乃知海物皆能除是疾也。

【译文】李时珍说:洪迈《夷坚志》记载:河南一个寺庙里的僧人全都患有瘿疾。有一个从洛阳来的僧人与他们共住一屋,每次吃饭时则取出苔脯(水苔晒干为脯)一起食用。经过几个月后,僧人项下的赘瘤全部消失。这才知道海产物品都能治疗瘿瘤。

【解读】干苔,为石莼科植物浒苔、条浒苔、扁浒苔、缘管浒苔等的藻体,生长于风浪平静的内湾、中潮带滩涂或石沿中,或在平静的内湾泥底滩涂上。功能软坚散结、化痰消积、解毒消肿,可用于治疗瘿瘤、瘰疬、烦热鼻衄等病症。海产物品富含碘元素,故可用于治疗缺碘所致的瘿瘤。

3. 腋下瘤瘿

【出处】《本草纲目·卷28·败瓢·附方》

【原文】腋下瘤瘿:用长柄茶壶卢烧存性,研末搽之,以消为度。一府校老妪右腋生一瘤,渐长至尺许,其状如长瓠子,久而溃烂。一方士教以此法用之,遂出水,消尽而愈。《濒湖集简方》。

【译文】腋下瘤瘿:用长柄茶壶卢烧存性,研为细末,外涂,以消为度。一府校老妇人右腋下生一瘤,逐渐长到尺许大,其形状像长瓠子,时间久了开始溃烂。有一方士教她使用此法,于是瘤中出水,瘤逐渐消失而愈。(《濒湖集简方》)

【解读】瓢,即葫芦从中剖开,去除瓢及子。本品入药以年久者为佳,故用败瓢。此案医理难明,留存以备考。

（六）癥 瘕 积 聚

1. 癥癖腹胀

【出处】《本草纲目·卷14·荆三棱·发明》

【原文】按戴原礼《证治要诀》云：有人病癥癖腹胀，用三棱、莪茂，以酒煨煎服之，下一黑物如鱼而愈也。

【译文】明代戴原礼《证治要诀》记载：有一人患癥癖腹胀，取三棱、莪术，用酒煨煎后服用，泻下一个像鱼的黑色之物而病愈。

【解读】癥癖，是指腹中集聚而成的痞块。三棱、莪术均具有破血行气、消积止痛之功，三棱偏于破血，莪术偏于破气，皆能破血散瘀、消癥化积，故能用于癥瘕积聚的治疗。

2. 卒暴癥块

【出处】《本草纲目·卷16·蒴藋·附方》

【原文】卒暴癥块，坚如石，作痛欲死：取蒴（shuò）藋（diào）根一小束。洗净细擘，以酒二升，渍三宿，温服五合至一升，日三服。若欲速用，于热灰中温出药味服之。此方无毒，已愈十六人矣，神验。药尽再作之。《古今录验》。

【译文】突然暴生癥块，坚硬如石，疼痛欲死：取蒴藋根一小把，清洗干净，切细，用酒二升，浸泡三夜，温服五合到一升，每日服三次。如果想要快速服用，可将盛酒的酒杯放在热灰中稍微加热，闻到药味，即可服用。此方无毒，已经治愈了十六人，有神奇的效验。药服完后再制作。（《古今录验》）

【解读】蒴藋味酸，性温，有毒，黄元御《长沙药解·卷二·蒴藋》云："蒴藋辛凉清利，善行凝瘀，而通血脉。其诸主治，疗水肿，逐湿痹，下癥块，破瘀血，洗隐疹风瘙，敷脚膝肿痛。"将其制成药酒服用，破血通经之功尤著，故可用于治疗癥块属于血瘀者。

3. 癥瘕腹痛

【出处】《本草纲目·卷50·马·白马溺·发明》

【原文】时珍曰:马尿治癥瘕有验。按祖台之《志怪》云:昔有人与其奴皆患心腹痛病。奴死剖之,得一白鳖,赤眼仍活。以诸药纳口中,终不死。有人乘白马观之,马尿堕鳖而鳖缩。遂以灌之,即化成水。其人乃服白马尿而疾愈。此其征效也。反胃亦有虫积者,故亦能治之。

【译文】李时珍说:马尿治疗腹中结块有效。据祖台之《志怪》记载:以前有一人和他的仆人都患心腹痛病。仆人病死,剖开其腹部,得一白鳖,眼为红色,仍然活着。将各种药物放入白鳖口中,始终不死。有人骑白马观看,马尿坠落鳖上而鳖往后缩。于是用马尿灌入白鳖口中,白鳖即化成水。于是奴仆的主人服用白马尿而病愈。这是马尿的效验。反胃也有因虫积而致,所以也能用马尿治疗。

【解读】马尿味辛,性微寒,能破癥瘕积聚,故可用于治疗癥瘕。古代交通闭塞,物质匮乏,故凡有益于疾病者,虽至贱至微、至秽至陋之物,亦笔之于书,希冀救人性命于万一。不可一见医书载有治病使用秽浊之物,便认为中医不科学。

4. 食鸡成瘕

【出处】《本草纲目·卷14·苏·正误》

【原文】颂曰:苏主鸡瘕,《本经》不著,南齐褚澄治李道念食白瀹(yuè)鸡子成瘕,以苏煮服,吐出鸡雏而愈也。时珍曰:按《南齐书》,褚澄所用者蒜也,非苏也。盖二字相似,誊录误耳,苏氏欠考矣。详见蒜下。

【译文】苏颂说:苏主治鸡瘕,《神农本草经》没有记载,南齐褚澄治疗李道念食用白瀹鸡子成瘕,用苏煮后服用,吐出雏鸡(刚孵出的鸡)而病愈。李时珍说:据《南齐书》记载,褚澄用的蒜,不是苏。可能是二字字形相似,抄写时出现错误,苏颂的说法欠考证。

【解读】鸡瘕,腹中结块如鸡状。大蒜能解毒杀虫,李时珍认为大蒜

"其气熏烈,能通五脏,达诸窍,去寒湿,辟邪恶,消痈肿,化癥积肉食,此其功也"。紫苏功能宽中除胀、和胃止呕。两者功效相较,李道念所服当为大蒜。

5. 食鸭成瘕

【出处】《本草纲目·卷23·秫·发明》

【原文】《异苑》云:宋元嘉中,有人食鸭成癥瘕。医以秫米研粉调水服之。须臾烦躁,吐出一鸭雏而瘥也。《千金方》治食鸭肉成病,胸满面赤,不能食,以秫米汤一盏饮之。

【译文】南朝刘敬叔《异苑》记载:刘宋元嘉年间,有一人因吃鸭而患癥瘕。医生用秫米研成细粉,水调服用。片刻之间即感觉到烦躁不安,吐出一个类似刚孵出的幼鸭而病愈。《千金方》治疗吃鸭肉而生病,胸部胀满,面部红赤,不能饮食,用秫米汤一盏饮服。

【解读】患者因吃鸭而患瘕病。巢元方《诸病源候论·卷之十九·瘕病候》:"瘕病者,由寒温不适,饮食不消,与脏气相搏,积在腹内,结块瘕痛,随气移动是也。言其虚假不牢,故谓之为瘕也。"秫米味甘,性微寒,功能去除寒热,通利大肠,使积滞得去,则瘕病自消。

6. 食米成瘕

【出处】《本草纲目·卷48·鸡·屎白·附方》

【原文】食米成瘕:好食生米,口中出清水。以鸡矢同白米各半合,炒为末,以水一钟调服。良久,吐出如米形,即瘥。昔慎道恭病此,饥瘦如劳,蜀僧道广处此方而愈。《医说》。

【译文】喜好吃米,虫积成瘕:喜好吃生米,口中吐清水。取鸡屎、白米各半合,炒后研为细末,用水一钟调服。稍久,吐出虫像米的形状,病即愈。以前慎道恭患此病,身体瘦削,如患痨病,四川有一僧人,名道广,用此方治疗而愈。(《医说》)

【解读】患者喜好吃生米,故用白米同鸡屎白炒,以之为向导。虫积成瘕,鸡屎白能下气消积,故能消虫积。

7. 鳖瘕疼痛

【出处】《本草纲目·卷44·鰕·附方》

【原文】鳖瘕疼痛:《类编》云:陈拱病鳖瘕,隐隐见皮内,痛不可忍。外医洪氏曰:可以鲜虾作羹食之。久久痛止。明年又作,再如前治而愈,遂绝根本。

【译文】鳖瘕疼痛:《类编》记载:陈拱腹中有一瘕结,形状像鳖,皮下隐隐可见,疼痛不能忍受。外科医生洪氏说:可以用鲜虾制成汤来食用。长时间食用后,疼痛止住。第二年再次发作,再用前面的治法而病愈,最后去掉了病根。

【解读】巢元方《诸病源候论·卷之十九·癥瘕病诸候·鳖瘕候》:"鳖瘕者,谓腹中瘕结如鳖状是也。"本病有食鳖触冷不消而生者,亦有食诸杂冷物变化而作者,皆由脾胃气弱,遇冷即不能克消所致。虾味甘性温,功能补肾壮阳,肾阳为一身阳气之根本,肾阳补则脾阳复,脾胃运化有权则瘕聚消。

8. 一切壅滞

【出处】《本草纲目·卷17·大黄·附方》

【原文】一切壅滞:《经验方》治风热积壅,化痰涎,治痞闷,消食,化气导血。用大黄四两,牵牛子半炒半生四两,为末,炼蜜丸如梧子大。每服十丸,白汤下,并不损人。如要微利,加一二十丸。《卫生宝鉴》用皂荚熬膏和丸,名坠痰丸,又名全真丸。金宣宗服之有验,赐名保安丸。

【译文】一切壅滞:《经验方》用来治疗风热壅积,功能化痰涎,治痞闷,消宿食,化气导血。用大黄四两,牵牛子(半炒半生)四两,研为细末,炼蜜为丸,如梧桐子大小。每次服用十丸,白开水送下,虽然是下利之药,但并不耗损人的正气。如果需要轻微下利,加服一二十丸。《卫生宝鉴》用皂荚熬膏和丸,名坠痰丸,又名全真丸。金宣宗服用后有效,赐名为保安丸。

【解读】大黄苦寒沉降,具有泻下通便、导湿热外出之功;牵牛子苦寒,其性降泄,能通利二便以排泄水湿。二药合用,能使体内壅滞之邪从二便排出。炼蜜为丸者,以蜜能缓和药性,不使攻逐过于峻猛。皂角能祛顽痰,

《卫生宝鉴》用皂荚熬膏和丸,可增强祛痰之效。

9. 痃癖内灸

【出处】《本草纲目·卷26·葫·发明》

【原文】藏器曰:昔有患痃癖者,梦人教每日食大蒜三颗。初服遂至瞑眩吐逆,下部如火。后有人教取数片,合皮截却两头吞之,名曰内灸,果获大效也。

【译文】陈藏器说:过去有人患痃癖,梦见有人教他每日食用大蒜三颗。开始服用时,头晕目眩,胃气上逆而呕吐,身体下半部如火灼。后来有人教他取用大蒜数瓣,连皮切去两头吞服,名为内灸,果然取得很好的疗效。

【解读】痃癖,是指脐腹偏侧或胁肋部时有筋脉攻撑急痛的病症。本病多因气血不和,经络阻滞,食积寒凝所致。大蒜味辛性温,能消寒凝积滞,故服之有效。

10. 脾之冷积

【出处】《本草纲目·卷30·橘·发明》

【原文】按方勺《泊宅编》云:橘皮宽膈降气,消痰饮,极有殊功。他药贵新,惟此贵陈。外舅莫强中令丰城时得疾,凡食已辄胸满不下,百方不效。偶家人合橘红汤,因取尝之,似相宜,连日饮之。一日忽觉胸中有物坠下,大惊目瞪,自汗如雨。须臾腹痛,下数块如铁弹子,臭不可闻。自此胸次廓然,其疾顿愈,盖脾之冷积也。其方:用橘皮去穰一斤,甘草、盐花各四两,水五碗,慢火煮干,焙研为末,白汤点服。名二贤散,治一切痰气特验。

【译文】据方勺《泊宅编》记载:橘皮能宽膈降气,消痰饮,有特殊的功效。其他的药以新鲜的为好,只有此药以陈久的为好。岳父莫强中在丰城任县令时患病,每次进食后则感到胸部胀满,食物不往下行,多方治疗无效。偶然有一次家人制作橘红汤,取来品尝,似乎与病相适宜,于是每日饮用。一日忽然觉得胸中有物坠下,十分惊讶,瞪大眼睛,汗出如雨。片刻后感到腹痛,泻下几块像铁弹子一样的东西,臭不可闻。自此以后,胸满尽除,他的病随即痊愈。他患的病大概是脾脏的冷积所致。药方的组成:用橘皮(去瓤)一斤,甘草、盐花各四两,用水五碗,小火煮干,焙干,研为细末,白开水点服。此方名二贤散,用于治疗一切痰气病,效果特别好。

【解读】脾之冷积:由于多食寒凉之物,伤脾胃之阳,使脾胃运化功能失职,导致寒痰冷饮停积于内,积久而成有形之物,阻滞气机运行,而呈现胸部胀满等症。陈皮辛行温通,有行气止痛、健脾和中之功效,因其苦温而燥,故寒湿中阻之气滞最为适宜;甘草味甘,善入中焦,具有补益脾气之功,兼能祛痰;盐花味咸,咸能软坚,能化寒痰冷饮之积。三者伍用,日日饮服,可使冷积得消,宿疾得愈。

11. 楚王吞蛭

【出处】《本草纲目·卷40·水蛭·发明》

【原文】弘景曰:楚王食寒菹,见蛭吞之。果能去结积,虽曰阴祐,亦是物性兼然。藏器曰:此物难死,故为楚王之病也。时珍曰:按贾谊《新书》云:楚惠王食寒菹得蛭,恐监食当死,遂吞之,腹有疾而不能食。令尹曰;天道无亲,惟德是辅。王有仁德,病不为伤。王果病愈。此楚王吞蛭之事也。王充《论衡》亦云:蛭乃食血之虫,楚王殆有积血之病,故食蛭而病愈也。与陶说相符。

【译文】陶弘景说:楚惠王吃腌渍的蔬菜时,发现菜里有水蛭,便吞入腹中。水蛭真的能去结聚积滞,虽然说是暗地里有神灵相助,但也是药物的性能同时起作用才会这样。陈藏器说:水蛭很难死掉,所以导致楚王生病。李时珍说:据贾谊《新书》记载:楚惠王吃腌渍的蔬菜时,发现菜里有水蛭,担心监督烹调食物的官员会被处死,于是将水蛭吞入腹中,后来楚惠王腹中生病而不能饮食。令尹说:上天公正无私,没有亲疏之分,但总是帮助品德高尚的人。大王待人宽厚而好施恩德,疾病伤害不到您。后来,楚王的病果然痊愈。这就是楚王吞蛭的故事。王充《论衡》也说:水蛭是吸血之虫,楚王可能有积血之病,所以吃水蛭而病愈。这与陶弘景的说法相符合。

【解读】水蛭生命力很强,吃进去后会寄生于人体消化道,所以楚惠王食用水蛭后生病。水蛭咸苦入血,功能破血通经、逐瘀消癥,可能是楚惠王腹中原来已有癥瘕积聚,水蛭刚好可以治疗他的宿疾,所以楚惠王最终病愈。

（七）内 伤 发 热

1. 骨蒸劳热

【出处】《本草纲目·卷9·石膏·发明》

【原文】初虞世《古今录验方》，治诸蒸病有五蒸汤，亦是白虎加人参、茯苓、地黄、葛根，因病加减。王焘《外台秘要》，治骨蒸劳热久嗽，用石膏文如束针者一斤，粉甘草一两，细研如面，日以水调三四服。言其无毒有大益，乃养命上药，不可忽其贱而疑其寒。《名医录》言，睦州杨士丞女，病骨蒸内热外寒，众医不瘥，处州吴医用此方而体遂凉。愚谓此皆少壮肺胃火盛，能食而病者言也。若衰暮及气虚血虚胃弱者，恐非所宜。广济林训导年五十，病痰嗽发热。或令单服石膏药至一斤许，遂不能食，而咳益频，病益甚，遂至不起。此盖用药者之瞀瞀也，石膏何与焉。

【译文】唐代甄权《古今录验方》，治疗各种蒸病有五蒸汤，也是用白虎汤加人参、茯苓、地黄、葛根，随病加减。唐代王焘《外台秘要》，治骨蒸劳热久嗽，用石膏（纹理如针簇状）一斤，粉甘草一两，细研如面，每日用水调匀，服三四次。认为石膏无毒而有大益，是保养性命的上等药材，不可因价钱便宜而忽略它，也不可疑其性寒而不使用。《名医录》记载：睦州杨士丞的女儿，患骨蒸劳热、内热外寒之病，众医诊疗不愈，处州一位姓吴的医生用此方，服后热退身凉，病乃痊愈。我认为这都是针对年轻强壮之人，肺胃火盛、胃强能食而患病的人说的。如果是年老体衰及气虚血虚胃弱的人，恐非所宜。广济县林训导，五十岁，患咳嗽吐痰，兼有发热之病。有人令他单独服用石膏达一斤左右，即不能食，而咳嗽更为频繁，病情更加严重，遂至病不能愈。这是用药的人愚昧无知，与石膏有什么关系呢？

【解读】北宋初虞世所著为《古今录验养生必用方》，此处作者与书名引用有误。因为唐代王焘《外台秘要·卷十三》引《古今录验》用五蒸汤治疗此病，即白虎汤加人参、茯苓、地黄、葛根、竹叶、黄芩，较文中之方仅多竹叶、黄芩，高度相似，出现缺漏可能是笔误。甄权的生活年代早于王焘，甄权著有《古今录验方》,王焘写书只能引用唐代甄权的,而不可能引用北宋初虞世的。所以判断出作者与书名不一致。

蒸病,为病名,以潮热、虚弱、消瘦为常见症候,因其热自内向外蒸发而名。病属虚劳范畴,也称劳蒸。蒸病有五蒸、二十三蒸之分,以骨蒸为多见,故蒸病又称骨蒸。蒸病多由阴液耗伤、虚火内灼所致,其治宜滋阴清热,可用秦艽鳖甲散、青蒿鳖甲汤治疗。

白虎汤具有清气分热、清热生津之功效。方中石膏辛甘大寒,入肺胃二经,功善清解,透热出表,以除阳明气分之热;知母苦寒质润,一助石膏清肺胃热,一能滋阴润燥。佐以粳米、炙甘草益胃生津。《古今录验方》用白虎汤为基础方,增加药味以增强药力。白虎汤中缺少补气之药,故加人参补气又能生津;恐知母滋阴润燥之力不足,故加生地黄滋阴养血;粳米、炙甘草补益脾胃,恐有碍运化,又加茯苓健脾渗湿;又加入葛根助石膏解肌退热,且兼能生津止渴。《外台秘要》仅用石膏、甘草二味药,组方尚欠周全。

石膏具有大寒之性,大剂量的服用能耗伤脾胃阳气,身体强壮、肺胃火盛的人可以承受,但年老体衰、脾胃虚弱的人不可久服多服,否则中阳耗伤,病情愈加严重。

2. 热蒸如燎

【出处】《本草纲目·卷52·人尿·发明》

【原文】震亨曰:小便降火甚速。常见一老妇,年逾八十,貌似四十,询其故。常有恶病,人教服人尿,四十余年矣,且老健无他病,而何谓之性寒不宜多服耶? 凡阴虚火动,热蒸如燎,服药无益者,非小便不能除。

【译文】朱丹溪说:小便降火最为迅速。曾经看见一年老的妇女,年龄超过八十岁,而相貌如同四十岁,向她询问缘由。她说她曾经患有久治难愈的病,有人教她服用人尿,已经四十多年了,年老身健且无他病,为何说人尿性寒不适宜多服呢? 凡是阴虚火动,热气蒸腾皮肤如火燎,服药没有效果的,只有服用小便才能病除。

【解读】李时珍说:"小便性温不寒,饮之入胃,随脾之气上归于肺,下通水道而入膀胱,乃其旧路也。故能治肺病,引火下行。"人尿,入药以童男为佳,功能明目润肤、活血化瘀、滋阴降火。故凡阴虚火动之病,用之可滋养阴液,引火下行。

3. 骨蒸发热

【出处】《本草纲目·卷 52·人尿·附方》

【原文】骨蒸发热:三岁童便五升,煎取一升,以蜜三匙和之。每服二碗,半日更服。此后常取自己小便服之,轻者二十日,重者五十日瘥。二十日后,当有虫如蛐蜒,在身常出。十步内闻病人小便臭者,瘥也。台州丹仙观道士张病此,自服神验。孟诜《必效方》。

【译文】骨蒸发热:取三岁小孩的童便五升,煎取一升,用蜜三匙搅匀。每次服用两碗,半日后再服。自此以后,经常取自己的小便服用,病情轻者二十日愈,病情重者五十日愈。二十日后,当有像蛐蜒的虫,在身体上经常出没。十步之内闻到病人身上有小便臭味,病即痊愈。台州丹仙观一姓张的道士患此病,自己服用此方,非常有效。(孟诜《必效方》)

【解读】"骨",深层之义;"蒸",熏蒸之义。"骨蒸",即是形容阴虚潮热的热气自里透发而出。本病多由久病阴虚所致,治宜滋阴降火。童子尿具有滋阴降火之功,坚持服用,可愈此疾。

(八) 虚　　劳

1. 早衰齿落

【出处】《本草纲目·卷 11·石硫黄·发明》

【原文】《类编》云:仁和县一吏,早衰齿落不已。一道人令以生硫黄入猪脏中煮熟捣丸,或入蒸饼丸梧子大,随意服之。饮啖倍常,步履轻捷,年逾九十,犹康健。后醉牛血,遂洞泄如金水,尫悴而死。内医官管范云:猪肪能制硫黄,此用猪脏尤妙。王枢使亦常服之。

【译文】《类编》记载:仁和县有一小吏,病早衰而牙齿脱落不已。有一道士教他将生硫黄放入猪的内脏中煮熟,捣烂为丸,或入蒸饼为丸,如梧桐子大小,随意服用。小吏服用后饮食量增,倍于平常,步履轻捷,活到九十多岁,身体尚且健康。后来食用牛血,遂病腹泻,泻下物如金水,身体瘦弱憔悴而死。宫内的医官管范说:猪的脂肪能减轻硫黄的毒性,此处用猪的内脏更好。王枢使也经常服用。

【解读】肾主骨,齿为骨之余,早衰而牙齿脱落,乃是肾虚。肾阳为一身阳气的根本,对人体各脏腑组织的功能起推动、温煦作用,肾阳亏虚,则各脏腑功能减弱,出现早衰。李时珍说:"硫黄秉纯阳之精,赋大热之性,能补命门真火不足。"硫黄补火助阳,使火能暖土,则脾胃健运,故食量增加,气血有生化之源,故寿至高龄,身体健康。

2. 筋病损伤

【出处】《本草纲目·卷18·旋花·发明》

【原文】时珍曰:凡藤蔓之属,象人之筋,所以多治筋病。旋花根细如筋可啖,故《别录》言其久服不饥。时珍自京师还,见北土车夫每载之。云暮归煎汤饮,可补损伤。则益气续筋之说,尤可征矣。

【译文】李时珍说:凡是藤蔓之类的植物,像人的筋,所以多用来治疗筋病。旋花根细长如筋,可以食用,所以《名医别录》说长时间服用旋花根,可以使人不感到饥饿。我从京城回来的路上,看见北方的车夫都载有此物,说晚上回家煎汤饮服,可以补益虚损劳伤。旋花根益气续筋的说法,尤可作为验证。

【解读】旋花根,为旋花科植物旋花的根,味甘、微苦,性温,功能益气补虚、续筋接骨、解毒杀虫。李时珍根据自己的见闻,印证了旋花根的益气续筋之功。同时,也反映了李时珍撰写本草的求实精神。

（九）痹　　病

1. 全身疼痛

【出处】《本草纲目·卷13·延胡索·发明》

【原文】按方勺《泊宅编》云:一人病遍体作痛,殆不可忍。都下医或云中风,或云中湿,或云脚气,药悉不效。周离亨言:是气血凝滞所致。用玄胡索、当归、桂心等分,为末,温酒服三四钱,随量频进,以止为度,遂痛止。盖玄胡索能活血化气,第一品药也。其后赵待制霆因导引失节,肢体拘挛,亦用此数服而愈。

【译文】北宋方勺《泊宅编》记载:一人病全身疼痛,病情危急,不能忍受。京城里的医生有的说是中风,有的说是中湿,有的说是脚气病,用药都没有效果。周离亨说:这是气血凝滞所致。用延胡索、当归、桂心等份,研为细末,温酒送服三四钱,随量频服,以痛止为度,病乃痊愈。延胡索功能活血化气,是第一品药。后来待制(官名)赵霆因为导引节序失常,导致肢体拘挛,也用此方,服数次而愈。

【解读】气血凝滞,阻滞经络,导致气机不畅,不通则痛。李时珍说:"延胡索,能行血中气滞,气中血滞,故专治一身上下诸痛,用之中的,妙不可言。盖延胡索活血化气,第一品药也。"当归辛温,为活血行瘀之要药;血得温则行,得寒则凝,故用桂心温经通络。三药合用,共奏行气活血之效。

2. 历节风痛

【出处】《本草纲目·卷18·南藤·附录》

【原文】时珍曰:杨倓(tán)《家藏经验方》,有烈节酒,治历节风痛。用烈节、松节、牛膝、熟地黄、当归各一两,为粗末,绢袋盛之,以无灰酒二百盏,浸三日。每用一盏,入生酒一盏,温服。表弟武东叔,年二十余,患此痛不可忍。涪(fú)城马东之,以此治之而安。

【译文】李时珍说:杨倓《杨氏家藏方》记载有烈节酒,能治疗历节风痛。用烈节、松节、牛膝、熟地黄、当归各一两,研为粗末,绢袋盛装,用无灰酒二百盏,浸泡三日。每次取用一盏,兑入生酒一盏,温服。表弟武东叔,年二十余岁,患此病,疼痛不可忍受。涪城马东之,使用此方治疗而病愈。

【解读】《圣济总录·诸风门·历节风》:"历节风者,由血气衰弱,为风寒所侵,血气凝涩,不得流通关节,诸筋无以滋养,真邪相搏,所历之节,悉皆疼痛,故为历节风也。痛甚则使人短气汗出,肢节不可屈伸。"本病以关节红肿、疼痛剧烈、不能屈伸为特点,多由肝肾不足而感受风寒湿邪,入侵关节、积久化热,气血郁滞所致。方中当归辛行温通,为活血行气之要药;熟地黄甘温质润,养血补虚、填精益髓。二药伍用,补血活血,以达"治风先治血,血行风自灭"之效。牛膝既能补益肝肾、强筋健骨,又能祛除风湿;烈节、松节辛散温通,能祛风湿、通经络而止痛;酒行药势,为诸药之向导。诸药合用,共奏补肝肾、强筋骨、祛风湿、通经络、止疼痛之功。此方用药面面俱到,故历节风患者服之有效。

3. 风湿痹痛

【出处】《本草纲目·卷20·白龙须·发明》

【原文】时珍曰:《保寿方》云:成化十二年,卢玄真道士六十七岁,六月偶得瘫痪,服白花蛇丸,牙齿尽落。三年扶病入山,得此方,服百日,复旧,寿至百岁乃卒。凡男妇风湿腰腿痛,先服小续命汤及渗湿汤后,乃服此。凡女人产后腰腿肿痛,先服四物汤二服,次日服此。若瘫痪年久,痰老气微者,服前药出汗,三日之后,则日服龙须末一分,好酒下。隔一日服二分,又隔一日服三分,又隔一日服四分,又隔一日服五分。又隔一日,复从一分起,如前法,周而复始。至月余,其病渐愈。谓之升阳降气,调髓蒸骨,追风逐邪,排血安神。忌房事、鱼、鹅、鸡、羊、韭、蒜、虾、蟹及寒冷动风之物。又不可过饮酒及面食,只宜米粥蔬菜。

【译文】李时珍说:《保寿方》记载:明代成化十二年,卢玄真道士六十七岁,六月时偶得瘫痪,服用白花蛇丸,牙齿全部掉完。三年后抱病进入山中,得到此方,服用百日,身体恢复健康,活到一百岁才死。凡是男人、妇女患风湿,腰腿疼痛,先服小续命汤及渗湿汤后,再服此药。凡是女人产后腰腿肿痛,先服四物汤两剂,次日服此药。如果瘫痪年久,痰老气微者,服前药出汗,三日之后,则每日服用龙须末一分,用好酒送下。隔一日服二分,又隔一日服三分,又隔一日服四分,又隔一日服五分。又隔一日,再从一分服起,如前法,周而复始。服至一个多月后,其病渐愈。此药能升阳降气,调髓蒸骨,追风逐邪,排血安神。忌房事、鱼、鹅、鸡、羊、韭、蒜、虾、蟹及寒冷动风之物。又不可过多饮酒及食用面食,只宜吃米粥蔬菜。

【解读】风、寒、湿三气杂至,合而为痹。故一般风湿患者,先服小续命汤发散风寒,再服渗湿汤祛除湿邪,最后服用白龙须末。妇女产后为血虚之体,故先服四物汤补血养血,再服用白龙须末。

白龙须味辛,性温,有毒,具有祛风除湿、活血散瘀、通络止痛的功效,可以用来治疗各种风湿腰腿疼痛。本品为攻逐之药,不具补益之性,腰腿疼痛属实证者适合服用,属肝肾亏虚者则不宜服用。本品有毒,故用量不宜太大。

4. 风热臂痛

【出处】《本草纲目·卷36·桑·枝·附方》

【原文】风热臂痛:桑枝一小升切炒,水三升,煎二升,一日服尽。许叔微云:常病臂痛,诸药不效,服此数剂寻愈。观《本草切用》及《图经》言其不冷不热,可以常服;抱朴子言一切仙药,不得桑枝煎不服,可知矣。《本事方》。

【译文】风热所致的手臂疼痛:桑枝一小升,切细,炒,加水三升,煎取二升,一日服完。许叔微说:经常患臂痛,各种药都没有效果,服用此方数剂即愈。查看《本草切用》和《本草图经》记载桑枝的药性不冷不热,可以经常服用;葛洪说一切神仙所制的不死之药,不用桑枝煎则不服用,从这即可测知它的功效。(《普济本事方》)

【解读】桑枝性平,祛风湿而善达四肢经络,能通利关节,尤宜于风湿热痹,肩臂、关节酸痛麻木者。许叔微患手臂疼痛,服此方数剂而愈,可见其疗效之速。

5. 风痹髀痛

【出处】《本草纲目·卷48·鸡·屎白·发明》

【原文】按《范汪方》云:宋青龙中,司徒吏颜奋女苦风疾,一髀偏痛。一人令穿地作坑,取鸡屎、荆叶然之,安胫入坑熏之,有长虫出,遂愈也。

【译文】据《范汪方》云:魏明帝曹叡青龙年间,司徒吏(魏晋时期官职)颜奋的女儿患风痹,一侧大腿疼痛。有一人让她在地上挖一坑,将鸡屎、荆叶放入坑中,点燃,然后将小腿放入坑中熏蒸,有一长虫爬出,病即痊愈。

【解读】张子和《儒门事亲·卷三·虫之生湿热为主诀二十八》:"然虫之变,不可胜穷,要之皆以湿热为主。"患者用药物熏蒸后有长虫爬出,说明患者之病是由湿热所致。方中荆叶能化湿除热、杀虫止痒,鸡屎能下气消积,两者伍用,可使湿热清除,而病得愈。

6. 颈项强急

【出处】《本草纲目·卷30·木瓜·附方》

【原文】项强筋急,不可转侧,肝、肾二脏受风也。用宣州木瓜二个取盖去瓤,没药二两,乳香二钱半,二味入木瓜内缚定,饭上蒸三四次,烂研成膏。每用三钱,入牛地黄汁半盏,无灰酒二盏,暖化温服。许叔微云:有人患此,自午后发,黄昏时定。予谓此必先从足起。少阴之筋自足至项。筋者肝之合。今日中至黄昏,阳中之阴,肺也。自离至兑,阴旺阳弱之时。故《灵宝毕法》云:离至乾,肾气绝而肝气弱。肝、肾二脏受邪,故发此时。予授此及都梁丸服之而愈。《本事方》。

【译文】颈项强急,不能左右转侧,这是肝、肾二脏受风所致。用宣州木瓜两个取盖去瓤,没药二两,乳香二钱半,两味药放入木瓜中,将盖盖上,然后绑定,放在饭上蒸三四次,捣烂研成膏状。每次用三钱,加入生地黄汁半盏,无灰酒二盏,加热至药化开,趁温服用。许叔微说:有人曾经患此病,午后时发作,黄昏时停止。我认为这种病发作时必然先从足起。足少阴之筋,起于足,上至项。筋者,肝之合。日中至黄昏,属于阳中之阴,五脏中与肺相配属。自离至兑,是阴气旺盛阳气衰弱之时。所以《灵宝毕法》说:自离至乾,肾气衰绝而肝气虚弱。肝、肾二脏受邪,故病发于此时。我给予患者服用此方及都梁丸,病即痊愈。(《普济本事方》)

【解读】肾足少阴之筋上至于项,肝主筋,患者颈项强急,当为肝肾二脏感受风湿之邪所致。风为百病之长,湿邪以之为先导,方中都梁丸,即是一味白芷,功能祛风、散寒、止痛;《素问·至真要大论》云"诸痉项强,皆属于湿",方中木瓜味酸入肝,益筋和血,善舒筋活络,且能祛湿除痹,尤其擅长治疗筋脉拘挛;风湿阻滞经络,致气血不得流通而强急,故将乳香、没药二药并用,其为宣通脏腑、流通经络之要药,有通气活血之力,善治各种风寒湿痹;风湿之邪久郁,必有伏热,故用性寒之生地黄以反佐。饭上蒸者,有补益胃气之功;入酒饮者,有增强活血之能。使风湿得祛,经络得通,则颈项自能转侧自如。

7. 手足不遂

【出处】《本草纲目·卷18·威灵仙·发明》

【原文】颂曰:唐贞元中,嵩阳子周君巢作《威灵仙传》,云:威灵仙去众风,通十二经脉,朝服暮效。疏宣五脏冷脓宿水变病,微利,不泻人。服此四肢轻健,手足微暖,并得清凉。先时,商州有人病手足不遂,不履地者数十年。良医殚技莫能疗。所亲置之道旁,以求救者。遇一新罗僧见之,告曰:此疾一药可活,但不知此土有否? 因为之入山求索,果得,乃威灵仙也。使服之,数日能步履。其后山人邓思齐知之,遂传其事。

【译文】苏颂说:唐代贞元年间,嵩阳子周君巢作《威灵仙传》,说:威灵仙能去诸风,通十二经脉,早上服用,晚上收效。有宣通五脏的功能,能祛除腹内痰水久积而衍生的疾病,能致微微下利,但不大泻伤人。服此药后四肢轻健,手足微暖,并得清凉。以前,商州有一人病手足不遂,不能下地行走已经几十年了。良医竭尽所能也不能治疗。亲人将他放置在路旁,向过往的路人乞求救治的方法。一新罗僧人看见后,告诉他说:这病有一种药可以救治,但是不知道这里有没有? 于是替他进入山中寻找,果然寻得,即是威灵仙。让病人服用,数日后即能走路。后来,山中隐士邓思齐知道了这件事,于是流传开来。

【解读】以药测证,患者所患之病当属风湿痹证。风湿痹阻经络,导致肢体筋脉得不到正常濡养而活动不利。威灵仙辛散温通,性猛善走,通行十二经,既能祛风湿,又能通经络而止痛,为治疗风湿痹痛要药。凡风湿痹痛,肢体麻木,筋脉拘挛,屈伸不利,无论上下皆可应用。用威灵仙治疗患者之疾,药证相符,故病得愈。

笔者临床亦用大剂量的威灵仙治疗颈椎、腰椎疾病,疗效颇佳,经验方如下：

颈椎病，凡舌苔薄白或薄黄者，皆可服用：柴胡 10g，黄芩 10g，法半夏 10g，葛根 30g，桂枝 10g，白芍 10g，威灵仙 30g，络石藤 10g，海风藤 10g，鸡血藤 30g，钩藤 15g，当归 10g，川芎 10g。头晕者，加天麻 15g；欲吐者，加竹茹 10g；疼痛较甚者，加土鳖虫 10g；乏力者，加黄芪 30g。

腰椎病，凡舌苔淡黄厚腻者，皆可服用：苍术 10g，黄柏 10g，薏苡仁 30g，川牛膝 15g，地龙 10g，秦艽 10g，威灵仙 30g，滑石 20g，苍耳子 10g，络石藤 10g，海风藤 10g，鸡血藤 30g。便秘者，加虎杖 20g；乏力者，加黄芪 30g；腹胀者，加炒莱菔 15g；疼痛较甚者，加土鳖虫 10g、蜈蚣 2 条。

八、妇科病案

（一）月 经 诸 症

1. 女子痛经

【出处】《本草纲目·卷14·积雪草·附方》

【原文】女子少腹痛：颂曰：《天宝单行方》云：女子忽得小腹中痛，月经初来，便觉腰中切痛连脊间，如刀锥所刺，不可忍者。众医不别，谓是鬼疰，妄服诸药，终无所益。其疾转增。审察前状相当，即用此药。其药夏五月正放花时，即采暴干，捣筛为糁（shēn）。每服二方寸匕，和好醋二小合，搅匀，平旦空腹顿服之。每旦一服，以知为度。如女子先冷者，即取前药五两，加桃仁二百枚，去皮尖，熬捣为散，以蜜为丸如梧子大。每旦空腹以饮及酒下三十丸，日再服，以愈为度。忌麻子、荞麦。《图经本草》方。

【译文】女子少腹疼痛：苏颂说：《天宝单行方》记载：女子忽然小腹中疼痛，月经初来，便觉腰中极为疼痛并连及背脊，呈针刺样疼痛，不可忍受的，大多数医生不加分别，认为是鬼疰，胡乱地给予各种药物服用，始终没有疗效，病情反而加重。审察前面的症状与积雪草的主治功效相当，即用积雪草治疗。夏天五月积雪草正开花时，采取晒干，捣细过筛如米粒大小。每次服用二方寸匕，和好醋二小合，搅拌均匀，清晨空腹一次服完。每日清晨服一次，以疾病对药物有反应为度。如果女子自觉阴部寒冷者，即取前药五两，加桃仁二百枚，去掉皮尖，小火焙干，捣为散，炼蜜为丸，如梧桐子

大小。每日清晨空腹用水和酒送服三十丸,每日服两次,以病愈为度。忌
食麻子、荞麦。(《图经本草》)

【解读】女子行经疼痛,呈针刺感,是腹中有瘀血所致。积雪草味苦,
性寒,功能清热利湿、解毒消肿、活血利尿,可用于痛经属血瘀证的治疗。
女子自觉阴部寒冷,是瘀血阻滞阳气运行,致阴部得不到温煦,故加桃仁增
强活血化瘀之功。

2. 崩中带下

【出处】《本草纲目·卷21·草之十一·墓头回》

【原文】时珍曰:董炳《集验方》治崩中,赤白带下。用一把,酒、水各
半盏,童尿半盏,新红花一捻,煎七分,卧时温服。日近者一服,久则三服
愈,其效如神。一僧用此治蔡大尹内人,有效。

【译文】李时珍说:董炳《集验方》治疗阴道大量出血,赤白带下。用
墓头回一把,酒、水各半盏,童尿半盏,新红花一捻,煎取七分,睡觉前温服。
发病时间短的服一次即愈,发病时间久的服三次即愈,其效如神。一僧人
用此方治疗蔡大尹的夫人,有效。

【解读】墓头回味苦、微酸涩,性凉,具有燥湿止带、收敛止血、清热解
毒的功效。加酒、童尿、红花同煎,可增强活血化瘀之功。本方适用于血热
夹瘀所致的崩中带下。

3. 血风攻脑

【出处】《本草纲目·卷15·菓耳·发明》

【原文】《斗门方》云:妇人血风攻脑,头旋闷绝,忽死倒地,不知人事
者,用喝起草嫩心阴干为末,以酒服一大钱,其功甚效。此物善通顶门连
脑,盖即苍耳也。

【译文】《斗门方》记载:妇女患血风,上攻于脑,头晕目眩,忽然晕倒
于地,不省人事的,取喝起草的嫩心阴干,研为细末,用酒送服一大钱,非常
有效。喝起草即是苍耳草,善通头顶的前部及脑部。

【解读】血风者,经水逆行,上攻于脑,头目旋闷,不省人事,甚至满头

满面,皆发赤斑,此因经水适临,感冒风邪所致。盖风善行而数变,其势易上而难下,经水为风邪所激,所以倒流而上行。其治宜发散风热、引血下行。苍耳草能散风,其嫩心为草之至高处,以通人之最高处——脑,用药可谓巧妙,但苍耳草性温,且缺乏引血下行之药,药证尚未合拍,临证时还需审慎。

4. 热入血室

【出处】《本草纲目·卷1·神农本经名例》

【原文】有妇人病温,已十二日。诊其脉,六七至而涩,寸稍大,尺稍小,发寒热,颊赤,口干,不了了,耳聋。问之,病后数日,经水乃行。此属少阳热入血室,治不对病,必死,乃与小柴胡汤。二日,又加桂枝干姜汤,一日寒热止,但云:我脐下急痛。与抵当丸,微利,痛止身凉,尚不了了。复与小柴胡汤。次日云:我胸中热燥,口鼻干。又少与调胃承气汤,不利。与大陷胸丸半服,利三行。次日虚烦不宁,妄有所见,狂言。知有燥屎,以其极虚,不敢攻之。与竹叶汤,去其烦热,其大便自通,中有燥屎数枚,狂烦尽解。惟咳嗽唾沫,此肺虚也,不治恐乘虚作肺痿。以小柴胡去人参、姜、枣加干姜、五味子汤,一日咳减,二日悉痊。

【译文】有一妇人感受温邪而引起外感急性热病,已经十二天了。诊察她的脉象,六七至而涩,寸脉稍大,尺脉稍小,发冷发热,脸颊红赤,口干,神志不清,耳聋。仔细询问病情,得知发病数日后,月经方行。这属于少阳热入血室证,治疗不对证,必死无疑,于是给予服用小柴胡汤。第二日,又加桂枝干姜汤,一日后发冷发热止,只说:我的肚脐下疼痛,有拘急感。给予抵当丸服用,稍微泻下,疼痛止住,身体不再发热,神志尚不清楚。再次给予小柴胡汤服用。次日说:我胸中燥热,口干鼻干。又少量给予调胃承气汤服用,没有泻下。给予大陷胸丸服用半剂,泻下三次。次日虚烦不宁,谵妄若有所见,狂言乱语。据症状推测知有燥屎在肠中,但患者身体极虚,不敢用药物攻伐。给予竹叶汤服用,以去其烦热,其大便自然通畅,中有燥屎数枚,虚烦狂言尽除。只咳嗽唾沫,这是肺虚,不治恐邪气乘虚而入形成肺痿。用小柴胡汤去掉人参、生姜、大枣,加干姜、五味子,服用后一日咳减,二日病愈。

【解读】患者感受温邪而患病,已过十二日,温邪早已由表入里。诊察她的脉象,六七至而涩,寸脉稍大,尺脉稍小。正常脉象为一息四五至,六七至为有热;脉涩为有瘀;寸脉稍大为热邪上犯,故见颊赤口干,神志不清;尺脉稍小为热伤肾阴,故见耳聋。患者患病数日后,月经方行。行经时,热邪乘虚而入,由表入里,与血相搏结,阻滞脉道,故有瘀;瘀血与热邪相搏,气血不通,正邪相争,故见寒热往来;血室瘀热循肝经上扰,致颊赤口干;心主血脉,血热夹瘀,故神志不清;血室瘀热灼伤肾阴,故见耳聋。凭脉辨证,脉证相符。《伤寒论·辨太阳病脉证并治》说:"妇人中风,七八日续得寒热,发作有时,经水适断者,此为热入血室,其血必结,故使如疟状,发作有时,小柴胡汤主之。"故用小柴胡汤治疗。然此证兼有血热血瘀,当加入凉血活血之药,如生地黄、牡丹皮、赤芍等,仅用小柴胡汤治疗,似属不够妥帖。

两日后,仍有寒热往来,依方推症,当是寒多热少。《伤寒论·辨太阳病脉证并治》:"伤寒五六日,已发汗而复下之,胸胁满微结,小便不利,渴而不呕,但头汗出,往来寒热,心烦者,此为未解也,柴胡桂枝干姜汤主之。"柴胡桂枝干姜汤由柴胡、桂枝、干姜、天花粉、黄芩、煅牡蛎、炙甘草组成,功能和解散寒、生津敛阴。服用后,寒热往来止住。

患者又诉肚脐下疼痛,有拘急感,此为瘀血与热邪搏结于血室所致。《伤寒论·辨太阳病脉证并治》:"伤寒有热,少腹满,应小便不利,今反利者,为有血也,当下之,不可余药,宜抵当丸。"抵当丸由大黄、水蛭、虻虫、桃仁组成,用抵当丸破血逐瘀,则热亦随瘀而去,故收痛止身凉之效,然患者尚未痊愈,恐余邪未尽,又用小柴胡汤和解少阳。

次日,患者诉胸中燥热,口干鼻干,是为有热。《伤寒论·辨太阳病脉证并治》:"发汗后,恶寒者,虚故也。不恶寒,但热者,实也。当和胃气,与调胃承气汤。"故用调胃承气汤祛除肠胃积热,调和胃气。服药后并未下利,此为胸中燥热,病位偏上焦,调胃承气汤治肠胃积热,治疗偏下焦,药证不符,故不见泻下。换方用大陷胸丸攻逐上焦,果见泻下三次。

迭经峻药攻伐,耗伤患者正气,故见虚烦不宁;然肠中燥屎未除,热扰神明,故见妄有所见,狂言乱语。患者正气大伤,不耐攻伐,故用竹叶汤清热除烦、益气和胃,待胃气复,大便自下,则狂烦尽解。

患者仍有咳嗽唾沫,这是肺虚之证,不治恐邪气乘虚而入,形成肺痿。《伤寒论·辨太阳病脉证并治》载有小柴胡汤加减法:"若咳者,去人参、大枣、生姜,加五味子半升,干姜二两"。故仍用小柴胡汤和解少阳,加干姜温振脾阳,培土生金,加五味子敛肺止咳,益气生津。收一日咳减,二日病愈之效。

(二)难　　产

1. 妇人难产

【出处】《本草纲目·卷8·云母·附方》

【原文】妇人难产,经日不生:云母粉半两,温酒调服,入口即产,不顺者即顺,万不失一。陆氏云:此是何德扬方也,已救三五十人。《积德堂方》。

【译文】妇人难产,经过一日还未产下:云母粉半两,用温酒调服,药物入口即产下,分娩过程中产程进展不顺利的即变为顺利,绝对有效。陆氏说:这是何德扬所传之药方,已经救治了三五十人。(《积德堂方》)

【解读】云母功能安神镇惊、止血敛疮,可用于治疗心悸、失眠、眩晕、癫痫、久泻、带下等症。案中述及云母具有催生下胎之功效,本草典籍中尚未查到,留存以待考证。

2. 生产困闷

【出处】《本草纲目·卷16·葵·冬葵子·附方》

【原文】生产困闷:冬葵子一合,捣破,水二升,煮汁半升,顿服,少时便产。昔有人如此服之,登厕,立扑儿于厕中也。

【译文】生小孩时闷胀不适:冬葵子一合,捣破,用水二升,煎取半升,一次服完,一会儿便能产下小孩。过去有人病状如此,服药后,上厕所时,立刻将小孩产于厕所中。

【解读】李中梓《雷公炮制药性解·卷六·菜部·冬葵子》:"冬葵子性最滑利,能宣积壅,宜入手足太阳,以为催生之剂。"冬葵子滑润利窍,故能滑胎催生。案中重剂顿服,收效迅捷。

3. 胎滑易生

【出处】《本草纲目·卷34·乳香·发明》

【原文】陈自明《妇人良方》云:知蕲州施少卿,得神寝丸方于蕲州徐太丞,云妇人临产月服之,令胎滑易生,极有效验。用通明乳香半两,枳壳一两,为末,炼蜜丸梧子大,每空心酒服三十丸。

【译文】陈自明《妇人大全良方》记载:蕲州知府施少卿,从蕲州徐太丞处得到神寝丸药方,说妇女临产之月服用,能令胎滑易产,非常有效。药方用通明乳香半两,枳壳一两,研为细末,炼蜜为丸,如梧桐子大小,每次空腹用酒送服三十丸。

【解读】方中乳香辛散走窜,味苦通泄,既入血分,又入气分,内能宣通脏腑气血,外能透达肢体经络,可用于一切气滞血瘀之痛证;枳壳辛行苦降,能行气以助活血。两者伍用,一以行气,一以活血,使气顺血活,则自然胎滑易产。

4. 缩胎易产

【出处】《本草纲目·卷36·枳·发明》

【原文】《杜壬方》载湖阳公主苦难产,有方士进瘦胎饮方。用枳壳四两,甘草二两,为末。每服一钱,白汤点服。自五月后一日一服,至临月,不惟易产,仍无胎中恶病也。张洁古《活法机要》改以枳术丸日服,令胎瘦易生,谓之束胎丸。而寇宗奭衍义言,胎壮则子有力易生,令服枳壳药反致无力,兼子亦气弱难养,所谓缩胎易产者,大不然也。以理思之,寇氏之说似觉为优。

【译文】《杜壬方》记载湖阳公主病难产,有方术之士进献一药方,名瘦胎饮。取枳壳四两,甘草二两,研为细末。每次服用一钱,白开水点服。从怀孕五个月后开始服用,每日服用一次,一直服用到生产的月份,不仅容易生产,而且没有胎中恶病。张元素《活法机要》改用枳术丸每日服用,能使胎儿变瘦,容易生产,称为束胎丸。然而寇宗奭《本草衍义》说:胎儿强壮则有力,容易生出,让孕妇服用枳壳之类的药,反而会导致孕妇无力,连生出的小孩也会正气虚弱,不好抚养,此方所谓能缩胎易产者,其事实远非如此。从医理上来思考,寇宗奭的说法好像比较正确。

【解读】枳壳行气开胸、宽中除胀;甘草善入中焦,能补脾益气。两者伍用,以行气为主,兼以补气,使气机流畅,则胎滑易生。此方适合体质壮实,兼有气滞者。若禀赋素弱、气虚血弱者,则不能使用。

5. 苦于难产

【出处】《本草纲目·卷36·枳·发明》

【原文】震亨曰:难产多见于郁闷安逸之人,富贵奉养之家。古方瘦胎饮,为湖阳公主作也。予妹苦于难产,其形肥而好坐,予思此与公主正相反也。彼奉养之人,其气必实,故耗其气使平则易产。今形肥则气虚,久坐则气不运,当补其母之气。以紫苏饮加补气药,十数帖服之,遂快产。

【译文】朱丹溪说:难产多见于心情郁闷、生活安逸之人,富有显贵、侍候赡养之家。古代流传下来的药方瘦胎饮,是为湖阳公主所作。我的妹妹病难产,她的形体肥胖而好坐,我想这和湖阳公主正好相反。湖阳公主是侍候赡养之人,其气必实,所以耗其气,使气归平和则容易生产。我的妹妹形体肥胖则气虚,久坐则气不运行,应当补其气。用紫苏饮加补气药,服用十多剂,最终顺利生产。

【解读】紫苏饮,出自《普济本事方·卷十》,由大腹皮、人参、川芎、陈橘皮、白芍药、当归、紫苏茎叶、甘草组成。用于治疗妊娠胎气上逼,胸膈胀满疼痛。

患者形体肥胖则气虚,久坐则气不运行,气虚气滞则波及血分,导致血虚血滞。治当补气行气、养血活血。方中大腹皮、陈橘皮、紫苏茎叶行气宽中,当归、川芎、白芍养血活血,人参、甘草补气。患者以气虚为主,然此方中补气药偏少,故又加入补气药,增大补气之力。药证相符,终得快产。

6. 死胎不下

【出处】《本草纲目·卷11·朴消·附方》

【原文】死胎不下:方同上。丰城曾尉有猫孕五子,一子已生,四子死腹中,用此灌之即下。又治一牛亦下。《信效方》。

【译文】胚胎死亡而仍稽留于宫腔内:与上方相同。丰城曾尉有一只猫,孕有五只小猫,一只已经产下,其余四只死于腹中,用此方灌服后,四只已死的小猫随即产下。又治一头牛,腹中死胎不下,用此方后也产下。(《信效方》)

【解读】上方:芒硝末二钱,用童子小便化开,趁温服用,绝对有效。芒硝味咸性寒,可软坚、泻下、攻积;童子小便味咸性寒,能清热降火、化瘀止血。两者均具有通降之性,故可下死胎。此方试治动物有效,人不可轻试。

(三) 产 后 诸 症

1. 产后血运

【出处】《本草纲目·卷36·卫矛·发明》

【原文】时珍曰:凡妇人产后血运血结,血聚于胸中,或偏于少腹,或连于胁肋者。四物汤四两,倍当归,加鬼箭、红花、玄胡索各一两,为末,煎服。

【译文】李时珍说:凡是产妇分娩后突然头晕眼花,不能起坐,瘀血结聚,聚于胸中,或偏于小腹,或连及胁肋。取四物汤四两,当归剂量加倍,加鬼箭羽、红花、延胡索各一两,研为细末,水煎服。

【解读】以药测证,本方所治之产后眩晕是由血瘀气逆,并走于上,上攻心胸,扰乱心神所致。四物汤由熟地黄、当归、川芎、白芍组成,功能补血和血。当归长于补血活血,倍用当归可增强补血活血之力。鬼箭羽味苦性寒,功能破血通经;红花辛散温通,为活血祛瘀、通经止痛之要药;延胡索辛散温通,能行血中气滞,气中血滞。考此方立意,重用四物汤补血活血,轻用鬼箭羽、红花、延胡索活血通经,攻中有补,无损正气,堪称有制之师。

2. 产运已死

【出处】《本草纲目·卷15·红蓝花·发明》

【原文】按《养疴漫笔》云：新昌徐氏妇，病产运已死，但胸膈微热。有名医陆氏曰：血闷也。得红花数十斤，乃可活。遂亟购得，以大锅煮汤，盛三桶于窗格之下，异妇寝其上熏之，汤冷再加。有顷指动，半日乃苏。按此亦得唐·许胤宗以黄芪汤熏柳太后风病之法也。

【译文】宋代赵溍《养疴漫笔》记载：新昌有一姓徐的人的妻子，病产后血晕，已经昏死过去，只有胸膈部还有一点热气。有一姓陆的名医说：这是血闷。需要用红花数十斤，才可救活。于是急忙购买回来，用大锅煎煮，将煎好的药汤盛放于三只桶内，再将桶放于窗格之下，然后将妇人抬过来让她睡在窗格之上熏蒸，汤冷则继续添加。不一会儿，手指可动，过了半天才苏醒过来。这也是领悟到了唐代许胤宗用黄芪汤熏蒸治疗柳太后风病的方法。

【解读】产后血晕，是指产妇分娩后突然头昏眼花，不能起坐，或心胸满闷，恶心呕吐，痰涌气急，心烦不安，甚则神昏口噤，不省人事。导致产后血晕的病机不外乎虚、实两端，虚者多由产妇素体气血虚弱，复因产时失血过多，以致营阴下夺，气随血脱，而致血晕；实者多因产时或产后感受风寒，寒邪乘虚侵入胞中，血为寒凝，瘀滞不行，以致恶露涩少，血瘀气逆，上扰神明，而致血晕。案中所述之证当属于实证。

红花辛散温通，为活血祛瘀、通经止痛之要药。用大剂量的红花煎汤熏蒸，可使药力从皮毛腠理而入，从而消散瘀血。

3. 产后中风

【出处】《本草纲目·卷14·假苏·附方》

【原文】产后中风：华佗愈风散治妇人产后中风口噤，手足瘈疭如角弓，或产后血运，不省人事，四肢强直，或心眼倒筑，吐泻欲死。用荆芥穗子，微焙为末。每服三钱，豆淋酒调服，或童子小便服之。口噤则挑齿灌之，断噤则灌入鼻中，其效如神。大抵产后太暖，则汗出而腠理疏，则易于中风也。时珍曰：此方诸书盛称其妙。姚僧坦《集验方》以酒服，名如圣散，云药下可立待应效。陈氏方名举卿古拜散。萧存敬方用古老钱煎汤服,名一捻金。王贶(kuàng)《指迷方》加当归等分,水煎服。许叔微《本事方》云:此药委有奇效神圣之功。一妇人产后睡久及醒则昏昏如醉,不省人事。医用此药及交加散,云服后当睡,睡中必以左手搔头,用之果然。昝(zǎn)殷《产宝》方云:此病多因怒气伤肝,或忧气内郁,或坐草受风而成,急宜服此药也。戴原礼《证治要诀》名独行散。贾似道《悦生随抄》呼为再生丹。

【译文】产后中风:华佗愈风散可以治疗妇人产后中风,牙关紧急,口不能张开,手脚痉挛,口眼歪斜,角弓反张,或产后血晕,不省人事,四肢强直,或头晕眼花,吐泻欲死。用荆芥穗子,稍微焙干,研为细末。每次服用三钱,豆淋酒调服,或童子小便送服。口不能张则挑开牙齿灌服,牙关紧闭则灌入鼻中,其效如神。大概产后太过温暖,汗出而腠理疏松,则易于中风。李时珍说:这个处方的疗效受到历代医书的盛赞。姚僧坦《集验方》用酒送服,名为如圣散,说服药下喉,可立即见效。陈自明《妇人大全良方》隐晦其名,名为举卿古拜散(《说文解字注》注解二字读音:荆,举卿切;芥,古拜切)。萧存敬用历世久远的钱币煎汤服用,名为一捻金。王贶《指迷方》加当归等份,水煎服。许叔微《普济本事方》说:此药确实有神奇的功效。一妇人产后睡得时间太久,等到醒过来时昏昏如醉,不省人事。医生用此药及交加散,并说:服药后当睡,睡的过程中必用左手挠头。服用后果然如医生所述。昝殷《经效产宝》方云:这种病大多是因怒气伤肝,或忧气内郁,或临床受风而成,应该赶快服用此药。戴原礼《证治要诀》名为独行散。贾似道《悦生随抄》称为再生丹。

【解读】产后百脉空虚,营卫失调,腠理不密,若起居不慎,则风邪乘虚而入,发为产后中风。轻者头痛恶寒,时见发热,干呕汗出等;重者牙关紧闭,角弓反张,不省人事等。荆芥穗辛散气香,长于发表散风,可用于此证的治疗。文中所载之方皆单用一味荆芥穗,恐药力不及。

4. 乳汁不行

【出处】《本草纲目·卷24·赤小豆·发明》

【原文】案陈自明《妇人良方》云:予妇食素,产后七日,乳脉不行,服药无效。偶得赤小豆一升,煮粥食之,当夜遂行。

【译文】据陈自明《妇人大全良方》记载:我的妻子吃素,产后七日,乳汁不通,服药无效。偶然得赤小豆一升,煮粥食用,当夜即乳汁畅行。

【解读】乳脉不行,又名乳汁不行、乳汁不通。陈无择《三因极一病证方论·卷之十八·下乳治法》:"产妇有二种乳脉不行:有气血盛而壅闭不行者,有血少气弱涩而不行者。虚常补之,盛当疏之。"陈自明的妻子吃素,故气血衰少,弱涩不行。赤小豆能健脾胃,兼有行散之功,补而能散,故乳汁得通。

5. 怀子不乳

【出处】《本草纲目·卷 11·消石·发明》

【原文】《史记·仓公传》云:淄川王美人怀子不乳,来召淳于意。意往饮以莨菪药一撮,以酒饮之,旋乳。意复诊其脉躁,躁者有余病,即饮以消石一剂,出血豆比五六枚而安。此去血结之验也。

【译文】《史记·仓公传》记载:淄川王美人生小孩后没有乳汁,召淳于意诊疗。淳于意给予莨菪药一撮,用酒送服,不久乳汁流出。淳于意再诊其脉,其脉躁,躁者为有余之病,即让服用硝石一剂,排出豆粒大的血块五六枚而病愈。这是硝石能去血结的证明。

【解读】莨菪,即是天仙子,为茄科植物莨菪的干燥成熟种子。本品具有解痉止痛、安神定痛的作用,用于胃痉挛疼痛、喘咳、癫狂等症。王美人服用莨菪药而乳下,可推测出莨菪药可能是由含有莨菪的多种药物组成,因为莨菪并不具备通乳的功效。淳于意再诊其脉,其脉躁,当是血热夹瘀之证。硝石味苦,性大寒,功能清热降火、破积散坚,故服用后排出瘀血而病愈。

6. 子宫脱垂

【出处】《本草纲目·卷 17·蓖麻·发明》

【原文】一妇产后子肠不收,捣仁贴其丹田,一夜而上。

【译文】一妇女产后子宫脱垂,将蓖麻仁捣烂,贴于丹田(多指人体脐下三寸处之关元穴),一夜即上缩。

【解读】妇女产后子宫脱垂,是由于病人素体虚弱,中气不足,气虚下陷,致使胞宫下坠阴道或伸出阴道口外面;或因房事过多、生育过多,则肾气亏耗,带脉失约,冲任不固,加之产后过早从事体力劳动,最终引起子宫脱垂。关元穴不仅有强壮作用,还有补益元气、培肾固本、回阳固脱的功效。蓖麻之性善走,用之捣烂外贴,能刺激关元穴而发挥上述作用,使子宫恢复正常体位。

（四）脏　躁

妇人脏躁

【出处】《本草纲目·卷29·枣·大枣·发明》

【原文】按许叔微《本事方》云:一妇病脏燥悲泣不止,祈祷备至。予忆古方治此证用大枣汤,遂治与服,尽剂而愈。古人识病治方,妙绝如此。又陈自明《妇人良方》云:程虎卿内人妊娠四五个月,遇昼则惨戚悲伤,泪下数欠,如有所凭,医巫兼治皆无益。管伯周说:先人曾语此,治须大枣汤乃愈。虎卿借方治药,一投而愈。

【译文】据许叔微《普济本事方》记载:有一妇人患脏躁病,悲伤哭泣不止,向神灵祷告求福,极其诚心。我回忆起古方治此证用甘麦大枣汤,于是处方给予服用,喝完药,病即痊愈。古人识病制方,妙绝如此。又陈自明《妇人大全良方》记载:程虎卿的妻子怀孕四五个月,白天则悲伤泪下,频繁地打哈欠,如有鬼神凭附,医生巫师兼治都无效。管伯周说:前人曾经提到过这种病,治疗此证须用甘麦大枣汤。程虎卿借方治药,服完一剂而病愈。

【解读】《金匮要略·妇人杂病脉证并治》:"妇人脏躁,喜悲伤欲哭,象如神灵所作,数欠伸,甘麦大枣汤主之。"脏躁病多由情志不舒或思虑过多,郁而化火,伤阴耗液,心脾两虚所致。一般表现为情志不宁、无故悲伤欲哭、频作欠伸、神疲乏力等症。其中,以女子"喜悲伤欲哭"为辨证要点,故许叔微、管伯周抓住此要点而施用甘麦大枣汤。方中小麦养心安神,甘草、大枣甘润补中缓急,使脏不躁则悲伤叹息诸症自去。

九、儿科病案

（一）惊　风

1. 皇子惊风

【出处】《本草纲目·卷7·黄土·发明》

【原文】按刘跂《钱乙传》云：元丰中，皇子仪国公病瘛疭，国医未能治，长公主举乙入，进黄土汤而愈。神宗召见，问黄土愈疾之状。乙对曰：以土胜水，水得其平，则风自退尔。上悦，擢太医丞。

【译文】据刘跂《学易集·钱仲阳传》记载：宋神宗元丰年间，皇子仪国公病惊风，御医诊治无效，长公主举荐钱乙治疗。钱乙给予服用黄土汤而病愈。宋神宗召见钱乙，询问用黄土汤治愈病患的道理。钱乙说：惊风是感受风邪所致，用黄土煎汤，以土胜水，木得其平，则风自退。宋神宗大悦，擢升钱乙为太医丞。

【解读】黄土汤，出自《金匮要略·惊悸吐衄下血胸满瘀血病脉证治》，云："下血，先便后血，此远血也，黄土汤主之。"黄土汤的药物组成：甘草、干地黄、白术、炮附子、阿胶、黄芩、灶中黄土。以药测证，皇子仪国公之惊风当为脾胃虚寒，土虚木旺化风所致。土气自虚，不能制水，水津上泛，津液壅塞，疏泄不畅，肝木化风，而成惊风。黄土汤中灶中黄土、白术、附子、甘草温阳健脾，干地黄、阿胶滋阴，养血柔肝，苦寒之黄芩制约白术、附子之温燥。使脾阳得健，则土能盛水，水湿得去，则疏泄得畅，木得其平，则风自退。

2. 慢肝惊风

【出处】《本草纲目·卷10·代赭石·发明》

【原文】昔有小儿泻后眼上,三日不乳,目黄如金,气将绝。有名医曰:此慢肝惊风也,宜治肝。用水飞代赭石末,每服半钱,冬瓜仁煎汤调下,果愈。

【译文】以前有一小儿泄泻后眼睛上视,不能转动,三日不吃母乳,目黄如金色,呼吸将绝。有一位名医说:这是慢惊风,应该治肝。用水飞代赭石末,每次服用半钱,冬瓜子煎汤调匀送下,果然病愈。

【解读】慢肝惊风,病证名,症见抽搐、目黄、上视、不乳食,气虚欲脱等。多因泄泻日久,损伤脾胃,肝失荣养,虚阳上犯所致。脾胃受损,水湿停留,故用冬瓜子利湿化痰;肝失荣养,虚阳上犯,故用代赭石平肝潜阳。药证相符,病自痊愈。

3. 慢脾惊风

【出处】《本草纲目·卷17·白附子·附方》

【原文】慢脾惊风:白附子半两,天南星半两,黑附子一钱,并炮去皮,为末。每服二钱,生姜五片,水煎服。亦治大人风虚,止吐化痰。宣和间,真州李博士用治吴内翰女孙甚效。康州陈侍郎病风虚极昏,吴内翰令服三四服,即愈。《杨氏家藏》。

【译文】慢脾惊风:白附子半两,天南星半两,黑附子一钱,都炮去皮,研为细末。每次服用二钱,用生姜五片,水煎服。也能治疗大人风虚,功能止吐化痰。宋徽宗宣和年间,真州李博士用此方治疗吴内翰(唐宋称翰林为内翰)的孙女,非常有效。康州陈侍郎病体内虚弱而外感风邪,头目极其昏眩,吴内翰令他服了三四剂,病即痊愈。(《杨氏家藏方》)

【解读】慢脾惊风:即为慢惊风的脾肾阳衰证,阳虚极而生内风,为虚极之候、纯阴之症。症见闭目摇头,面唇发青发黯,额上汗出,四肢厥冷,手足微搐,气弱神微,昏睡不语,舌短声哑,呕吐清水,指纹隐约。本病多因吐泄既久,脾虚气弱,肝失濡养所致,证属纯阴无阳的虚寒危象。患儿往往衰脱,预后大多不良。治宜醒脾益胃,温中回阳。方中黑附子辛甘温煦,有峻补元阳、益火消阴之效,凡肾、脾、心诸脏阳气衰弱者均可应用;白附子味辛,性温,功能祛风痰、定惊搐;天南星性温而燥,善祛风痰而止痉厥。诸药合用,共奏温补元阳、化痰祛风之功。

4. 小儿急惊

【出处】《本草纲目·卷42·蚯蚓·附方》

【原文】小儿急惊,五福丸:用生蚯蚓一条研烂,入五福化毒丹一丸同研,以薄荷汤少许化下。《普济方》云:梁国材言扬州进士李彦直家,专货此药,一服千金,以糊十口。梁传其方,亲试屡验,不可不笔于册,以救婴儿。

【译文】治疗小儿急惊风,五福丸:用生蚯蚓一条研烂,加入五福化毒丹一丸同研,用薄荷汤少许化开服下。《普济方》记载:梁国材说扬州进士李彦直的家里,专门货卖此药,一剂药值千金,靠此药来养活家里的十口人。梁国材得其药方,亲自试验,屡次有验,不可不记载于书册,以救治患急惊风的婴儿。

【解读】急惊风,是外受风温邪气、湿热疫疬之气,内蕴痰热食积而发。本病来势急迫,以高热伴四肢抽搐、神志昏迷为特征,以清热、豁痰、镇惊、息风为治疗原则。

五福化毒丹出自《太平惠民和剂局方·卷十·方之五》,由桔梗、玄参、青黛、牙硝、人参、茯苓、炒甘草、麝香、金箔、银箔组成。用于治疗小儿蕴积热毒,惊惕狂躁,颊赤咽干,口舌生疮,夜卧不宁,谵语烦渴,头面身体多生疮疖。具有清热泻火、凉血镇惊的功效;地龙性寒,既能息风止痉,又善于清热定惊,适用于热极生风所致的小儿惊风;薄荷清轻凉散,能使体内热邪透发于外。三者伍用,药证相符,疗效颇佳。

(二)痘 疮

1. 痘疮倒黡

【出处】《本草纲目·卷15·麻黄·附方》

【原文】痘疮倒黡:寇宗奭曰:郑州麻黄去节半两,以蜜一匙同炒良久,以水半升煎数沸,去沫再煎去三分之一,去滓乘热服之,避风,其疮复出也。一法:用无灰酒煎,其效更速。仙源县笔工李用之子,病斑疮风寒倒黡已困,用此一服便出,如神。

【译文】痘疮倒黡:寇宗奭说:取产于郑州的麻黄(去节)半两,用蜂蜜一匙同炒略久,以水半升煎至沸腾数次,去掉浮于药面的泡沫,再煎至药液减少三分之一,滤去药渣,趁热服用,避风,痘疮再次发出。一法:用无灰酒煎,其效更快。仙源县制笔工人李用的儿子,病斑疮,复感风寒,以致斑疮倒黡,精神困倦,服用此药一剂痘疮便出,其效如神。

【解读】痘疮已出,复为风寒外袭,则窍闭血凝,其点不长,或变为黑色,此为倒黡。治疗当温肌散邪,则热气复行而痘疮自出。麻黄味辛发散,善于宣肺气、开腠理、透毛窍,可开皮毛之郁闭,行肌肤之阳气,故可用于治疗痘疮倒黡。用蜂蜜同炒,能缓和麻黄的发散之性,不令发散太过。用无灰酒煎,酒能行药势,故疗效更快。

2. 痘出倒黡

【出处】《本草纲目·卷40·狗蝇·发明》

【原文】周密云:同僚括苍陈坡,老儒也。言其孙三岁时,发热七日痘出而倒黡,色黑,唇口冰冷,危证也。遍试诸药不效,因求卜。遇一士,告以故。士曰:恰有药可起此疾,甚奇。因为经营少许,持归服之,移时即红润也。常恳求其方,乃用狗蝇七枚擂细,和醅酒少许调服尔。夫痘疮固是危事,然不可扰。大要在固脏气之外,任其自然尔。然或有变证,则不得不资于药也。

【译文】周密说:和我同朝为官的括苍人陈坡,是一位精通经典、知识渊博的老人。他说他的孙子三岁时,发热七日,痘疮生出而塌陷,呈黑色,口唇冰冷,是危险难治的病症。试遍各种药物都没有效果,于是求之于占卜。遇到一个读书人,告诉他事情的经过。读书人说:我恰好有药可以治疗这个病,疗效神奇。于是为他修治药材少许,拿回来服用,一会儿疮色即变红润。陈坡诚恳地向读书人求问药方,读书人告诉他药方即是用狗蝇七枚磨细,和少量未滤去糟的酒调服。痘疮固然是危险的疾病,但是不可侵扰,顺其自然即可。如果证候有变,则不得不借助服用药物。

【解读】李时珍说:"狗蝇生狗身上,状如蝇,黄色能飞,坚皮利喙,啮咂狗血,冬月则藏狗耳中。"狗蝇是一种寄生在狗身上的虱蝇,靠吮吸狗血生存,故有破血通经之功;醇酒具有通血脉、行药势的功能,能外散风寒,内通血凝。两者伍用,使风寒得散、凝血得通,则痘疮自然变得红润。

3. 痘疮陷顶

【出处】《本草纲目·卷35·水杨·发明》

【原文】时珍曰:水杨根治痈肿,故近人用枝叶治痘疮。魏直《博爱心鉴》云:痘疮数日陷顶,浆滞不行,或风寒所阻者。宜用水杨枝叶(无叶用枝)五斤,流水一大釜,煎汤温浴之。如冷添汤,良久照见累起有晕丝者,浆行也。如不满,再浴之。力弱者,只洗头、面、手、足。如屡浴不起者,气血败矣,不可再浴。始出及痒塌者,皆不可浴。痘不行浆,乃气涩血滞,腠理固密,或风寒外阻而然。浴令暖气透达,和畅郁蒸,气血通彻,每随暖气而发,行浆贯满,功非浅也。若内服助气血药,借此升之,其效更速,风寒亦不得而阻之矣。直见一妪在村中用此有验,叩得其方,行之百发百中,慎勿易之,诚有燮理之妙也。

【译文】李时珍说:水杨根能治疗痈肿,所以近来的人用水杨树的枝叶来治疗痘疮。魏直《博爱心鉴》记载:痘疮顶部塌陷,疮中浆液停滞不生,或为风寒所阻的,适宜使用水杨枝叶(没有叶则用枝)五斤,流水一大锅,煎汤趁温洗浴。如果水温降低则随时加汤,稍久看见痘疮堆积起来并且有模糊光影呈丝状的,是浆液开始滋生。如果疮中浆液尚未充满,再洗浴一次。气血虚弱的,只洗头、面、手、足。如果屡次洗浴痘疮还不堆积起来的,是气血败坏,不能再洗浴。第一次出痘和痘疮痒且塌陷的,都不能洗浴。疮中浆液停滞不生,是由于气涩血滞,腠理固密,或风寒外阻所致。洗浴能使暖气透达腠理,和畅郁蒸,气血通彻,疮中浆液每随暖气而生发,浆液滋生,充满痘疮,功效很好。如果同时内服补气助血之药,借助药力升发,效果更快,即使是风寒邪气也不能阻滞。我亲自看见一年老的妇人在村里使用此方,治病有效,向她叩问而得到药方,使用后百发百中,千万不要小看它,真正具有调和疾病的神奇疗效。

【解读】水杨,味苦性平,李时珍特将其治疗痘疮的功效表出,使用方便,安全有效,临床可以试用。

4. 痘疮不出

【出处】《本草纲目·卷34·龙脑香·发明》

【原文】时珍曰:古方眼科、小儿科皆言龙脑辛凉,能入心经,故治目病、惊风方多用之。痘疮心热血瘀倒靥者,用引猪血直入心窍,使毒气宣散于外,则血活痘发。其说皆似是而实未当也。目病、惊病、痘病,皆火病也。火郁则发之,从治之法,辛主发散故尔。其气先入肺,传于心脾,能走能散,使壅塞通利,则经络条达,而惊热自平,疮毒能出。用猪心血能引龙脑入心经,非龙脑能入心也。沈存中《良方》云:痘疮稠密,盛则变黑者:用生獖猪血一橡斗,龙脑半分,温酒和服。潘氏云:一女病发热腰痛,手足厥逆,日加昏闷,形证极恶,疑是痘候。时暑月,急取屠家败血,倍用龙脑和服。得睡,须臾一身疮出而安。若非此方,则横夭矣。

【译文】李时珍说:在古代流传下来的药方中,眼科、小儿科都说龙脑味辛性凉,能入心经,所以治疗目病、惊风的处方中多用到它。痘疮因心热血瘀而倒靥的,用龙脑引猪血直接进入心窍,使毒气宣散于外,则血活而痘疮得以发出。这种说法好像是正确的,而实际上并不恰当。目病、惊病、痘病,都是火邪导致的疾病。火邪郁积则用发散的方法,是顺从疾病的症象而治的法则,辛味的药物具有发散的功效。龙脑之气先入肺,传于心脾,能走能散,使壅塞的血脉得以通利,则经络条达,而因热所致的惊病自然得以平复,疮毒得以发出。用猪心血可以引龙脑入心经,并不是龙脑能入心经。沈括《良方》云:痘疮数量多、密度大,颜色变黑的:用阉割后的公猪血一橡斗,龙脑半分,温酒调匀后服用。潘氏说:有一女病发热腰痛,手冷至肘,足冷至膝,神志日益昏沉烦闷,外在的表现和内在的证候都非常凶险,怀疑是生痘疮。当时正值夏天,急忙到屠户家里取来败血,重用龙脑,调和后服用。服药后得以入睡,片刻全身疮出而安。如果不是这个药方,则意外地早死了。

【解读】倒靥:是指痘疮已出,复为风寒外袭,则清窍闭塞,血液凝滞,痘疮变为黑色,并伴有身体疼痛,四肢微厥等症。龙脑大辛善走,能将郁闭之热邪发散而出,且能通利血脉;心主血脉,猪血能引龙脑入心经。两者伍用,使热散血活,则疮自然而出。

5. 痘疮不泽

【出处】《本草纲目·卷34·丁香·发明》

【原文】宋末太医陈文中,治小儿痘疮不光泽,不起发,或胀或泻,或渴或气促,表里俱虚之证。并用木香散、异攻散,倍加丁香、官桂。甚者丁香三五十枚,官桂一二钱。亦有服之而愈者。此丹溪朱氏所谓立方之时,必运气在寒水司天之际,又值严冬郁遏阳气,故用大辛热之剂发之者也。若不分气血虚实寒热经络,一概骤用,其杀人也必矣。

【译文】宋朝末年,太医陈文中治疗小儿痘疮不光泽,不饱满,或腹胀,或腹泻,或口渴,或呼吸急促,这是表里俱虚之证。都可使用木香散、异攻散,重用丁香、官桂。病情严重的,丁香用三五十枚,官桂用一二钱。也有服用后病愈的。朱丹溪在创立此方时,必定是这一年的气候偏寒湿,而且又恰逢极冷的冬季,寒气郁遏人体的阳气,所以使用大辛大热之药来发散寒气。如果不分辨气血、虚实、寒热、经络,一概骤然使用,必然会伤人性命。

【解读】龚廷贤《寿世保元·卷八·痘疮》:"夫痘疮者,乃胎毒之所致也。婴儿在胎之时,感其秽毒之气,藏于脏腑之中,发时有远近之不同耳。若值寒暄不常之候,痘疹由是而发。"痘疮发出之时,若不光泽、不饱满,是表虚;若腹胀,或腹泻,或口渴,或呼吸急促,是里虚。

木香散见于历代医籍,名同而方异,陈文中为宋末太医,宋代《太平惠民和剂局方》较为盛行,故摘录《太平惠民和剂局方·卷六》之木香散,其组成为:丁香、木香、当归、肉豆蔻、甘草、附子、赤石脂、藿香叶、诃子皮,具有健运脾胃、散寒止泻的功效。异攻散,当为异功散,又名五味异功散,出自《小儿药证直诀·卷下》,由四君子汤加陈皮组成,具有益气补中、理气健脾的功效。

肉桂辛甘大热,丁香性味辛温,均有温中散寒、补火助阳的功效。如果痘疮是因感受寒邪所致,且体质虚弱者,则可以选用此方来治疗。如果对病邪不加以分辨,一概施用,则必然误事。

十、外科病案

（一）痈　疽

1. 痈疽发背

【出处】《本草纲目·卷 11·矾石·发明》

【原文】按李迅《痈疽方》云：凡人病痈疽发背，不问老少，皆宜服黄矾丸。服至一两以上，无不作效，最止疼痛，不动脏腑，活人不可胜数。用明亮白矾一两生研，以好黄蜡七钱熔化，和丸梧子大。每服十丸，渐加至二十丸，熟水送下。如未破则内消，已破即便合。如服金石发疮者，引以白矾末一二匙，温酒调下，亦三五服见效。有人遍身生疮，状如蛇头，服此亦效。

【译文】据李迅《痈疽方》记载：凡是人病痈疽发背，不问男女老少，都适宜服用黄矾丸。服药至一两以上，无不有效，最能止疼痛，对脏腑没有影响，救活的人不可胜数。取明亮白矾一两生研，用好黄蜡七钱熔化，制成药丸，如梧桐子大小。每次服用十丸，逐渐加到二十丸，白开水送下。痈疽如果没有破溃则从内消，已经破溃即能敛合。如果服用金石之药而发疮，用白矾末一两匙为引，温酒调匀服下，也是服三五次即可见效。有人遍身生疮，形似蛇头，服用此方也有效。

【解读】矾石味酸，性寒，外用能解毒杀虫、祛痰燥湿，可用于治疗疥癣湿疮、痈疽肿毒、水火烫伤、口舌生疮、烂弦风眼、聤耳流脓等症。黄蜡，又称蜂蜡，功能生肌敛疮、收涩止痛，可用于治疗疮疡不敛、烧伤烫伤等症。

两者配伍,对于各种痈疽发背皆有疗效。

2. 一尼发背

【出处】《本草纲目·卷16·紫花地丁·附方》

【原文】痈疽发背,无名诸肿,贴之如神。紫花地丁草,三伏时收,以白面和成,盐醋浸一夜贴之。昔有一尼发背,梦得此方。数日而痊。孙天仁《集效方》。

【译文】痈疽发背,各种无名肿毒,外贴患处,效验如神:紫花地丁草,三伏天时采收,用白面和成,盐醋浸一夜后,外贴患处。过去有一尼姑病发背,做梦得到此方,如法使用,数日而病愈。(孙天仁《集效方》)

【解读】紫花地丁苦泄辛散,寒能清热,入心肝血分,故能清热解毒、凉血消肿、消痈散结,为治疗血热壅滞、痈肿疮毒、红肿热痛的常用药物,尤以治疗疔毒为其特长。将紫花地丁外贴,能使药力直接作用于患处,收效更快。

3. 痈疽恶疮

【出处】《本草纲目·卷36·枸杞、地骨皮·附方》

【原文】痈疽恶疮,脓血不止:地骨皮不拘多少,洗净,刮去粗皮,取细白穰。以粗皮同骨煎汤洗,令脓血尽。以细穰贴之,立效。有一朝士,腹胁间病疽经岁。或以地骨皮煎汤淋洗,出血一二升。家人惧,欲止之。病者曰:疽似少快。更淋之,用五升许,血渐淡乃止。以细穰贴之,次日结痂愈。唐慎微本草。

【译文】痈疽恶疮,脓血流出不止:地骨皮不拘多少,清洗干净,刮去粗皮,择取质地细白的根茎。用粗皮和木心煎汤清洗,将脓血洗尽。再用细白的根茎捣烂外贴,立即见效。有一个在朝廷做官的人,腹胁间生疽一年多,有人给他用地骨皮煎汤淋洗,出血一两升。家人恐惧,想要去制止。患病的人说:疽好像稍有舒适。接着淋洗,用地骨皮汤五升左右,脓血颜色逐渐变淡才停。然后用细白的根茎外贴,第二日疮口结痂而愈。(唐慎微《证类本草》)

【解读】地骨皮甘寒入血分,能清热、凉血、止血。痈疽恶疮多由热毒蕴结、化腐成脓所致,用地骨皮煎汤外洗,可奏清热泻火、凉血止血之功,使邪热得祛,则脓血自止。

4. 乳痈外治

【出处】《本草纲目·卷35·水杨·木白皮及根·发明》

【原文】时珍曰:按李仲南《永类钤方》云:有人治乳痈,持药一根,生擂贴疮,其热如火,再贴遂平。求其方,乃水杨柳根也。葛洪《肘后方》治乳痈用柳根。则杨与柳性气不远,可通用也。

【译文】李时珍说:据李仲南《永类钤方》记载:有一人治疗乳痈,拿着一根药材,不加炮制,研磨成末,外贴疮上,感觉疮中发热如火,再贴一次病即痊愈。向他求问药方,乃是水杨柳根。葛洪《肘后备急方》记载:治疗乳痈,用柳根。从此可以推断出杨与柳的药性气味相距不远,可以通用。

【解读】水杨根味苦性平,李时珍认为它能治疗乳痈,临床应用较少,可以参考试用。

5. 阴下悬痈

【出处】《本草纲目·卷12·甘草·附方》

【原文】阴下悬痈:生于谷道前后,初发如松子大,渐如莲子,数十日后,赤肿如桃李,成脓即破,破则难愈也。用横文甘草一两,四寸截断,以溪涧长流水一碗,河水、井水不用,以文武火慢慢蘸水炙之,自早至午,令水尽为度,劈开视之,中心水润乃止。细剉,用无灰好酒二小碗,煎至一碗,温服,次日再服,便可保无虞。此药不能急消,过二十日,方得消尽。兴化守康朝病已破,众医拱手,服此两剂即合口,乃韶州刘从周方也。李迅《痈疽方》。

【译文】会阴部悬痈:生于肛门前后,初发时如松子大,逐渐长大如莲子,数十日后,悬痈赤肿如桃李大,成脓即破溃,破溃后则疮口难愈合。用横纹甘草一两,切断成四寸长,取溪涧长流水一碗,不用河水、井水,用文武火慢慢蘸水炙干,从早上到中午,令水尽为度,劈开查看,直至甘草中心被水润湿才停止。切细,用无灰好酒两小碗,煎至一碗,趁温服用,次日再服,便可保太平无事。此药不能迅速地消溃悬痈,过二十日,方得消尽。兴化太守康朝患此病,悬痈已破溃,众医束手无策,服此药两剂即收口,这是韶州刘从周的药方。(李迅《痈疽方》)

【解读】阴下悬痈,又名骑马痈,生于肛门之前,阴囊之后,初生之时如松子大,渐如莲子大,微痒多痛,日久焮红肿痛,大如桃李,色红作脓则欲溃,若破后溃深,久则成漏,缠绵难愈。本病多由三阴亏损,兼忧思气结,湿热壅滞而成。甘草甘平,其清热解毒之功可解悬痈之热毒,其补脾益气之效可促进生肌敛疮,用酒煎服,酒行药势,直达病所。但甘草之性和缓,需久服方能见效。

6. 李勣病痈

【出处】《本草纲目·卷52·髭须·发明》

【原文】慎微曰:唐李勣(jì)病。医云:得须灰服之,方止。太宗闻之,遂自剪髭烧灰赐服,复令傅痈立愈。故白乐天诗云:剪须烧药赐功臣。又宋·吕夷简疾。仁宗曰:古人言髭可治疾,今朕剪髭与之合药,表朕意也。

【译文】唐慎微说:唐代功臣李勣患病。医生说:得用胡须烧成灰服用,病才能痊愈。唐太宗听说后,便剪掉自己的髭须,烧成灰,给李勣服用,然后让他将髭须灰敷在痈上,病立愈。所以白居易有诗云:剪须烧药赐功臣。又有宋朝的大臣吕夷简患病,宋仁宗说:古人说髭须可以治疗疾病,现在我剪掉我自己的髭须给吕夷简调配药物,以表达我的心意。

【解读】李时珍说:"髭上曰髭,颐下曰须,两颊曰髯。"髭须烧灰外敷可以治疗疮痈,故有"剪须烧药赐功臣"之佳话。吕夷简患病,宋仁宗不问其所患何证,便剪掉自己的髭须给吕夷简调配药物,是效法唐太宗笼络功臣之意。

7. 简子杀骡

【出处】《本草纲目·卷50·骡·气味》

【原文】按《吕氏春秋》云:赵简子有白骡甚爱之。其臣阳城胥渠有疾,医云得白骡肝则生,不得则死。简子闻之,曰:杀畜活人,不亦仁乎? 乃杀骡取肝与之。胥渠病愈。此亦剪须以救功臣之意,书之于此,以备医案。

【译文】据《吕氏春秋》记载:赵简子有一白骡,他非常喜爱。他的大臣阳城人胥渠患有疾病,医生说得到白骡肝治疗则活,不得则死。赵简子听说后,说:杀牲畜以活人命,不也是具有仁爱之心吗? 于是杀掉白骡,取出白骡肝给胥渠,胥渠服用后病愈。这也是剪掉胡须以救功臣之意,书录于此,以备医案。

【解读】"剪须以救功臣"这则典故出自《新唐书·李勣传》。李勣尽忠效力,唐太宗认为可将大事托付于他。李勣曾经突然生病,医生诊察后说:"将胡须烧成灰可治疗此病。"唐太宗亲自剪掉自己的胡须,用来调和药物。李勣服用后,病即痊愈,于是向唐太宗道谢,磕头直至流血。唐太宗说:"我是为了江山社稷,你有何谢啊!"

8. 酒毒生疽

【出处】《本草纲目·卷12·人参·附方》

【原文】酒毒生疽:一妇嗜酒,胸生一疽,脉紧而涩。用酒炒人参,酒炒大黄,等分为末,姜汤服一钱,得睡汗出而愈,效。《丹溪医案》。

【译文】酒毒生疽:一妇人嗜好饮酒,胸前生一疽,脉象紧而涩。用酒炒人参,酒炒大黄,等份为末,生姜煎汤送服一钱,睡觉时得汗出而愈。(《丹溪医案》)

【解读】脉紧而涩,紧主食积内停,郁而化热;涩主精亏血少,脉道不充,血流不畅。方中人参大补元气,大黄泻下攻积,病因嗜酒而致,故人参、大黄皆用酒炒,能引领药效直入病所。药证相符,服后病愈。

9. 发背溃坏

【出处】《本草纲目·卷35·楸·发明》

【原文】时珍曰:楸乃外科要药,而近人少知。葛常之《韵语阳秋》云:有人患发背溃坏,肠胃可窥,百方不瘥。一医用立秋日太阳未升时,采楸树叶,熬之为膏,傅其外,内以云母膏作小丸服,尽四两,不累日而愈也。东晋范汪,名医也,亦称楸叶治疮肿之功。则楸有拔毒排脓之力可知。

【译文】李时珍说:楸是外科要药,但是近来的人很少知道。葛常之《韵语阳秋》记载:有人患发背,疮口溃烂腐坏,通过疮口可以看见肠胃,多方治疗,没有效果。一医生用立秋日太阳未升起时采收的楸树叶,熬成膏药,外敷疮上,再用云母膏制作成小的药丸内服,服完四两,没几天病即痊愈。东晋时期的范汪,是一位名医,也称赞楸叶治疗疮肿的功效。那么楸叶具有拔毒排脓的功效即可得知。

【解读】痈疽生于脊背部位的,统称发背。本病多因脏腑气血不调,或火毒内郁,或阴虚火盛凝滞经脉,使气血壅滞不通而发。本病分阳证和阴证两类。阳证起初有一两个疮头,数天后迅速高肿,大如手掌,甚如碗口,红肿剧痛,伴有高热,烦渴;阴证初起疮头如粟,根盘散漫,不甚高肿,数天后疮头甚多,脓稠难溃,按之流血,至八九日,溃头成片,脓腐渐出,很久才能收口。

云母膏,出自《苏沈良方》卷九引《博济》,由云母、硝石、甘草、槐枝、柏叶、柳枝、桑白皮、陈橘皮、桔梗、防风、桂心、苍术、石菖蒲、黄芩、高良姜、柴胡、厚朴、人参、芍药、胡椒子、龙胆草、白芷、白及、白蔹、黄芪、川芎、茯苓、合欢花、附子、盐花、松脂、当归、木香组成,可用于治疗一切痈疽疮疖。楸叶具有拔毒排脓之功。案中用楸树叶熬膏外敷,云母膏制丸内服,共奏拔毒排脓、生肌敛疮之功。

10. 背疽虚证

【出处】《本草纲目·卷12·人参·附方》

【原文】一人背疽,服内托十宣药已多,脓出作呕,发热,六脉沉数有力,此溃疡所忌也。遂与大料人参膏,入竹沥饮之,参尽一十六斤,竹伐百余竿而安。后经旬余,值大风拔木,疮起有脓,中有红线一道,过肩胛,抵右肋。予曰:急作参膏,以芎、归、橘皮作汤,入竹沥、姜汁饮之。尽三斤而疮溃,调理乃安。若痈疽溃后,气血俱虚,呕逆不食,变证不一者,以参、芪、归、术等分,煎膏服之,最妙。

【译文】一人生背疽,服内托外宣之药已经很多了,脓出作呕,身体发热,六部脉象沉数有力,这是溃疡所忌的脉证。于是给予大剂量的人参膏,加入竹沥搅匀后服用,人参用了一十六斤,制作竹沥的竹子用了百余竿,病才逐渐好转。后来过了十多天,正值起大风吹倒树木,疮又起,疮中有脓,中间有红线一道,经过肩胛,抵达右肋。我说:赶快制作人参膏,用川芎、当归、橘皮煎汤,加入竹沥、姜汁,搅匀后服用。服完三斤人参膏而疮溃,调理而安。如果痈疽破溃后,气血俱虚,呕逆不食,症状变化不一的,用人参、黄芪、当归、白术等份,煎膏服用,疗效最好。

【解读】背疽,泛指生于背部的有头疽,多因外感风湿火毒,或过食膏粱厚味,使湿热火毒内蕴,造成内脏积热,气血凝滞,营卫不和,邪阻肌肤而发。本病有虚实之分:初起见局部红肿热痛,根束高肿,疮头有如粟米一只或多只不等,疼痛剧烈,甚则伴有全身寒热,口渴烦躁,便秘溲赤,脉见洪数,舌红苔黄者,此为实证;若疮之始发,证见疽形平塌,根基漫肿,疽色晦暗,不甚疼痛,成脓多较迟缓,溃后脓汁清稀,神疲纳呆,面色无华,脉数而无力,舌绛或淡者,则属虚证。

十宣内托散由人参、黄芪、当归、川芎、桔梗、甘草、荆芥、防风、炒牛蒡子、烧人屎组成,主治痘疮出形已尽,若见形匾而塌,色枯而黑者。

案中所述之背疽当为虚证,治宜大补气血,兼调脾胃,十宣内托散为解毒托里、祛风散邪之剂,并不完全对证。患者呕逆不食,脓出而不收口,是气虚之证;六脉沉数有力,兼有发热之象,是内有蕴热之证。揣摩组方之意,医者一反常态,从气虚、痰热两方面入手治疗,与一贯的清热解毒之法大相径庭。方中人参能大补元气,竹沥性寒,寇宗奭《本草衍义》言:"竹沥行痰,通达上下百骸毛窍诸处。如痰在巅顶,可降;痰在胸膈,可开;痰在四肢,可散;痰在脏腑经络,可利;痰在皮里膜外,可行。又如癫痫狂乱、风热发痉者,可定;痰厥失音、人事昏迷者,可省。为痰家之圣剂也。"两者配伍,重剂久服,终得病愈。后天气巨变,人体防御功能减弱,疮又起,中间有红线一道,迅速走窜,类似于红丝疔,但红丝疔多发于手足,此发于背肋,而其机理均为邪毒流走经脉。故用人参大补元气,以扶助人体正气,当归、川芎补血活血,陈皮理气化痰,竹沥清热化痰,姜汁之温制约竹沥之寒。诸药合用,正气得复,痰热得出,而疮自愈。

11. 背疽阴证

【出处】《本草纲目·卷9·丹砂·发明》

【原文】时珍曰：叶石林《避暑录》载：林彦振、谢任伯皆服伏火丹砂，俱病脑疽死。张杲《医说》载：张恪（què）服食丹砂，病中消数年，发鬓疽而死。皆可为服丹之戒。而周密《野语》载：临川周推官平生羸弱，多服丹砂、乌、附药，晚年发背疽。医悉归罪丹石，服解毒药不效。疡医老祝诊脉曰：此乃极阴证，正当多服伏火丹砂及三建汤。乃用小剂试之，复作大剂，三日后用膏敷贴，半月而疮平，凡服三建汤一百五十服。此又与前诸说异。盖人之脏腑禀受万殊，在智者辨其阴阳脉证，不以先入为主。非妙入精微者，不能企此。

【译文】李时珍说：北宋叶梦得《避暑录话》记载：林彦振、谢任伯服用经加热炼制后的朱砂，都病脑疽（有头疽生于脑后项部）而死。南宋张杲《医说》记载：张恪服食朱砂，病中消（消渴病的一种）数年，发鬓疽（有头疽生于鬓角）而死。这都可以作为服食朱砂的警戒。南宋周密《齐东野语》载：临川周推官自幼身体瘦小虚弱，服用过大量朱砂、乌头、附子等药，晚年时发背疽（有头疽生于背部）。痈疽大多是由热毒所发，所以医生都归咎于朱砂等热药，给予清热解毒之药服用，没有效果。疡科医生老祝诊脉后说：这是极阴证，正当多服经炼制后的朱砂及三建汤。于是用小剂量的药以作尝试，确定用药对症后再用大剂量的药，三日后用膏药敷贴，半月后疮平，总共服用三建汤一百五十剂。此案与叶梦得、张杲的说法有异。这大概是人的脏腑禀赋不同，关键在于聪明的人能识别脉象、证候的阴阳，而不以先入为主。如果不能领悟到医理的精深微妙之处，是不能达到这个境界的。

【解读】朱砂经炼制后燥热性烈，有大毒，服用后则生疮疡痈疽等火热病证，所以林彦振、谢任伯病脑疽而死，张恪发鬓疽而死。

周推官自幼身体瘦小虚弱，属阳虚之体，所以即使服用很多朱砂、乌头、附子等热性药物，也无甚病痛。晚年时发背疽，因为曾经服用过大量热性药物，所以医生考虑背疽为热毒所致，用清热解毒之药治疗，治之不效。易医诊脉,其脉当极为沉细,故凭脉推断出所患背疽当属阴疽,用热性药物治疗。经炼制后的朱砂燥热性烈,而毒以攻病,故服后不但无毒且能治病。三建汤由天雄、附子、大乌头组成,也是大辛大热之品,患者服至一百五十剂,可见其体内阴寒之深。此案与前面两则医案有异,同是服用经炼制后的朱砂,前者致人死亡,后者却能治病,所以治病时当详审患者体质。

12. 甲疽延烂

【出处】《本草纲目·卷 11·绿矾·附方》

【原文】甲疽延烂:《崔氏方》治甲疽,或因割甲伤肌,或因甲长侵肉,遂成疮肿,黄水浸淫相染,五指俱烂,渐上脚趺,泡浆四边起,如火烧疮,日夜倍增,医不能疗。绿矾石五两,烧至汁尽,研末,色如黄丹,收之。每以盐汤洗拭,用末厚傅之,以软帛缠裹,当日即汁断疮干。每日一遍,盐汤洗濯(zhuó),有脓处使净傅,其痂干处不须近。但有急痛处,涂酥少许令润。五日即觉上痂起,依前洗傅。十日痂渐剥尽,软处或更生白脓泡,即擦破傅之,自然瘥也。张侍郎病此,卧经六十日,京医并处方无效,得此法如神。王焘《外台秘要》。

【译文】甲疽蔓延溃烂:《崔氏方》治疗甲疽,或因剪指甲伤到肌肤,或因指甲长侵入肉内,发展成为疮肿,黄水渗出,逐渐向周边蔓延,五指俱烂,逐渐蔓延到足背,泡浆四边生起,如火烧疮,日夜成倍增长,医生不能治疗。取绿矾石五两,烧至汁尽,研为细末,色如黄丹,收用。每次将疮面用盐汤洗拭干净,再用绿矾石末厚敷,外用软布缠裹,当天就会不流黄水,疮面变干。每日一遍,用盐水洗濯,有脓处洗干净后外敷,结痂后疮面干处不需外敷。如果外敷后有剧烈疼痛的地方,涂酥少许使疮面不干燥。五日后即觉疮面上结痂,依照前面的方法洗净外敷。十日结痂逐渐剥落干尽,柔软的地方或再生白脓泡,即擦破外敷,自然痊愈。张侍郎病此,卧床已有六十日,京城的医生都治疗无效,得此法效验如神。(王焘《外台秘要》)

【解读】绿矾味酸,性寒,功能除湿、解毒、收敛、止血,经过烧制后,其燥湿收敛之性更强,所以能用于治疗黄水浸淫的甲疽。

13. 蒜灸治疽

【出处】《本草纲目·卷26·葫·发明》

【原文】史源记蒜灸之功云：母氏背胛作痒，有赤晕半寸，白粒如黍。灸二七壮，其赤随消。信宿，有赤流下长二寸。举家归咎于灸。外医用膏护之，日增一晕，二十二日，横斜约六七寸，痛楚不胜。或言一尼病此，得灸而愈。予奔问之。尼云：剧时昏不知人，但闻范奉议坐守灸八百余壮方苏，约艾一筛。予亟归，以炷如银杏大，灸十数，殊不觉；乃灸四旁赤处，皆痛。每一壮烬则赤随缩入，三十余壮，赤晕收退。盖灸迟则初发处肉已坏，故不痛，直待灸到好肉方痛也。至夜则火焮满背，疮高阜而热，夜得安寝矣。至晓如覆一瓯，高三四寸，上有百数小窍，色正黑，调理而安。盖高阜者，毒外出也。小窍多，毒不聚也。色正黑，皮肉坏也。非艾火出其毒于坏肉之里，则内逼五脏而危矣。庸医傅贴凉冷消散之说，何可信哉？

【译文】史源记载蒜灸的功效，说：母亲的背胛部作痒，痒处有红晕约半寸，脓头的白粒如黍米大小。灸十四壮后，红晕随之消失。两夜后，皮肤上有红丝一条，长约二寸，向下走窜。全家人都认为是用灸法治疗所致。外科医生用膏药外贴，红晕却每日增加，二十二日后，红晕横竖约有六七寸长，痛苦不堪。有人说一尼姑患此病，用灸法治疗而愈。我急忙跑过去询问。尼姑说：疼痛剧烈时我已经昏不知人，只是后来听说范奉议坚持使用灸法治疗，灸了八百多壮，我才苏醒过来，艾大约用了一筛子。我马上回去，以银杏大小的艾为一炷，灸十余次后，还是没有感觉。于是灸周围呈红色的部分，全部都感觉到疼痛。每一壮灸完后，红晕随之变淡。灸三十余壮后，红晕全部消失。大概是使用灸法稍迟则初发之处的肉已坏死，故感觉不到疼痛，一直等到灸到好肉才感觉疼痛。到了晚上则满背焮红，疮高起而热，夜间可以安然入睡。到了第二日早晨，背上像盖了一个小盆，高三四寸，上面有一百多个小的孔窍，色正而黑，经过调理而安。大概疮升高隆起，是毒气外出的表现；小的孔窍多，是毒不集聚；色正而黑，是皮肉已坏。如果不是用艾灸拔出坏肉里面的毒，则毒气内逼五脏，而性命危矣。庸医用具有凉冷消散功效的膏药外贴治疗痛疽，怎么值得相信呢？

【解读】灸法具有温经散寒的作用,可用于治疗血寒运行不畅、留滞凝涩引起的各种病证,这一点为大家广泛接受。但是热证能否用灸法呢?古今医家对此有不同的见解。早在《黄帝内经》中就有用灸法治疗痈疽的记载,唐代《备急千金要方》指出灸法对脏腑实热有宣泄的作用,朱丹溪认为热证用灸法是"从治"之意,李梴《医学入门·内集·卷一·灸法》则阐明了热证用灸法的机理:"热者灸之,引郁热之气外发,火就燥之义也。"《医宗金鉴·外科心法要诀·痈疽灸法歌》指出"痈疽初起七日内,开结拔毒灸最宜,不痛灸至痛方止,疮疼灸至不疼时"。总之,灸法能以热引热,使热外出。灸能散寒,又能清热,表明对机体原来的功能状态起双向调节作用。故文中史源之母所患的痈疽属热证,坚守使用灸法而愈。

(二) 疮 疡

1. 乌梅疗疮

【出处】《本草纲目·卷29·梅·白梅·发明》

【原文】其蚀恶疮胬肉,虽是酸收,却有物理之妙。说出《本经》。其法载于《刘涓子鬼遗方》:用乌梅肉烧存性研,傅恶肉上,一夜立尽。《圣惠》用乌梅和蜜作饼贴者,其力缓。按杨起《简便方》云:起臂生一疽,脓溃百日方愈,中有恶肉突起,如蚕豆大,月余不消,医治不效。因阅本草得此方,试之,一日夜去其大半,再上一日而平。乃知世有奇方如此,遂留心搜刻诸方,始基于此方地。

【译文】乌梅肉能腐蚀恶疮胬肉,虽说是取其酸收之功,但是也有物性相生相克之妙。这种说法出自《神农本草经》。使用方法记载于《刘涓子鬼遗方》:用乌梅肉烧存性,研为细末,敷在恶肉上,一夜之间恶肉便消失殆尽。《太平圣惠方》用乌梅和蜜捣作饼外贴,效力较为缓慢。据杨起《简便方》记载:杨起的臂上生有一疽,脓溃后经百日才愈,疽中有恶肉突起,如蚕豆大小,月余不消,医生治疗无效。于是阅读本草书籍,寻得此方,尝试用它医治,一昼夜后恶肉消去大半,再过一日而疮平。才知世有奇方如此,于是留心搜求各种有效药方,撰著成《简便方》,初始即基于此方。

【解读】乌梅具有"蚀恶肉"的功效,后世医家多有发挥。宋代严用和《济生方》使用乌梅治疗肠风便血,其方由乌梅、僵蚕组成。近代名医龚志贤用此方加入象牙屑、人指甲治疗各种息肉,如胃息肉、肠息肉等。因象牙屑、人指甲不易得,又有医家提出用穿山甲作为替代品治疗消化系统息肉,其效不减。这都是基于乌梅"蚀恶肉"的功效而组方。

2. 恶疮不愈

【出处】《本草纲目·卷27·马齿苋·发明》

【原文】颂曰:多年恶疮,百方不瘥,或痛痒不已者。并捣烂马齿傅上,不过三两遍。此方出于武元衡相国。武在西川,自苦胫疮痒不可堪,百医无效。及到京,有厅吏卜此方,用之便瘥也。李绛记其事于《兵部手集》。

【译文】苏颂说:患恶疮多年,多方治疗不愈,或红肿热痛不止的,都可将马齿苋捣烂敷在疮上,不超过两三次,病即痊愈。此方出自武元衡相国。武元衡在西川时,自己患小腿生疮,痒红痛痒,不堪忍受,百医诊治无效。等他到了京城,有一厅吏献上此方,如法使用便愈。李绛将这件事记录于《兵部手集方》中。

【解读】马齿苋具有清热解毒、凉血消肿之功,可用于治疗血热毒盛、痈肿疮疡、丹毒肿痛等。以之捣烂外敷,使药效持续作用于患处,可加快疮疡的愈合。

3. 多年恶疮

【出处】《本草纲目·卷50·马·白马通·附方》

【原文】多年恶疮,或痛痒生衃:用马粪并齿同研烂,傅上,不过数次。武丞相在蜀时,胫有疮,痒不可忍,用此而瘥。《兵部手集》。

【译文】多年恶疮,或时发瘙痒疼痛:用马粪和马齿一同研烂,敷在疮上,不过数次即愈。武丞相在四川时,小腿上生疮,痒不可忍,用此方而愈。李绛(《兵部手集方》)

【解读】李时珍说:"马屎曰通,牛屎曰洞,猪屎曰零,皆讳其名也。"马屎,又名马通,孟诜云其"又治杖疮、打损伤疮中风作痛者",具有祛风止痛、止血疗疮的功效。马牙"烧灰唾和,涂痈疽疔肿",具有清热解毒的功能。案中患者生疮瘙痒,多由风热所致,故用此方可愈。

4. 恶疮近死

【出处】《本草纲目·卷24·赤小豆·发明》

【原文】中贵人任承亮后患恶疮近死,尚书郎傅永授以药立愈。叩其方,赤小豆也。予苦胁疽,既至五脏,医以药治之甚验。承亮曰:得非赤小豆耶? 医谢曰:某用此活三十口,愿勿复言。有僧发背如烂瓜,邻家乳婢用此治之如神。此药治一切痈疽疮疥及赤肿,不拘善恶,但水调涂之,无不愈者。

【译文】皇帝宠幸的近臣任承亮后来患恶疮,垂死欲绝,尚书郎傅永传授给他药方,病立刻痊愈。叩问其方,乃是赤小豆。我为胁疽所苦,病已深入五脏,医生用药物治疗,效果很好。任承亮说:莫非是赤小豆? 医生道谢说:我用此方养活家人三十口,请不要再说了,以免秘方外泄。有一僧人患发背,疮面如烂瓜,邻居家的乳母用此方治疗,其效如神。赤小豆能治一切痈疽疮疥及红赤肿痛,不拘病情的平顺与险恶,只需用水调匀后外涂,没有不痊愈的。

【解读】恶疮,又名久恶疮、恶毒疮、顽疮,是指脓液多且严重而顽固的外疡,为热毒蕴集所致,其特点为病程长、病位深、范围大、难敛难愈。胁疽,是指痈肿之生于胁部者,多因足厥阴肝经郁火集聚而发。发背,是指痈疽之生于脊背部位的,为火毒内蕴所致。

赤小豆具有清热解毒、消肿排脓之功,李时珍认为本品可以治疗一切痈疽疮疥及红赤肿痛,其用治范围之广、收效之奇,当引起重视。

5. 恶肉毒疮

【出处】《本草纲目·卷9·水银·附方》

【原文】恶肉毒疮:一女年十四,腕软处生物如黄豆大,半在肉中,红紫色,痛甚,诸药不效。一方士以水银四两,白纸二张揉熟,蘸银擦之,三日自落而愈。李楼《怪症方》。

【译文】恶肉毒疮:一女,十四岁,手腕柔软的地方长出一赘生物如黄豆大,一半在肉中,一半高出皮肤表面,呈红紫色,疼痛较甚,诸药医治无效。一位方士取水银四两,白纸两张揉烂,然后用揉烂的白纸蘸取水银外擦患处,三日后赘生物自然掉落而病愈。(李楼《怪症方》)

【解读】水银能攻毒敛疮,故可用治恶肉毒疮。外用不可过量或久用,以免发生蓄积性中毒。陈藏器《本草拾遗》即说:"人患疮疥,多以水银涂之,性滑重,直入肉,宜谨之。头疮切不可用,恐入经络,必缓筋骨,百药不治也。"

6. 毒疮肿毒

【出处】《本草纲目·卷26·葫·发明》

【原文】颂曰:经言葫散痈肿。按李绛《兵部手集方》云:毒疮肿毒,号叫卧眠不得,人不能别者。取独头蒜两颗捣烂,麻油和,厚傅疮上,干即易之。屡用救人,无不神效。卢坦侍郎肩上疮作,连心痛闷,用此便瘥。又李仆射患脑痈久不瘥,卢与此方亦瘥。

【译文】苏颂说:本草典籍记载葫能消散痈肿。据李绛《兵部手集方》记载:毒疮肿毒,彻夜号叫,不得睡眠,众人不能识别的,取独头蒜两颗捣烂,麻油调和,厚敷在疮上,药干了即换。屡次使用救治患者,无不神效。侍郎卢坦肩上生疮,痛闷连心,使用此方便愈。又有李仆射患脑痈经久不愈,卢坦传授此方给他,病也痊愈。

【解读】大蒜捣烂后外敷,具有良好的解毒消肿作用,故各种毒疮肿毒均可用之外敷。

7. 疔疮日重

【出处】《本草纲目·卷41·蜣螂·心·主治》

【原文】按刘禹锡《纂柳州救三死方》云:元和十一年得疔疮,凡十四日益笃,善药傅之莫效。长乐贾方伯教用蜣蜋心,一夕百苦皆已。明年正月食羊肉,又大作,再用如神验。其法:用蜣蜋心,在腹下度取之,其肉稍白是也。贴疮半日许,再易,血尽根出即愈。蜣蜋畏羊肉,故食之即发。其法盖出葛洪《肘后方》。

【译文】据刘禹锡《纂柳州救三死方》记载:唐宪宗元和十一年病疗疮,共计十四日,病情日益严重,用良药外敷,没有疗效。长乐人贾方伯教我用蜣蜋心,一夜诸症皆愈。第二年正月吃羊肉,病又大作,再用此方,其效如神。使用方法:取蜣蜋心,在蜣蜋腹下挖取,肉色稍白者即是。贴在疮上半日左右,再换药,血尽根出即愈。蜣蜋畏羊肉,所以吃羊肉即复发。这种方法大概出自葛洪《肘后备急方》。

【解读】蜣蜋心可用于治疗疗疮,而蜣蜋又畏羊肉,若服蜣蜋心而愈之疗疮则不能吃羊肉,否则病即复发。

8. 疗疮肿毒

【出处】《本草纲目·卷15·艾·附方》

【原文】疗疮肿毒:艾蒿一担烧灰,于竹筒中淋取汁,以一二合,和石灰如糊。先以针刺疮至痛,乃点药三遍,其根自拔。玉山韩光以此治人神验。贞观初,衢州徐使君访得此方。予用治三十余人,得效。孙真人《千金方》。

【译文】疗疮肿毒:艾蒿一担烧成灰,将灰盛于竹筒中用水淋取汁液,取汁液一二合,与石灰拌匀如糊状。先用针刺疮,直至疼痛,然后点药三遍,病根自拔。玉山人韩光用此方治人,非常有效。贞观初年,衢州有一姓徐的使君(对州郡长官的尊称)探访寻求得到此方。我用此方治疗三十余人,都有疗效。(孙思邈《千金方》)

【解读】疗疮分阴阳,属阳证者,表现为局部红肿高大,焮热疼痛;属阴证者,表现为局部红肿疼痛不甚,皮色晦暗不泽。案中所述之疮需用针刺疮至痛,说明此疗疮是属于阴证。艾叶功能温经脉,逐寒湿,故可用于此证的治疗。若证属阳证者,则不宜使用。

9. 老人发背

【出处】《本草纲目·卷18·木莲·发明》

【原文】慎微曰:《图经》言薜(bì)荔治背疮。近见宜兴县一老举人,年七十余,患发背。村中无医药。急取薜荔叶烂研绞汁,和蜜饮数升,以滓傅之。后用他药傅贴遂愈。其功实在薜荔,乃知《图经》之言不妄。

【译文】唐慎微说:苏颂《本草图经》说薜荔能治背疮。近来看见宜兴县有一位老举人,年七十余岁,患发背。村中没有医药。急忙取来薜荔叶研烂绞汁,和蜜饮服数升,然后用药渣外敷患处。后来又用其他的药外敷,病乃痊愈。愈病之功,其实是在薜荔,这才知道《本草图经》所记载的内容不是虚假的。

【解读】木莲,为木兰科木莲属植物,功能通便、止咳,可用于治疗实火便闭、老年干咳。背疮,是指背部所生的疮痈,多由热毒所致。木莲能泻下通便,使体内之热毒随大便一泻而出,则背疮可愈。

10. 孩子热疮

【出处】《本草纲目·卷48·鸡·卵黄·发明》

【原文】颂曰:鸡子入药最多,而发煎方特奇。刘禹锡《传信方》云:乱发鸡子膏,治孩子热疮。用鸡子五枚煮熟,去白取黄,乱发如鸡子大,相和,于铁铫中炭火熬之。初甚干,少顷即发焦,乃有液出。旋取置碗中,以液尽为度。取涂疮上,即以苦参末粉之。顷在武陵生子,蓐内便有热疮,涂诸药无益,而日益剧,蔓延半身,昼夜号啼,不乳不睡。因阅本草发髲(bì)条云:合鸡子黄煎之,消为水,疗小儿惊热、下痢。注云:俗中妪母为小儿作鸡子煎,用发杂熬之,良久得汁,与小儿服,去痰热,主百病。又鸡子条云:疗火疮。因是用之,果如神效也。

【译文】苏颂说:鸡蛋入药最多,而发煎方最为神奇。刘禹锡《传信方》记载:乱发鸡子膏,可以治疗小孩热疮。取鸡蛋五个煮熟,去掉蛋白,只取蛋黄,乱发一团如鸡蛋大,混合在一起,放于铁锅中用炭火熬。开始的时候很干,不一会儿头发变焦,即有汁液流出。立即取出来放在碗中,以汁液流尽为度。取药汁涂在疮上,然后将苦参末洒在上面。不久以前在武陵生下一子,产褥期间便有热疮,外涂各种药物,没有效果,而病情日益加剧,蔓延半身,昼夜号啼,不吃奶,不睡觉。于是翻阅本草书籍,看见发髲条说:

与鸡蛋黄一起熬,化为水,可治疗小儿惊热、下痢。注释说:民间年老的妇人为小孩制作鸡子煎,用头发和蛋黄混合在一起熬,稍久得汁,给小孩服用,能去痰热,主治百病。又鸡子条下说:能治疗火疮。因此如法使用,果然其效如神。

【解读】热疮,是指发热或高热过程中所发生的一种急性疱疹性皮肤病。本病多为外感风热邪毒,客于肺、胃二经,蕴蒸皮肤而生;或因肝胆湿热下注,阻于阴部而成。

方中鸡子黄味甘性温,功能滋阴润燥、养血息风;乱发味苦性平,功能收敛止血、化瘀利尿。两者经过熬炼之后药性大变,具有清热解毒、敛疮生肌的功效,临床试验效果良好,然而其理难以推晓。

11. 服丹生疮

【出处】《本草纲目·卷52·秋石·附方》

【原文】服丹发热:有人服伏火丹药多,脑后生疮,热气冉冉而上。一道人教灸风市数十壮而愈。仍时复作,又教以阴炼秋石,用大豆黄卷煎汤下,遂愈。和其阴阳也。《王清明余话方》。

【译文】服用丹药发热:有人服用伏火丹药过多,致脑后生疮,热气慢慢地蒸腾而上。有一道人教他灸风市穴数十壮而愈。仍然时常发作,又教他用阴炼法炼过的秋石,用大豆黄卷煎汤送下,病即痊愈。这是此方能调和阴阳的缘故。(《王清明余话方》)

【解读】炼丹家对于硫黄、砒霜等具有峻猛毒性的金石药,在使用之前,常用烧灼的办法"伏"一下,"伏"是降伏其峻猛之毒的意思。使毒性失去或减低,此为伏火,具有火热之毒。若服用伏火丹药过多,会导致热毒蓄积体内,蒸腐气血,形成疮疡。

风市穴,为足少阳胆经的腧穴,位于下肢的大腿外侧部。风,风气也;市,集市也。本穴如同风气的集散之地,故名。患者之疮由热毒所致,本穴为治疗风邪的要穴,故灸之无效。

秋石味咸性温,功能滋阴降火、止血消瘀;大豆黄卷味甘性平,功能解表透邪,清热利湿。两者伍用,可使体内热毒从小便而出,故热退疮愈。

12. 热毒湿疮

【出处】《本草纲目·卷19·菖蒲·附方》

【原文】热毒湿疮：宗奭曰：有人遍身生疮，痛而不痒，手足尤甚，粘着衣被，晓夕不得睡。有人教以菖蒲三斗，日干为末，布席上卧之，仍以衣被覆之。既不粘衣，又复得睡，不五七日，其疮如失。后以治人，应手神验。《本草衍义》。

【译文】热毒湿疮：寇宗奭说：有一人遍身生疮，疼痛而不痒，手足部位尤其严重，疮面粘着衣被，日夜不得入睡。有人教他用菖蒲三斗，晒干，研为细末，撒布于席上，然后睡在上面，再用衣被覆盖。这样疮面不粘着衣被，又能得睡。过了不到五七日，疮全部消失了。后来用此方治疗类似的疾病，常应手取效。(《本草衍义》)

【解读】患处疮面渗出液甚多，以至于粘着衣被，据此可推测出患者所患之疮为感受湿邪所致。石菖蒲辛温芳香，善化湿浊，以之为粉末，直接作用于疮面上，使湿邪得化，则疮自愈。本方不适用于疮偏于热者，因为石菖蒲味辛、苦，性温，并不具备清热解毒的功效。

13. 湿疮遍生

【出处】《本草纲目·卷16·青黛·发明》

【原文】有一妇人患脐下腹上，下连二阴，遍生湿疮，状如马爪疮，他处并无。痒而痛，大小便涩，出黄汁，食亦减，身面微肿。医作恶疮治，用鳗鲡鱼、松脂、黄丹之药涂之，热痛甚。问其人嗜酒食，喜鱼蟹发风等物。急令洗其膏药，以马齿苋四两，杵烂，入青黛一两，再研匀涂之。即时热减，痛痒皆去。仍以八正散，日三服之。分败客热。药干即上。如此二日，减三分之一，五日减三分之二，二十日愈。此盖中下焦蓄风热毒气也。若不出，当作肠痈内痔。仍须禁酒色发风物。然不能禁，后果患内痔。

【译文】有一妇人肚脐以下，小腹以上，向下连及肛周、阴部，全都生有湿疮，形状像马爪疮，其他地方则没有。瘙痒而疼痛，大小便不通畅，疮中有黄色汁液流出，饮食量减少，身面微肿。医生当作恶疮来治疗，用鳗鲡鱼、松脂、黄丹等药外涂,发热疼痛更甚。问妇人平时所嗜食之物,回答说喜食鱼、蟹等发物。急忙令她洗去外涂之药,用马齿苋四两,捣烂,加入青黛一两,再研匀外涂。当下发热减轻,疼痛瘙痒全部消失。仍用八正散,每日服用三次,从内消散客热。药干即再外涂。如此二日,病痛减去三分之一,五日减去三分之二,二十日病痊愈。这大概是中下二焦的蓄风热毒之气。如果不发散出来,当演变成肠痈内痔。仍然需要禁酒色发风之物。但是她不能禁止,后来果然患内痔。

【解读】发物,是指食用后导致发热、发风、发湿、发冷积、发气滞、动血的食物。患者中下二焦感受蓄风热毒之气,鱼、蟹属于发风之物,故食用后病即发作。

脐下腹上,下连二阴,属于中下二焦;遍生湿疮,出黄汁,乃感受湿邪;大小便不通畅,乃津液亏少,是感受热邪所致,热邪灼伤皮肤,故疮中发热疼痛;热盛生风,故疮中瘙痒。故云本证是中下二焦感受风、湿、热。方中马齿苋具有清热解毒、凉血止血之功;青黛具有清热解毒、凉血消肿之效。两者捣烂外敷,能清疮中之热,故发热、疼痛、瘙痒皆愈。然证由湿热所致,八正散由川木通、车前子、萹蓄、大黄、滑石、甘草梢、瞿麦、栀子、灯心组成,功能清利下焦湿热,内服可使体内湿热之邪从小便而出。外敷内利,使湿热分消,风无所生,则疮自愈。

14. 湿疮浸淫

【出处】《本草纲目·卷34·卢会·发明》

【原文】唐·刘禹锡《传信方》云:予少年曾患癣,初在颈项间,后延上左耳,遂成湿疮浸淫。用斑蝥、狗胆、桃根诸药,徒令蜇蠚,其疮转盛。偶于楚州,卖药人教用卢会一两,炙甘草半两,研末,先以温浆水洗癣,拭净傅之,立干便瘥,真神奇也。

【译文】唐代刘禹锡《传信方》记载:我年少的时候曾经身上长癣,开始生于颈项间,后来逐渐向上蔓延至左耳,于是湿疮逐渐蔓延。用斑蝥、狗胆、桃根等药,只让人感觉有如毒虫叮刺般痛苦,而疮更加严重。偶然在楚州遇见一卖药人传授一方,用芦荟一两,炙甘草半两,研为细末,先用温浆水洗癣,然后擦拭干净,将药外敷,疮面变干,病即痊愈,真是神奇。

【解读】芦荟味苦性寒,李时珍认为"其功专于杀虫清热",故可外用治疗癣疮。甘草生用药性微寒,可清热解毒,此处用炙甘草,值得商榷。两者伍用,疗效神奇,值得临床试用。

15. 粪敷头疮

【出处】《本草纲目·卷50·牛·屎·发明》

【原文】《宋书》:孙法宗苦头创。夜有女人至,曰:我天使也。事本不关善人,使者误及尔。但取牛粪煮敷之,即验。如其言果瘥。此亦一异也。

【译文】《宋书》记载:孙法宗患头疮。夜间有女人至,说:我是天使,患病之事本与善人不相关,是奉命办事的人失误波及于您。只需取牛粪,煮后外敷患处,即有效验。孙法宗如其言而作,果然病愈。这也是一奇异之事。

【解读】牛屎味苦性寒,内服能散热、解毒、利小便,外用能收湿、生肌、拔毒。案中取牛粪外敷治疗头疮,于理当愈,只是授方之说,有类神话。

16. 颊生疮疡

【出处】《本草纲目·卷9·雄黄·发明》

【原文】颂曰:雄黄治疮疡尚矣。《周礼》:疡医,疗疡以五毒攻之。郑康成注云:今医方有五毒之药,作之,合黄垫(wǔ),置石胆、丹砂、雄黄、矾石、慈石其中,烧之三日三夜,其烟上着,鸡羽扫取以注疮,恶肉破骨则尽出也。杨亿笔记载:杨嵎少时,有疡生于颊,连齿辅车,外肿若覆瓯,内溃出脓血,痛楚难忍,百疗弥年不瘥。人令依郑法烧药注之,少顷,朽骨连牙溃出,遂愈。信古方攻病之速也。

【译文】苏颂说:用雄黄治疗疮疡已经成为风俗和习惯。《周礼》记载:疡医治疗疮疡,用五毒之药攻之。郑康成注解说:现在医方中有五毒之药,制作时,封闭黄垫(黄土制的瓦器),将石胆、丹砂、雄黄、矾石、磁石放入其中,用火烧三日三夜,升华物附着于上,用鸡毛扫取,注入疮中,则恶肉破骨尽出。北宋杨亿《笔记》记载:杨嵎年少时,脸颊部生疡,波及颊辅与牙床,外面肿得像翻过来的小杯,里面溃烂流出脓血,痛苦难忍,百般施治,经年不愈。有人让他依照郑康成的方法烧药注入疡中,一会儿,腐烂的骨头连牙一起破溃而出,病乃愈。这让我相信古方攻病之迅速。

【解读】石胆、丹砂、雄黄、矾石、磁石这五种矿物经过炼制后成为有毒之物,故称为五毒,并不是说这五种矿物都有毒,其中的矾石、磁石无毒。石胆气寒,味酸而辛,入足少阳胆经,其性收敛上行,能涌风热痰涎,发散风木相火,又能杀虫,故治咽喉口齿疮毒有奇功;朱砂性寒,不论内服、外用,均有清热解毒之功,故可用治疮疡肿毒;雄黄性温而燥,有燥湿止痒、解毒杀虫之功;矾石能祛痰燥湿、解毒杀虫;磁石色黑味咸,入足少阴肾经,肾主骨,所以磁石能引诸药入骨。诸药合用,共奏敛疮解毒之功。

17. 口中疳疮

【出处】《本草纲目·卷36·鼠李·皮·发明》

【原文】颂曰:刘禹锡《传信方》治大人口中疳疮,发背,万不失一。用山李子根(一名牛李子)、蔷薇根(野外者)各(细切)五升,水五大斗,煎半日,汁浓,即于银、铜器中盛之,重汤煎至一二升,待稠,瓷瓶收贮。每少少含咽,必瘥。忌酱、醋、油腻、热面及肉。如发背,以帛涂贴之,神效。襄州军事柳崖妻窦氏,患口疳十五年,齿尽落断,不可近,用此而愈。

【译文】苏颂说:刘禹锡《传信方》治疗成人口中疳疮,发背,万无一失。取山李子根(又名牛李子)、蔷薇根(野外者)各(细切)五升,用水五大斗,煎煮半日,待药汁变浓,即盛放于银、铜器中,隔水蒸煮至一两升,待药汁变稠,瓷瓶收贮。每次取少量含咽,病必愈。忌食酱、醋、油腻食物、热面及肉。如果是发背,将药物涂在布帛上外贴患处,有神效。襄州军事柳崖的妻子窦氏,患口疳十五年,牙齿全部脱落断裂,疼痛不可触碰,用此方而愈。

【解读】足阳明胃经入上齿中,手阳明大肠经入下齿中,口疳多由阳明经湿火熏蒸而发。山李子根味苦性寒,归脾胃经,功能清热解毒、利湿;蔷薇根味苦涩,性凉,入脾胃经,功能清热利湿、祛风、活血、解毒。两者均能清阳明经湿热,故能用于治疗口疳。

18. 背疮外治

【出处】《本草纲目·卷10·麦饭石·发明》

【原文】北齐马嗣明治杨遵彦背疮,取粗黄石如鹅卵大者,猛火烧赤,纳浓醋中,当有屑落醋中,再烧再淬,石至尽,取屑日干捣筛极细末,和醋涂之,立愈。刘禹锡《传信方》,谓之炼石法,用傅疮肿无不验。

【译文】北齐马嗣明治疗杨遵彦的背疮,选取麦饭石如鹅卵大小的,猛火烧红,放入浓醋中,当有石屑落入醋中,再烧再淬,直至石尽,取屑晒干,捣细过筛,研为极细末,与醋和匀外涂,背疮立愈。唐代刘禹锡《传信方》称之为炼石法,用来外敷疮疡肿痛,无不有验。

【解读】麦饭石味甘,性温,功能解毒散结、去腐生肌、除寒祛湿、益肝健胃、活血化瘀、利尿化石、延年益寿,可用于治疗痈疽发背、手指皲裂、风湿痹痛、外伤红肿等。李时珍说麦饭石可治"一切痈疽发背",故经火煅后外敷,病乃痊愈。

19. 囊疮痛痒

【出处】《本草纲目·卷32·蜀椒·椒红·附方》

【原文】囊疮痛痒:红椒七粒,葱头七个,煮水洗之。一人途中苦此,湘山寺僧授此方,数日愈,名驱风散。《经验方》。

【译文】阴囊生疮,疼痛瘙痒:红椒七粒,葱头七个,煮水洗患处。有一人旅途中患此病,湘山寺的僧人传授给他此方,他使用数日,病便痊愈,此方名为驱风散。(《经验方》)

【解读】此方名为"祛风散",顾名思义,此病当由感受风邪所致。花椒辛散温燥,葱头辛散温通,两者兼具辛散之性,故能祛风。且花椒功能杀虫止痒,亦可奏止痒之效。

20. 妒精下疳

【出处】《本草纲目·卷35·诃黎勒·附方》

【原文】妒精下疳:大诃子烧灰,入麝香少许,先以米泔水洗,后搽之。

或以荆芥、黄檗、甘草、马鞭草、葱白煎汤洗亦可。昔方士周守真医唐靖烂茎一二寸,用此取效也。洪迈《夷坚志》。

【译文】阴茎疳疮:大诃子烧成灰,加入少量麝香,先用米泔水洗净患处,再将药末外涂。或者用荆芥、黄柏、甘草、马鞭草、葱白煎汤外洗也可。以前方术之士周守真医治唐靖阴茎溃烂一两寸,用此方而取效。(洪迈《夷坚志》)

【解读】妒精下疳,是由于男女不洁性交而得。其症发于阴茎、龟头、包皮,女子大、小阴唇、阴道等处。初起时患处生出豆粒大小硬结,不痛亦不破溃,形似小疮,即硬性下疳;以后小疮逐渐破溃,疼痛明显,即软性下疳。治宜清热泻火、敛疮生肌。

方中诃子酸涩性收,具有收敛疮口的作用;麝香辛香散行,有良好的活血散结、消肿止痛作用。两者伍用,一收一散。荆芥、葱白祛风解表,透散邪气;黄柏、马鞭草、甘草清热解毒,燥湿止痒。诸药合用,先洗后涂,用药周全,故能取效。

21. 两股生疮

【出处】《本草纲目·卷35·蘖木·附方》

【原文】火毒生疮:凡人冬月向火,火气入内,两股生疮,其汁淋漓。用黄蘖末掺之,立愈。一妇病此,人无识者,有用此而愈。张杲《医说》。

【译文】火毒生疮:凡是人们在冬天烤火,导致火气入内,两条大腿生疮,疮面汁液淋漓不尽。用黄柏研为细末,外掺疮面,病立刻痊愈。有一妇人患此病,没有人认识此症,用此方而愈。(张杲《医说》)

【解读】患者之疮因烤火而发,故病属热邪所致。疮面汁液淋漓不尽,又当是兼有湿邪。黄柏味苦性寒,既能清热燥湿,又能泻火解毒,用治此疮,正合其用。

22. 左膝疮痒

【出处】《本草纲目·卷50·狗·胆·发明》

【原文】慎微曰:按《魏志》云:河内太守刘勋女病左膝疮痒。华陀视之,用绳系犬后足不得行,断犬腹取胆向疮口,须臾有虫若蛇着疮上出,长三尺,病愈也。

【译文】唐慎微说:据《魏志》记载:河内太守刘勋的女儿左膝生疮,瘙痒。华佗诊视后,用绳系住狗的后腿,令狗不得行动,斩断狗的腹部,摘取胆囊合向疮口,片刻之间,有一像蛇的虫从疮口爬出,长三尺,病即痊愈。

【解读】狗胆味苦性平,功能清肝明目、杀虫除积、攻逐瘀血。患者左膝生疮而痒,华佗认为病因是虫,故用狗胆,取其杀虫之效。

23. 两足生疮

【出处】《本草纲目·卷17·漏篮子·发明》

【原文】时珍曰:按杨士瀛《直指方》云:风漏疮年久者,复其元阳,当用漏篮子辈,加减用之。如不当用而轻用之,又恐热气乘虚变移结核,而为害尤甚也。又按《类编》云:一人两足生疮,臭溃难近。夜宿五大人祠下,梦神授方:用漏篮子一枚,生研为末,入腻粉少许,井水调涂。依法治之,果愈。盖此物不堪服饵,止宜入疮科也。

【译文】李时珍说:杨士瀛《仁斋直指方》记载:患风漏疮时间久远的,治疗应当恢复其元阳,使用漏篮子之类的药,加减而用。如果不当用而轻易使用,又恐热气乘虚,转变成结核,而为害尤甚。又按《类编》记载:一人两足生疮,皮肉溃腐,臭秽难闻,人难以靠近。夜间睡在五夫人祠堂下面,梦中神仙传授一方:用漏篮子一枚,生研为末,加入腻粉少许,井水调匀后外涂。醒来后依照传授的方法配制药物来治疗,果然痊愈。大概是漏篮子不能服食,只宜入疮疡科中外用。

【解读】漏篮子,是附子的琐碎细小者,形体较小,常从篮子中漏出,故名漏篮。漏篮子味辛,性热,具有温中散寒、生肌排脓、祛湿止痢、消风疗疮的功效,可用于治疗恶痢、冷漏疮、恶疮、疬风。腻粉,即是轻粉,有较强的生肌敛疮作用。两者伍用,适宜于疮疡年久者,可扶助阳气,托毒外出,敛疮生肌。如疮疡属于实热者,则不可使用。

24. 病鱼脐疮

【出处】《本草纲目·卷50·豕·发明》

【原文】时珍曰：按《名医录》云：学究任道病体疮肿黑，状狭而长。北医王通曰：此鱼脐疮也。一因风毒蕴结，二因气血凝滞，三因误食人汗而然。乃以一异散傅之，日数易而愈。恳求其方。曰：但雪玄一味耳。任遍访四方无知者。有名医郝允曰：《圣惠方》治此，用腊猪头烧灰，鸡卵白调敷，即此也。

【译文】李时珍说：据《名医录》记载：学究（读书人的通称）任道患体疮，疮肿色黑，形状狭长。北方的医生王通说：这是鱼脐疮。一因风毒蕴结，二因气血凝滞，三因误食人汗所致。于是用一奇异的散药外敷，每日换药数次，病即痊愈。任道向王通恳求药方，王通说：只是雪玄一味药。任道四处探访寻问，没有知道雪玄的人。有位叫郝允的名医说：《太平圣惠方》治疗鱼脐疮，取腊猪头烧成灰，用鸡蛋白调敷，即是此方。

【解读】鱼脐疮，疮之外形似鱼脐者。《本草纲目》云"腊猪头：烧灰，治鱼脐疮"，可见腊猪头是治疗鱼脐疮的专药。鸡蛋白味甘，性微寒，功能清热解毒、润肺利咽。用鸡蛋白调敷，可增强清热解毒之力。

（三）肿　　毒

1. 手臂肿痛

【出处】《本草纲目·卷17·蓖麻·发明》

【原文】一人病手臂一块肿痛，亦用蓖麻捣膏贴之，一夜而愈。

【译文】有一人，手臂上有一部位肿痛，也用蓖麻捣成膏外贴，经过一夜而病愈。

【解读】手臂肿痛，经络气血运行不畅是其病机，蓖麻之性善走，能开通诸窍经络，将蓖麻捣膏贴于患处，可舒筋活络，使气血顺畅，则疼痛自止。

2. 风背肿痛

【出处】《本草纲目·卷26·葫·发明》

【原文】葛洪《肘后方》云：风背肿，取独颗蒜横截一分，安肿头上，炷艾如梧子大,灸蒜百壮,不觉渐消,多灸为善。勿令大热,若觉痛即擎起蒜。蒜焦更换新者,勿令损皮肉。洪尝苦小腹下患一大肿,灸之亦瘥。数用灸人,无不应效。

【译文】葛洪《肘后备急方》记载:风背肿,取独头蒜横向切取一分,放在肿头上,将艾炷制作成梧桐子大小,隔蒜灸一百壮,不知不觉中肿块渐渐消散,以多次灸治为好。不要太热,如果感觉灼痛即将蒜拿起来。蒜变焦黄后需要更换新的,不要损伤皮肉。葛洪小腹下生有一个大的肿块,使用这种灸法而愈。数次用这种灸法治病,无不应效。

【解读】风背肿,是指感受风邪所致的背部发肿。文中所述之法名为隔蒜片灸,具有拔毒、消肿、定痛的功效,可灸肿令消。

3. 背部虱瘤

【出处】《本草纲目·卷40·人虱·集解》

【原文】徐铉《稽神录》云:浮梁李生背起如盂,惟痒不可忍。人皆不识。医士秦德立云:此虱瘤也。以药傅之,一夕瘤破,出虱斗余,即日体轻;但小窍不合,时时虱出无数,竟死。予记唐小说载滑台一人病此。贾魏公言:惟千年木梳烧灰及黄龙浴水,乃能治之也。洪迈《夷坚志》云:临川有人颊生瘤,痒不可忍,惟以火灸。一医剖之,出虱无数,最后出二大虱,一白一黑,顿愈,亦无瘢痕,此虱瘤也。

【译文】南唐徐铉《稽神录》记载:浮梁人李生的背部肿起一物像痰盂,无甚痛楚,只是痒不可忍。人们都不认识这种病,医士秦德立说:这是虱瘤。用药外敷,一夜瘤破,排出虱一斗有余,当日即觉身体轻健。但是小的孔窍不愈合,时时有无数个虱爬出,最后死了。我记得唐代的小说中记载滑台有一人患此病。贾魏公说:只有千年木梳烧成的灰,和黄龙洗浴过的水,才能治疗这种病。洪迈《夷坚志》记载:临川有一人面颊生瘤,痒不可忍,只有用火烤才觉舒适。一医生将瘤剖开,排出虱无数个,最后出来两个大虱,一白一黑,病即愈,疮口也没有瘢痕,这是虱瘤。

【解读】虱瘤,是指虱子寄生在肌肤上所形成的瘤。本案实属奇症,留存以资博览。

4. 额角肿痛

【出处】《本草纲目·卷26·芸薹·发明》

【原文】思邈曰:贞观七年三月,予在内江县饮多,至夜觉四体骨肉疼痛。至晓头痛,额角有丹如弹丸,肿痛。至午通肿,目不能开。经日几毙。予思本草芸薹(tái)治风游丹肿,遂取叶捣傅,随手即消,其验如神也。亦可捣汁服之。

【译文】孙思邈说:唐太宗贞观七年三月,我在内江县饮酒过多,到了夜间感觉四肢骨肉疼痛。到了第二日早晨,头痛,额角皮肤红赤如弹丸大小,肿痛。到了中午满面皆肿,眼睛不能睁开。几天后,病情垂危,几乎快要死了。我想起本草书籍中记载芸薹能治疗风游丹肿,于是取芸薹叶捣烂后外敷,肿痛随手即消,效验如神。也可以捣汁服用。

【解读】芸薹,即是油菜。风者,善行而数变;游者,游走,不固定;丹肿,丹毒所致的红肿。风游丹肿,是指以皮肤突然发红,色如涂丹,并呈游走性为主要特征的急性感染性疾病。观本案可知,芸薹对风游丹肿有良好的治疗效果。芸薹乃寻常之物,了解其功效,可用于仓促之间。

(四) 痔　疮

1. 肛门痔痛

【出处】《本草纲目·卷18·木鳖子·附方》

【原文】肛门痔痛:《濒湖集简方》用木鳖仁带润者,雌雄各五个,乳细作七丸,碗覆湿处,勿令干。每以一丸,唾化开,贴痔上,其痛即止,一夜一丸自消也。江夏铁佛寺蔡和尚病此,痛不可忍,有人传此而愈。用治数人皆有效。

【译文】痔疮肛门疼痛:李时珍《濒湖集简方》用带润的木鳖仁,雌雄各五个,慢慢捣至如乳汁状,制作成丸药七粒,将丸药放在潮湿的地方,用碗覆盖,不使丸药干枯。每次取一粒丸药,用唾液化开,贴在痔疮上面,疼痛即止,一夜用一粒丸药,痔疮自然消失。江夏铁佛寺有一姓蔡的和尚患有此病,疼痛不可忍,有人传授此方,如法使用而病愈。用此方治疗数人都有效验。

【解读】木鳖子能散结消肿,攻毒疗疮,并有生肌、止痛的作用,用之治疗痔疮所致的肛门疼痛,药证相符。历代古籍中也记载有用木鳖子磨汁外涂治疗肛门肿痛,如《开宝本草》记载"主折伤,消结肿,恶疮,生肌,止腰痛,除粉刺,乳痈,肛门肿痛";缪希雍《本草经疏》记载木鳖子可以治疗"肛门肿痛";赵其光《本草求原》记载可治疗"痔疮肛肿",张景岳用木鳖子醋磨外敷治疗"痔漏肿痛";《普济方》还有"治痔疮,荆芥、木鳖子、朴硝各等分,上煎汤,入于瓶内,熏后,汤温洗之"的记载。可见,木鳖子对痔疮肿痛有特殊的治疗作用,临证时应特别加以留意。

2. 痔瘘作痛

【出处】《本草纲目·卷26·葱·汁·附方》

【原文】痔瘘作痛:葱涎、白蜜和涂之,先以木鳖子煎汤熏洗,其冷如冰即效。一人苦此,早间用之,午刻即安也。《唐仲举方》。

【译文】痔瘘疼痛:先用木鳖子煎汤熏洗患处,再用葱汁、白蜜和匀外涂,如果疼痛部位感觉清凉如冰,即为有效。有一人患此病,早晨使用此方,中午即不觉疼痛。(《唐仲举方》)

【解读】葱与蜜相反,用之捣合,能激发葱的通气之功,气为血帅,气通则血通,血通则痛止。木鳖子能散毒消肿,攻毒疗疮,并有生肌、止痛的作用,用之煎水外洗能增强疗效。

3. 痔疮不愈

【出处】《本草纲目·卷28·木耳·发明》

【原文】一人患痔,诸药不效,用木耳煮羹食之而愈,极验。

【译文】一人患痔疮,各种药物都没有效,用木耳煮汤食用而病愈,非常有效。

【解读】木耳味甘性平,功能凉血止血、滋阴润燥,可以用于治疗咯血、吐血、衄血、崩漏、痔疮出血、便秘带血等。木耳根据其寄生的树木不同,可分为桑耳、槐耳、榆耳等,以干燥、肉厚、朵大、无杂质者为佳。

4. 槐汤灸痔

【出处】《本草纲目·卷35·槐·枝·发明》

【原文】刘禹锡《传信方》著硖(xiá)州王及郎中槐汤灸痔法甚详。以槐枝浓煎汤先洗痔,便以艾灸其上七壮,以知为度。王及素有痔疾,充西川安抚使判官,乘骡入骆谷,其痔大作,状如胡瓜,热气如火,至驿僵仆。邮吏用此法灸至三五壮,忽觉热气一道入肠中,因大转泻,先血后秽,其痛甚楚。泻后遂失胡瓜所在,登骡而驰矣。

【译文】刘禹锡《传信方》记载硖州王及郎中用槐汤灸痔疮的方法非常详细。用槐枝煎取浓汤,先洗痔疮,再用艾灸痔疮上七壮,以感觉病情好转为度。王及平素患有痔疮,担任西川安抚使判官,乘骡行至骆谷时,痔疮大发作,痔疮脱出,外形像胡瓜,热气如火,到达驿站时身体僵硬而倒下。驿站的小官用这种方法灸到三五壮,忽觉有热气一道进入肠中,随即大泻,先泻血,后泻臭秽之物,非常痛苦。泻完后痔疮脱出物也消失了,便登上骡背,驰赴任所。

【解读】患者旅途劳顿,乘骡颠簸,消耗气血,导致阳气下陷,不能升举,故而诱发痔疮。痔疮发作后先泻血,后泻臭秽之物,当是肠道湿热瘀结。其治宜升阳举陷、清热燥湿、活血化瘀。艾灸功能升阳举陷、拔毒泄热、消瘀散结;槐枝,味苦性平,《名医别录》云其"洗疮及阴囊下湿痒",《滇南本草》云其"洗皮肤疥癞,去皮肤瘙痒之风",可见槐枝具有清热燥湿、祛风止痒之效。两者伍用,可使阳气得以升举、湿热得以清除、瘀血得以消散,故病可愈。

5. 痔热肿痛

【出处】《本草纲目·卷42·蛞蝓·发明》

【原文】《大全良方》云:痔热肿痛者,用大蛞蝓一个研泥,入龙脑一字,燕脂坯子半钱,同傅之。先以石薜煮水熏洗尤妙。五羊大帅赵尚书夫人病此,止以蛞蝓京墨研涂亦妙。

【译文】陈自明《妇人大全良方》记载:痔疮热肿疼痛的,取大蛞蝓一个研为泥状,加入龙脑一字(约0.3g),燕脂坏子半钱,搅拌均匀,外敷于患处。先用石薜(bì)煮水熏洗患处更佳。五羊大帅赵尚书的夫人患此病,只用蛞蝓、京墨研烂外涂,效果也很好。

【解读】蛞蝓味咸性寒,功能清热祛风、消肿解毒、破痰通经;冰片外用能清热消肿,生肌敛疮;燕脂坏子具有活血之功。三者伍用,共奏清热泻火、消肿止痛之功。京墨味辛性温,有止血之效,若痔疮出血者,用之尤妙。若不出血,其清热消肿之功不如上方,仍以上方为佳。

6. 野鸡痔病

【出处】《本草纲目·卷15·艾·附方》

【原文】野鸡痔病:先以槐柳汤洗过,以艾灸上七壮,取效。郎中王及乘骡入西川,数日病痔大作,如胡瓜贯于肠头,其热如火,忽至僵仆,无计。有主邮者云:须灸即瘥。乃用上法灸三五壮,忽觉一道热气入肠中,因大转泻,血秽并出,泻后遂失胡瓜所在矣。《经验良方》。

【译文】野鸡痔病:先用槐枝、柳枝煎汤,清洗脱出物,再用艾灸其上七壮,收效。郎中(官名,分掌各司职务)王及乘骡马入西川,数日后痔疮大作,脱出物像胡瓜一样贯穿于肠头,其热如火,迅速发展至身体僵硬而倒下,无计可施。有一邮差说:"须用艾灸,灸之便愈。"于是用上面叙述的方法灸三五壮,突然感觉有一道热气进入肠中,随即大泻,血与污秽之物一起泻出,泻完后脱出物收入肛中。(《经验良方》)

【解读】痔疮痔核脱出呈球状,直肠脱垂脱出物较长而呈环状,案中患者脱出物如胡瓜,故此病当为直肠脱垂,而非痔疮,古时未加分别,常混称。野鸡尾羽较长,直肠脱垂脱出物像胡瓜,如野鸡之尾羽状,且直肠脱垂与痔核脱出混称,故名野鸡痔病。

脱出物热势如火,泻下物为血与污秽之物,分析可知,此为瘀热与积滞阻于大肠所致。槐枝味苦,性平,《名医别录》云:"主洗疮及阴囊下湿痒。"柳枝味苦,性寒,功能消肿止痛、祛风利尿。用二药煎汤清洗,可收清热燥湿、消肿止痛之效。艾灸能行气活血、消瘀散结,以艾灸其上,能升阳举陷,促进肠道回缩。外洗艾灸并用,肠道恢复蠕动,使瘀血与污秽之物泻出,则病自愈。

7. 痔漏疮发

【出处】《本草纲目·卷16·鳢肠·附方》

【原文】痔漏疮发:旱莲草一把,连根须洗净,用石臼擂如泥,以极热酒一盏冲入,取汁饮之,滓傅患处,重者不过三服即安。太仆少卿王鸣凤患此,策杖方能移步,服之得瘥。累治有验。刘松石《保寿堂方》。

【译文】痔疮合并肛漏而生疮:旱莲草一把,连根须清洗干净,放在石臼内擂烂如泥,用极热酒一盏冲入,取汁饮服,药渣外敷患处,病情重的服用不超过三次即安。太仆少卿王鸣凤患此病,拄着手杖才能挪动脚步,服药得愈。用此方屡次治疗此病都有效验。(刘松石《保寿堂方》)

【解读】以药测证,本案之痔漏疮发当为血热血瘀所致。方中旱莲草味甘性寒,功能凉血止血;热酒功能行气活血。两者伍用,共奏凉血散瘀之功。

(五)烧 烫 伤

1. 炭火烧伤

【出处】《本草纲目·卷25·醋·发明》

【原文】时珍曰:按孙光宪《北梦琐言》云:一婢抱儿落炭火上烧灼,以醋泥傅之,旋愈无痕。

【译文】李时珍说:据孙光宪《北梦琐言》记载:一婢女抱小孩时,小孩不小心掉落在炭火上,皮肤烧灼受伤,用醋泥外敷伤处,立刻愈合,且无瘢痕。

【解读】醋味酸,其性收敛,用之治疗烧伤,可起到收敛伤口的作用。

2. 热气蒸面

【出处】《本草纲目·卷38·炊单布·发明》

【原文】时珍曰：按王璆《百一选方》云：一人因开甑，热气蒸面，即浮肿眼闭。一医以意取久用炊布，为末，随傅随消。盖此物受汤上之气多，故用此引出汤毒。亦犹盐水取咸味，以类相感也。

【译文】李时珍说：据宋代王璆《是斋百一选方》记载：有一人打开甑时，热气铺面，蒸伤皮肤，当即面部浮肿，眼不能睁。一医生以意用药，取来经过长久使用过的炊布，研为细末，敷在患处，浮肿即消。大概是炊布受汤上的蒸气较多，所以用炊布来引出汤毒。亦如盐水取咸味，是以类相感。

【解读】炊布，是用甑蒸饭时，盖在米上面的布。此布长时间经受米汤蒸汽的熏蒸，用之敷眼，能将眼中热毒引出，是取的以类相感之义。

3. 脚疮生虫

【出处】《本草纲目·卷 42·蛤蟆·发明》

【原文】按张杲《医说》载录《摭青杂说》云：有人患脚疮，冬月顿然无事，夏月臭烂，痛不可言。遇一道人云：尔因行草上，惹蛇交遗沥，疮中有蛇儿，冬伏夏出故也。以生蛤蟆捣傅之，日三即换。凡三日，一小蛇自疮中出，以铁钳取之。其病遂愈。

【译文】据张杲《医说》载录《摭青杂说》说：有一人脚上生疮，冬天爽然无事，夏天发臭溃烂，疼痛的程度无法用语言表达。遇到一道士，说：你这是因为行走于草上，沾惹到蛇交配后遗留的精液，导致脚疮中有蛇的幼儿，冬天蛰伏，夏天外出。用生蛤蟆捣烂外敷，一日换药三次。共计三日后，有一小蛇从疮中爬出，用铁钳夹取出来。其病便愈。

【解读】案中脚上生疮当为湿热壅积所致。冬月气候寒冷，天气干燥，故不发作；夏月热盛湿蒸，引动疮中湿热，蒸腐肌肤，故发臭溃烂。蛤蟆味辛性寒，辛能散疮肿，寒能清热毒，以之外敷，故能愈脚疮。案中所云脚疮是由疮中有蛇儿所致，殊不可信。

<h1 style="text-align:center">（六）疝　　气</h1>

1. 疝气重坠

【出处】《本草纲目·卷23·薏苡仁·发明》

【原文】张师正《倦游录》云：辛稼轩忽患疝疾，重坠大如杯。一道人教以薏珠用东壁黄土炒过，水煮为膏服，数服即消。程沙随病此，稼轩授之亦效。

【译文】张师正《倦游录》记载：辛弃疾突然患疝疾，疝如杯大，有重坠感。一道士教他取薏苡仁，用东壁黄土炒过，水煮为膏服用，服用几次即消。程沙随患此病，辛弃疾授予此方，也有疗效。

【解读】疝疾，又名疝气，是指以睾丸、阴囊肿胀疼痛，或牵引小腹作痛为主要特征的一类病证。多因肝郁气滞，或寒邪、湿热、瘀血凝聚，或气虚下陷所致。以药测证，本方所治之疝气当为湿邪下注所致。方中薏苡仁淡渗甘补，既渗湿利水，又健脾补中；东壁土为太阳真火所照之土，能引真火生发之气，补土而胜湿。将薏苡仁用东壁土炒过，可增强薏苡仁的祛湿之功。用之治疗湿邪下注所致的疝气，药证相符，理当获效。

2. 产妇寒疝

【出处】《本草纲目·卷50·羊·羊肉·发明》

【原文】宗奭曰：仲景治寒疝，羊肉汤，服之无不验者。一妇冬月生产，寒入子户，腹下痛不可按，此寒疝也。医欲投抵当汤。予曰：非其治也。以仲景羊肉汤减水，二服即愈。

【译文】寇宗奭说：张仲景治疗寒疝，用羊肉汤，服用的人无不有效。有一妇人冬天生小孩，寒气侵入子宫，腹部下方痛不可按，这是寒疝。医生想用抵当汤治疗。我说：这不是正确的治疗方法。用张仲景羊肉汤，稍微少放一点水煮汤，服了两次病即痊愈。

【解读】抵当汤主治下焦蓄血证，其证见发狂或如狂，少腹硬满拒按，小便自利。前医只见少腹硬满拒按便欲用抵当汤,乃一叶障目,认识不全。

《金匮要略·腹满寒疝宿食病脉证治》:"寒疝腹中痛及胁痛里急者,当归生姜羊肉汤主之。"《金匮要略·妇人产后病脉证治》:"产后腹中疞痛,当归生姜羊肉汤主之;并治腹中寒疝,虚劳不足。"张仲景治疗寒疝、产后腹痛,皆使用当归生姜羊肉汤。方中当归、生姜活血养血散寒,羊肉温补填精,全方可奏温中补虚、祛寒止痛之效。案中患者冬月生产,产后气血亏虚,寒气侵入子宫,故疼痛不可按,属于血虚里寒证,用当归生姜羊肉汤治之,药证相符,故服用两剂病即痊愈。

3. 寒疝病发

【出处】《本草纲目·卷52·人气·发明》

【原文】按挟承《续汉书》云:太医史循宿禁中,寒疝病发,求火不得。众人以口更嘘其背,至旦遂愈。

【译文】据挟承《续汉书》记载:太医史循在皇宫里值班过夜,寒疝病发作,求火不得。众人轮流用口向他的背上慢慢吹气,到了第二日早晨,病即愈合。

【解读】寒疝,是一种急性腹痛的病症。《素问·长刺节论》云:"病在少腹,腹痛不得大小便,病名曰疝,得之寒。"本病多因脏腑虚寒,复感寒邪而发。人气,即人口中呵出之气,具有温通之效,能温散寒邪。背部的足太阳膀胱经为一身之藩篱,寒气侵犯人体,必经此经,且此经有五脏六腑对应之俞穴,故以人气嘘其背,能温散内外寒邪。

4. 寒疝囊肿

【出处】《本草纲目·卷15·胡卢巴·发明》

【原文】时珍曰:胡卢巴,右肾命门药也。元阳不足,冷气潜伏,不能归元者,宜之。宋《惠民和剂局方》有胡卢巴丸,治大人小儿,小肠奔豚偏坠及小腹有形如卵,上下走痛,不可忍者。用胡卢巴八钱,茴香六钱,巴戟去心、川乌头炮去皮各二钱,楝实去核四钱,吴茱萸五钱,并炒为末,酒糊丸梧子大。每服十五丸,小儿五丸,盐酒下。太医薛己云:一人病寒疝,阴囊肿痛,服五苓诸药不效,与此而平也。

【译文】李时珍说:胡芦巴,是右肾命门之药。肾阳不足,冷气潜伏,不能归元者,适合使用。宋代《太平惠民和剂局方》记载有胡芦巴丸,治疗大人小孩小肠之气如豚之奔突,朝一侧偏坠及小腹有外形如卵的包块,上下走痛,不可忍者。用胡芦巴八钱,小茴香六钱,巴戟天(去心)、川乌头(炮去皮)各二钱,川楝子(去核)四钱,吴茱萸五钱,一起炒为末,酒糊为丸,如梧桐子大小。每次服用十五丸,小孩五丸,盐酒送下。太医薛己说:有一人病寒疝,阴囊肿痛,服五苓散等药没有效果,给予此方服用而愈。

【解读】疝气,俗称"小肠串气",是腹内脏器由正常位置经腹壁上孔道或薄弱点突出而形成的包块。《太平惠民和剂局方》所载的胡芦巴丸,适合治疗肾阳不足、寒凝肝脉所致的寒疝。方中胡芦巴能温肾助阳,温经止痛;小茴香能温肾暖肝,散寒止痛;巴戟天补肾助阳;川乌头辛散温通,散寒止痛之功显著。此四味药共奏温肾助阳、散寒止痛之功。吴茱萸主入肝经,既散肝经之寒邪,又疏肝气之郁滞。然积阴之下,必有伏阳,川楝子苦寒降泄,能清肝火、泄郁热、行气止痛,与吴茱萸配伍,一寒一热,既能行肝经之气滞,又能制约诸药之辛热。用盐酒送下者,以盐味咸能引药入肾经,酒味辛能散气之郁滞。全方共奏温肾暖肝、行气止痛之效。

十一、伤科病案

（一）跌 打 损 伤

1. 打扑伤肿

【出处】《本草纲目·卷22·胡麻·胡麻油即香油·附方》

【原文】打扑伤肿：熟麻油和酒饮之，以火烧热地卧之，觉即疼肿俱消。松阳民相殴，用此法，经官验之，了无痕迹。赵葵《行营杂录》。

【译文】跌打损伤：熟麻油和酒混匀后饮服，用火将地上的土烧热，然后睡卧在上面，当时即会感觉到肿痛消失。松阳有民众相互殴打，用此法治疗。后经医官验伤，毫无伤痕。（赵葵《行营杂录》）

【解读】麻油味甘性平，功能益气力、长肌肉、通血脉、疗金疮、止疼痛；酒具有通血脉、行药势、温肠胃、御风寒的作用，导引他药，可以通行一身之表。二药伍用，共奏通行血脉、消肿止痛之功。血得热则行，外卧热地，可加强通行血脉之功。内外结合，其效更速。

2. 爪甲掰裂

【出处】《本草纲目·卷26·葱·叶·发明》

【原文】颂曰：煨葱治打扑损，见刘禹锡《传信方》，云得于崔给事。取葱新折者，煻（táng）火煨热剥皮，其间有涕，便将罨损处。仍多煨，续续易热者。崔云：顷在泽潞，与李抱真作判官。李相方以球杖按球子，其军将以

255

杖相格,因伤李相拇指并爪甲掰裂。遽索金创药裹之,强索酒饮,而面色愈青,忍痛不止。有军吏言此方,遂用之。三易面色却赤,斯须云已不痛。凡十数度,用热葱并涕缠裹其指,遂毕席笑语。

【译文】苏颂说:煨葱治疗跌打损伤,见于刘禹锡《传信方》,说得自于崔给事(给事,古代官名,给事中的省称)。取新鲜摘取的葱,用带火的灰煨热剥皮,中间有涎液,便取来外敷伤处。多煨一些葱,涎液冷了即换为热的。崔给事说:不久前在泽潞,与李抱真作判官(唐宋时辅助地方长官处理公事的人员)。正当李相用球杖按住球子时,他的军将(官名)用球杖相格,而伤到李相的拇指,导致指甲裂开。急忙搜寻金创药裹住,李相强行索要酒饮,而面色越来越青,疼痛忍受不住。有一军吏进言此方,于是按法使用。换了三次药后面色变红,一会儿的工夫已经不觉疼痛。一共换药十余次,用热葱和涎液缠裹拇指,于是满席间皆是笑语。

【解读】李相的拇指被球杖格伤,指甲裂开,致使瘀血停于患处,故面色青,疼痛剧。葱能通气,气者血之帅,气通则血活,故可用于治疗格伤。观此案可知,葱涎的止痛效果亦佳。

3. 骨碎筋伤

【出处】《本草纲目·卷16·地黄·附方》

【原文】打扑损伤:骨碎及筋伤烂,用生地黄熬膏裹之。以竹简编夹急缚,勿令转动。一日一夕,可十易之,则瘥。《类说》云:许元公过桥堕马,右臂臼脱,左右急援入臼中,昏迷不知痛苦。急召田录事视之,曰:尚可救。乃以药封肿处,中夜方苏,达旦痛止,痛处已白。日日换贴,其瘀肿移至肩背,乃以药下去黑血三升而愈。即上方也。出《肘后方》中。

【译文】跌打损伤:骨头破碎及筋伤已烂,用生地黄熬膏外裹。用竹简编扎,夹住患处,迅速捆绑,不要让伤处转动。一昼夜内,可换药十次,病即愈合。宋代曾慥《类说》记载:许元公过桥时从马上堕落,右臂脱臼,旁边的人急忙进行关节复位,而许元公已经昏迷不知痛苦。赶紧召来一位姓田的录事(古时负责掌管记录、缮写的小吏)察看,说:还可以救治。于是用药外敷肿处,半夜时才苏醒过来,到天亮时疼痛止住,疼痛的地方皮肤已经变为白色。每日换药外敷,瘀血肿块移到肩背,于是用泻下的药泻去黑血三升而愈。外敷所用的药即是上方。出自晋代葛洪《肘后备急方》中。

【解读】《神农本草经》说地黄:"主折跌绝筋,伤中,逐血痹,填骨髓,长肌肉,作汤除寒热积聚,除痹。生者尤良。"可见,生地黄可用于治疗跌打损伤。将生地黄熬膏外敷,可使药力直接作用于患处。频频换药,能使药力相续。外用药尚有未及之处,瘀血肿块移到肩背,是为瘀血阻滞之证,可选用复元活血汤治疗。方中重用酒制大黄,荡涤凝瘀败血,导瘀下行。瘀血得去,其病自愈。

4. 坠马折足

【出处】《本草纲目·卷8·赤铜·发明》

【原文】慎微曰:《朝野佥载》云:定州崔务坠马折足,医者取铜末和酒服之,遂瘥,及亡后十年改葬,视其胫骨折处,犹有铜束之也。

【译文】唐慎微说:据《朝野佥载》记载,定州人崔务从马上坠下,导致腿部骨折,医生给予铜末和酒服用,病便痊愈。等他死后十年改葬,启棺而视,他的胫骨骨折之处,尚有铜束于外。

【解读】赤铜末,即是打铜时落下的铜屑。或用红铜火煅水淬,铜屑亦自落下,用水淘洗干净,用好酒入砂锅内炒至看见火星,取出研为细末。赤铜屑有接骨疗伤之功,医治骨折之效,故能用于骨折的治疗。关于文中述及骨折处犹有铜束,陈藏器也说:"赤铜屑主折伤,能焊人骨,及六畜有损者,细研酒服,直入骨损处,六畜死后,取骨视之,犹有焊痕,可验。"

5. 坠马扑损

【出处】《本草纲目·卷22·稻·稻穰即稻秆·发明》

【原文】颂曰:稻秆灰方,出刘禹锡《传信方》,云:湖南李从事坠马扑伤损,用稻秆烧灰,以新熟酒连糟入盐和,淋取汁,淋痛处,立瘥也。

【译文】苏颂说:稻秆灰方,出自刘禹锡《传信方》,记载说:湖南一位姓李的从事(古代官名)从马上坠落下来,导致筋骨损伤,用稻秆烧灰,以新酿成的酒与酒糟一起加入盐,混合均匀,淋取汁液,然后淋洗疼痛的地方,病即愈。

【解读】稻秆灰,即水稻的稻秆经燃烧后剩下的东西。苏颂说:"烧灰,治坠扑伤损。"可见,稻秆灰具有活血化瘀、通络止痛的功效。酒能通血脉、行药势。两者合用,疗效更佳。

6. 跌折伤骨

【出处】《本草纲目·卷25·糟·发明》

【原文】时珍曰:酒糟有麹蘖之性,能活血行经止痛,故治伤损有功。按许叔微《本事方》云:治跌折,伤筋骨,痛不可忍者。用生地黄一斤,藏瓜姜糟一斤,生姜四两,都炒热,布裹罨伤处,冷即易之。曾有人伤折,医令捕一生龟,将杀用之。夜梦龟传此方,用之而愈也。

【译文】李时珍说:酒糟有酒的辛散之性,能活血行经止痛,所以用来治疗跌打损伤有效。据许叔微《普济本事方》记载:治疗各种骨折,损伤筋骨,疼痛不可忍受的,用生地黄一斤,藏瓜姜糟一斤,生姜四两,一起炒热,用布包裹后外敷伤处,冷即炒热后再敷。曾经有人受伤骨折,医生让他捕捉一只活的乌龟,准备杀死后做药用。夜间梦见乌龟传授此方,如法使用而病愈。

【解读】糟,是指酿酒剩下的渣子。酒糟"藏物不败",即将瓜果、生姜放于酒糟内贮藏,可防止腐败。藏瓜姜糟,即是经贮藏过瓜果、生姜后的酒糟。方中生地黄苦寒入营血分,功能清热、凉血、止血;酒糟味甘、辛,功能活血行经止痛;生姜辛散温通,能促进血脉流通。三者炒热后外敷,共奏活血疗伤之功。

7. 覆车跌扑

【出处】《本草纲目·卷52·人尿·附方》

【原文】折伤跌扑:童便入少酒饮之。推陈致新,其功甚大。薛己云:予在居庸,见覆车被伤七人,仆地呻吟,俱令灌此,皆得无事。凡一切伤损,不问壮弱及有无瘀血,俱宜服此。若胁胀,或作痛,或发热烦躁口渴,惟服此一瓯,胜似他药。他药虽效,恐无瘀血,反致误人。童便不动脏腑,不伤气血,万无一失。军中多用此,屡试有验。《外科发挥》。

【译文】跌打损伤:童便中加入少量的酒,饮服,能化瘀血,生新血,它的功效很好。薛已说:我在居庸时,看见因翻车而受伤的七个人,跌倒在地上,痛苦呻吟,让他们都灌服此药,最后都身体无事。凡是一切损伤,不论体质强壮虚弱及有无瘀血,都适宜服用此方。如果两胁胀满,或作痛,或发热烦躁口渴,只需服用此药一杯,胜过服用其他的药。其他的药虽然有效,担心如果没有瘀血,反而会误伤于人。童便不触动脏腑之气,不伤气血,万无一失。军中多用此方,屡次试验都有效验。(《外科发挥》)

【解读】童子尿功能推陈致新、消散瘀血,和酒饮服,可增强活血化瘀之力。本方取用方便,活血又能止血,且无伤正之弊,危急之时,可担大任。

8. 破伤风毒

【出处】《本草纲目·卷5·露水·发明》

【原文】凡秋露、春雨着草,人素有疮及破伤者触犯之,疮顿不痒痛,乃中风及毒水,身必反张似角弓之状。急以盐豉和面作碗子,于疮上灸一百壮,出恶水数升,乃知痛痒而瘥也。

【译文】凡是秋露、春雨附着于草上,人平素皮肤生疮或有创伤的接触到后,疮面顿时不知痛痒,这是感染了风邪及毒水的缘故,病情进一步发展,身体必呈角弓反张之状。马上用豆豉和面做成饼状,于疮上灸一百壮,使风邪与毒水俱出,感觉到疼痛、瘙痒而病愈。

【解读】此案使用灸法来治疗破伤风,具体方法如下:将豆豉研为细末,与面粉混匀,加入适量的水调和,做成直径约3cm、厚度约0.8cm的豆豉饼,放在疮面上,将艾绒捏成1cm左右大的小团,放在豆豉饼上,点燃,燃尽即为一壮,直到灸完一百壮为止。《本草纲目·卷25·大豆豉》:"黑豆性平,作豉则温。既经蒸罯,故能升能散。"豆豉具有升散之性,艾灸能祛风散寒、拔毒除湿,两者共用,能使风邪与毒水俱出。

9. 治破伤风

【出处】《本草纲目·卷41·蛴螬·发明》

【原文】按鲁伯嗣《婴童百问》云：张太尹传治破伤风神效方，用蛴螬，将驼脊背捏住，待口中吐水，就取抹疮上，觉身麻汗出，无有不活者。子弟额上跌破，七日成风，依此治之，时间就愈。

【译文】据鲁伯嗣《婴童百问》记载：张太尹传授一方，治疗破伤风有神效，取蛴螬，将蛴螬脊背突起处捏住，待蛴螬口中吐水，将水涂抹在疮上，即感觉身上稍有汗出，没有救不活的。有一年轻后辈额上跌伤破损，七日后成破伤风，依照此方而治，隔了一个时辰病即痊愈。

【解读】破伤风，是指先有破伤，风毒之邪由创口侵入而引起惊风的一种疾病。其临床特点为：有皮肉破伤史，有一定的潜伏期，症状表现为牙关紧急、口撮唇紧、身体强直、角弓反张等。

蛴螬味咸，性微温，功能破瘀、散结、止痛、解毒。苏颂云蛴螬"取汁点喉痹，得下即开"，说明蛴螬汁还有祛风化痰的功效。取蛴螬口中水抹于创口上，感觉身上稍有汗出，即是风邪散去的表现。

10. 胡雁折翅

【出处】《本草纲目·卷8·自然铜·发明》

【原文】宗奭曰：有人以自然铜饲折翅胡雁，后遂飞去。今人打扑损，研细水飞过，同当归、没药各半钱，以酒调服，仍手摩病处。

【译文】寇宗奭说：有人用自然铜饲养折断翅膀的胡雁，后来胡雁折伤愈合而飞去。现在的人治疗跌打损伤，将自然铜研细，用水飞过，同当归、没药各半钱，用酒调服，仍用手按摩患处。

【解读】自然铜能接骨疗伤，可治疗骨折筋断，故折翅胡雁痊愈而飞去。今人用治跌打损伤，加当归活血止痛、没药消肿生肌，用酒调服，酒行药势，增强活血通经之效。服药后，仍用手按摩患处，是为了疏通患处气血，促进损伤愈合。

11. 山鸡伤足

【出处】《本草纲目·卷9·无名异·发明》

【原文】崔昉(fǎng)《外丹本草》云：无名异，阳石也。昔人见山鸡被网损其足,脱去,衔一石摩其损处,遂愈而去;乃取其石理伤折大效,人因传之。

【译文】崔昉《外丹本草》记载:无名异,是阳石。以前有人看见一山鸡被绳网困住,挣扎时脚受到了损伤,挣脱后,衔一石子摩擦伤损的地方,伤口愈合而去。于是,那人便用这种石头来治疗金疮骨折,非常有效,人们因此相传。

【解读】无名异味咸、甘,性平,功能活血止血、消肿定痛,可用于治疗跌打损伤,痈疽肿毒,创伤出血。《开宝本草》言无名异治"金疮折伤内损,止痛,生肌肉",可见这个传说是有根据的。

(二)金 疮 外 伤

1. 金疮外伤

【出处】《本草纲目·卷15·刘寄奴草·释名》

【原文】时珍曰:按李延寿《南史》云:宋高祖刘裕,小字寄奴。微时伐荻新洲,遇一大蛇,射之。明日往,闻杵臼声。寻之,见童子数人皆青衣,于榛林中捣药。问其故。答曰:我主为刘寄奴所射,今合药敷之。裕曰:神何不杀之? 曰:寄奴王者,不可杀也。裕叱之,童子皆散,乃收药而反。每遇金疮敷之即愈。人因称此草为刘寄奴草。

【译文】李时珍说:据李延寿《南史》记载:宋高祖刘裕,小名叫作寄奴。卑贱而未显达时,在新洲砍伐芦荻,遇见一条大蛇,便弯弓射之。第二日再到原地,听见有用杵捣臼的声音。于是依声而寻,看见穿着青色衣服的童子数人,在榛林中捣药。刘裕便上前问其故。童子说:我的主人被刘寄奴射伤,我们现在在调配药物,来给主人敷伤。刘裕说:你的主人为何不杀了刘寄奴? 童子说:刘寄奴是将来要做皇帝的人,不可杀。刘裕大声呵斥,童子皆散去,于是收取所捣之药返回。后来每次遇到金疮,用之外敷即愈。因此,人们称此草为刘寄奴草。

【解读】刘裕,字德舆,小名寄奴,是南朝刘宋开国皇帝。刘裕早年因家境过于贫寒,落魄到靠砍柴、种地、打渔和卖草鞋为生,后投戎建功,军功渐盛而称帝建宋。案中所载当为刘裕投戎之前。此草因刘寄奴用之治疗金疮有效,故用他的名字命名此草。

刘寄奴温散善走,能活血化瘀、止痛止血而疗伤,为金疮之要药,故可用于治疗金疮出血、跌打损伤等症。

2. 金疮磕损

【出处】《本草纲目·卷26·葱·葱茎白·发明》

【原文】时珍曰:葱乃释家五荤之一。生辛散,熟甘温,外实中空,肺之菜也,肺病宜食之。肺主气,外应皮毛,其合阳明,故所治之症多属太阴、阳明,皆取其发散通气之功,通气故能解毒及理血病。气者血之帅也,气通则血活矣。金疮磕损,折伤血出,疼痛不止者,王璆《百一方》用葱白、沙塘等分研封之。云痛立止,更无瘢痕也。又葱管吹盐入玉茎内,治小便不通及转脬危急者,极有捷效。余常用治数人得验。

【译文】李时珍说:葱是佛家所说的“五荤”之一。生的味辛性散,熟的味甘性温。葱外实而中空,外形像肺,故为肺之菜,肺病者宜食用。肺主气,外应皮毛,与阳明相合,所以葱所治疗的病证大多属于太阴、阳明,都是取它的发散通气之功,通气故能解毒及理血病。气为血之帅,气通则血活。跌打损伤、金疮外伤导致流血,疼痛不止的,王璆《是斋百一选方》用葱白、砂糖各等份,研烂,外敷患处。据说疼痛立马止住,而且愈后无瘢痕。又葱管吹盐入尿道内,治疗小便不通和转脬,病情危急的,疗效迅捷。我曾经用此方治疗数人,取得效验。

【解读】转脬,脐下急痛,小便不通之证。用葱管插入尿道内治疗小便不通,类似于西医学的导尿术,但比导尿术更为高明。葱味辛性散,能通气,故能通导小便;盐味咸,入肾经,能接引小便而出。故用葱管吹盐入尿道内,比单纯用导尿管疗效理应更佳。

3. 金创出血

【出处】《本草纲目·卷26·葱·叶·发明》

【原文】时珍曰：按《张氏经验方》云：金创折伤血出，用葱白连叶煨热，或锅烙炒热，捣烂傅之，冷即再易。石城尉戴尧臣，试马损大指，血出淋漓。余用此方，再易而痛止。翌日洗面，不见痕迹。宋推官、鲍县尹皆得此方，每有杀伤气未绝者，亟令用此，活人甚众。又凡人头目重闷疼痛时，时珍每用葱叶插入鼻内二三寸并耳内，气通即便清爽也。

【译文】李时珍说：据《张氏经验方》记载：金创伤、骨折伤出血，用葱白连叶煨热，或者锅烙炒热，捣烂外敷患处，冷即换药。石城尉(官名)戴尧臣，试马时损伤大指，血出淋漓。我使用此方治疗，换了两次药，疼痛即止住。第二日洗脸时，不见受伤的痕迹。宋推官、鲍县尹都得到此方，每次遇到有打死、打伤而没有断气的，马上使用此方，救活的人非常多。又凡是遇到头目重闷疼痛的人，我每次都用葱叶插入鼻孔中两三寸，也插入耳中，气一通畅，人便清爽。

【解读】上述病案，皆为气滞血瘀证。葱味辛主散，能通气，气为血之帅，气通则血活，故可用于治疗各种跌打损伤、金疮出血。

4. 金疮出血

【出处】《本草纲目·卷40·蜘蛛·网·发明》

【原文】《酉阳杂俎》云：裴旻山行，见蜘蛛结网如匹布，引弓射杀，断其丝数尺收之。部下有金疮者，剪方寸贴之，血立止也。观此，则蛛网盖止血之物也。

【译文】唐代段成式《酉阳杂俎》记载：裴旻在山中行走时，看见有蜘蛛织网如一匹布大，便引弓射杀，扯断蜘蛛网上的丝数尺收藏。遇见部下有被刀剑所伤的，剪下方寸大小的蜘蛛丝，贴在疮口，血立即止住。从这可以看出，蜘蛛网是止血之物。

【解读】现代研究表明，蜘蛛网所含的一种特异蛋白可以起到血小板一样的凝结作用，可以快速在伤口凝结，从而起到止血的作用。

5. 刀割舌头

【出处】《本草纲目·卷48·鸡·卵壳中白皮·发明》

【原文】时珍曰：按《仙传外科》云：有人偶含刀在口，割舌，已垂未断。一人用鸡子白皮袋之，掺止血药于舌根。血止，以蜡化蜜调冲和膏，敷鸡子皮上。三日接住，乃去皮，只用蜜蜡勤敷，七日全安。若无速效，以金枪药参治之。此用鸡子白皮无他，但取其柔软而薄，护舌而透药也。

【译文】李时珍说：据《仙传外科》记载：有人偶然将刀含在口中，不小心割到了舌头，舌头的一端已经挂下，但还没有断。有一人用鸡子白皮制作成袋状，兜住舌体，在舌根上掺上止血药。流血止住，将蜡熔化后，与蜜混匀，调冲和膏，敷在鸡子皮上。三日后伤口接住，于是去掉鸡子白皮，只用蜜蜡频繁外敷，七日后病即痊愈。如果没有快速的疗效，用金枪药参合治疗。这里使用鸡子白皮没有其他缘由，只是取它质地柔软而薄，护舌而能透药。

【解读】鸡子白皮，又名凤凰衣，为雉科动物家鸡的蛋壳内膜，将孵出小鸡后的蛋壳敲碎，剥取内膜，洗净阴干即得。凤凰衣具有养阴清肺的功效，可用于治疗久咳、咽痛失音等症。此案取凤凰衣质地柔软而薄，护舌而又能透药，古人之巧思值得学习。

6. 刀伤出血

【出处】《本草纲目·卷34·降真香·发明》

【原文】时珍曰：降香，唐、宋本草失收。唐慎微始增入之，而不著其功用。今折伤金疮家多用其节，云可代没药、血竭。按《名医录》云：周密(chóng)被海寇刀伤，血出不止，筋如断，骨如折，用花蕊石散不效。军士李高用紫金散掩之，血止痛定。明日结痂如铁，遂愈，且无瘢痕。叩其方，则用紫藤香瓷瓦刮下研末尔。云即降之最佳者，曾救万人。罗天益《卫生宝鉴》亦取此方，云甚效也。

【译文】李时珍说：降香，唐、宋时期的本草书籍没有进行收录。宋代唐慎微《证类本草》最先增入进去，但是没有注明其功效。现在医治跌打损伤的医家多用其节入药，说可以代替没药、血竭。据《名医录》记载：周密为海寇刀刃所伤，血流不止，筋如断，骨如折，用花蕊石散无效。军士李高用紫金散外敷伤口，流血止住，疼痛趋于平静。第二日结痂如铁，伤口愈合,而且没有瘢痕。向军士叩问药方,乃是将紫藤香用瓷瓦刮下研成的粉末,说这是降香中品质最好的,曾经用此方救治万人。罗天益的《卫生宝鉴》也记载有此方,说疗效非常好。

【解读】降香辛散温通,能化瘀行血止血,适用于治疗瘀滞性出血证,尤其适用于跌打损伤所致的内外出血证,为外科常用之品。本案也证明了降香具有良好的止血定痛功效。

7. 飞矢中目

【出处】《本草纲目·卷25·饴糖·发明》

【原文】时珍曰:《集异记》云:邢曹进,河朔健将也。为飞矢中目,拔矢而镞留于中,钳之不动,痛困俟死。忽梦胡僧令以米汁注之必愈。广询于人,无悟者。一日一僧丐食,肖所梦者。叩之。僧云:但以寒食饧点之。如法用之,清凉,顿减酸楚。至夜疮痒,用力一钳而出。旬日而瘥。

【译文】李时珍说:唐代薛用弱《集异记》记载:邢曹进,是黄河以北地区英勇善战的将领。被飞驰的箭射中眼睛,拔箭时箭头留于眼中,用钳子夹住往外拔而不动,为痛所困,等待死亡。忽然梦见一外国僧人教他用米汁注入眼中,病必愈合。邢曹进广泛咨询众人米汁是何物,可是没有知道的人。一日有一僧人乞讨食物,很像梦中的那位外国僧人。于是上前询问。僧人说:只需用寒食节所吃的饴糖点眼。邢曹进如法使用,酸楚感立刻减轻。到了晚上疮面发痒,用钳子夹住箭头,用力一拔即出。十日后病愈。

【解读】饴糖之味甘,甘能缓急止痛,故使用后酸楚顿减;饴糖之质润,润能使伤口周围组织变得松软,故箭头可拔出。

8. 箭镞入肉

【出处】《本草纲目·卷35·巴豆·附方》

【原文】箭镞入肉,不可拔出者。用新巴豆仁(略熬)与蜣螂同研涂之,斯须痛定,微痒忍之,待极痒不可忍,便撼拔动之,取出,速以生肌膏傅之而痊。亦治疮肿。夏侯郸(dān)在润州得此方,后至洪州,旅舍主人妻病背疮,呻吟不已,郸用此方试之,即痛止也。《经验方》。

【译文】箭头上的金属尖物进入肉中,不能拔出:取新鲜巴豆仁(略熬)与蜻蜋同研,涂在创伤处,不一会儿,疼痛即止,稍微发痒则忍住,等到极痒不可忍耐时,便摇动拔出,速用生肌膏外敷而病愈。也可以治疗疮肿。夏侯郸在润州时得到这个药方,后来来到洪州,旅舍主人的妻子患背疮,呻吟不已,夏侯郸用此方试治,疼痛随即止住。(《经验方》)

【解读】巴豆味辛性热,能蚀腐皮肤,促进破溃;蜻蜋味咸性寒,咸能软坚,且能消肿解毒。两者伍用,涂于患处,能使局部组织松软,利于箭镞拔出。巴豆外用具有蚀腐肉、疗疮毒的作用,故本方也可以用于治疗疮肿。

9. 箭镞入骨

【出处】《本草纲目·卷41·蜻蜋·发明》

【原文】箭镞入骨不可移者,《杨氏家藏方》用巴豆微炒,同蜻蜋捣涂。斯须痛定,必微痒,忍之。待极痒不可忍,乃撼动拔之立出。此方传于夏侯郸。郸初为阆州,有人额有箭痕,问之。云:从马侍中征田悦中箭,侍中与此药立出,后以生肌膏傅之乃愈。因以方付郸,云:凡诸疮皆可疗也。郸至洪州逆旅,主人妻患疮呻吟,用此立愈。

【译文】箭头上的金属尖物进入骨中,不能移动:《杨氏家藏方》用巴豆微炒,同蜻蜋捣烂,外涂患处。片刻后疼痛即止,一定会微微发痒,须忍住。等到极痒不可忍耐时,便摇动箭头,拔之便出。此方是夏侯郸传授。夏侯郸刚担任阆中的知州时,看见有人的额头上留有受过箭伤的瘢痕,于是向他询问。他说:跟随马侍中征讨田悦时中箭,马侍中用此药外敷伤处,箭头立刻拔出,然后用生肌膏外敷,疮口即愈合。于是将此方传给了夏侯郸,说:此方可以治疗各种疮。夏侯郸经过洪州,夜宿旅店,主人的妻子患疮,呻吟不已,使用此方,疮即痊愈。

【解读】此案与上案同,文字略有出入,情节略有差异,上案出自《经验方》,此案出自《杨氏家藏方》。

10. 如意伤颊

【出处】《本草纲目·卷51·水獭·髓·发明》

【原文】时珍曰：按《集异记》吴主邓夫人为如意伤颊，血流啼叫。太医云：得白獭髓，杂玉与琥珀傅之，当灭此痕。遂以百金购得白獭，合膏而痊。但琥珀太多，犹有赤点如痣。

【译文】李时珍说：据《集异记》记载：吴主孙和的邓夫人被玉如意伤了脸颊，伤口有血流出，邓夫人哭泣叫喊。太医说：得白獭髓，掺杂玉和琥珀外敷，可除去伤口的瘢痕。于是用百金买得白獭，制成药膏，外敷而愈。但是琥珀放入过多，尚有红点如痣。

【解读】邓夫人脸颊受伤流血，留有瘢痕，影响美观。方中琥珀功能活血消肿、生肌敛疮，白獭髓具有去瘢痕之效，玉屑能滋养皮肤，三者合用，能使瘢痕消除，皮肤恢复如初。

11. 恶刺生疮

【出处】《本草纲目·卷27·蒲公英·发明》

【原文】颂曰：治恶刺方，出孙思邈《千金方》。其序云：邈以贞观五年七月十五日夜，以左手中指背触着庭木，至晓遂患痛不可忍。经十日，痛日深，疮日高大，色如熟小豆色。常闻长者论有此方，遂用治之。手下则愈，痛亦除，疮亦即瘥，未十日而平复如故。杨炎《南行方》亦著其效云。

【译文】苏颂说：治恶刺方，出自孙思邈《千金方》。其序云：孙思邈在贞观五年七月十五日夜间，因为左手中指的背面触碰到庭中的树木，到第二日拂晓即疼痛不可忍受。过了十日，疼痛逐渐加重，疮逐渐长大，疮面的颜色像赤小豆的颜色。经常听闻年老的人谈论有此药方，于是如法使用。才经使用，病患即愈，疼痛消失，疮亦愈合，不满十日即恢复如初。杨炎《南行方》也记载其效验。

【解读】蒲公英味苦、性寒，功能清热解毒、消肿散结，可用于治疗各种痈肿疔毒。孙思邈被竹木刺所伤，导致患处红肿热痛，用蒲公英治疗正合其用。

（三）疯 狗 咬 伤

1. 猘狗咬伤

【出处】《本草纲目·卷26·韭·附方》

【原文】猘(zhì)狗咬伤：七日一发。三七日不发，乃脱也。急于无风处，以冷水洗净，即服韭汁一碗。隔七日又一碗，四十九日共服七碗。须百日忌食酸、咸，一年忌食鱼腥，终身忌食狗，方得保全。否则十有九死。徐本斋云：此法出《肘后方》。有风犬一日咬三人，止一人用此得活，亲见有效。《简便》。

【译文】疯狗咬伤：七日发作一次。如果二十一日没有发作，病即去。急忙在没有风的地方，用冷水洗净伤口，马上服用韭菜汁一碗。隔七日后又服一碗，四十九日共服七碗。必须百日内禁忌食用酸、咸之物，一年内忌食具有腥气的鱼虾，终身忌食狗肉，才能保全性命。否则，十人中有九人会死。徐本斋说：这种治疗方法出自《肘后备急方》。有疯狗一日内咬伤三人，只有一人使用此方而得存活，亲自看见有效。（《简便方》）

【解读】猘狗，即是疯狗。人被疯狗咬伤后，一般有3~4个星期的潜伏期，长者甚至可达数年。其中毒症状如下：①肢体瘫痪，一般在发病后5~7日死亡。②咬伤部位往往不规则，深浅不一，发生流血和肿胀。③发生呼吸肌及吞咽肌痉挛，呼吸和吞咽困难，并出现"恐水症"。④出现反射亢进，四肢及躯干肌肉痉挛，甚至强直，最后使人麻痹而死亡。中医一般从瘀血或风痰论治。韭菜能去恶血，故可用于治疗疯狗咬伤。

2. 猘犬咬伤

【出处】《本草纲目·卷42·蟾蜍·发明》

【原文】《别录》云：治猘犬伤，《肘后》亦有方法。按沈约《宋书》云：张牧为猘犬所伤，人云宜啖蛤蟆脍，食之遂愈。此亦治痈疽疔肿之意，大抵是物能攻毒拔毒耳。

【译文】《名医别录》说:蟾蜍可以用来治疗疯狗咬伤。《肘后备急方》也有这样的治法。据沈约《宋书》记载:张牧被疯狗咬伤,有人说适宜吃蟾蜍肉,食后便愈。这也是取蟾蜍能治疗痈疽疔肿之意,大概蟾蜍具有攻毒拔毒的功效。

【解读】疯狗携带有狂犬病毒,咬伤人体后传染给人。人感染狂犬病毒后,表现为恐水、怕风、咽肌痉挛、进行性瘫痪等。古人将疯狗咬伤的病因归之于"毒"。缪希雍《神农本草经疏·卷二十二·虫鱼部下品·虾蟆》云蟾蜍"辛寒能散热解毒,其性急速,以毒攻毒,则毒易解,毒解则肌肉和,诸证去矣"。通过食用蟾蜍以毒攻毒、以毒拔毒,故病可愈。

(四)蛇虫咬伤

1. 蚯蚓咬毒

【出处】《本草纲目·卷11·食盐·附方》

【原文】蚯蚓咬毒,形如大风,眉鬓皆落。惟浓煎盐汤,浸身数遍即愈。浙西军将张韶病此,每夕蚯蚓鸣于体,一僧用此方而安,蚓畏盐也。《经验方》。

【译文】蚯蚓咬毒,症状如同患了麻风病,眉毛鬓发全部脱落。只有浓煎盐汤,浸泡身体数遍,病即痊愈。浙西军将张韶患此病,每日晚上可听到有蚯蚓鸣叫于体内,一僧人用此方而病除,这是蚯蚓畏盐的缘故。(《经验方》)

【解读】食盐味咸,性寒,具有清火、凉血、杀虫、止痒、解毒、软坚、涌吐等功效。《日华子本草》言其治"一切虫伤疮肿",《随息居饮食谱》言其"敷蛇虫伤",《经验方》言其"治蚯蚓咬,浓作盐汤浸身数遍",皆与此案可相互印证。

2. 蚯蚓咬人

【出处】《本草纲目·卷42·蚯蚓·集解》

【原文】《经验方》云:蚯蚓咬人,形如大风,眉须皆落,惟以石灰水浸之良。昔浙江将军张韶病此,每夕蚯蚓鸣于体中。有僧教以盐汤浸之,数遍遂瘥。宗奭曰:此物有毒。崇宁末年,陇州兵士暑月跣足,为蚯蚓所中,遂不救。后数日,又有人被其毒。或教以盐汤浸之,并饮一杯,乃愈也。

【译文】《经验方》记载:蚯蚓咬人后,人所表现的症状如同麻风病,眉毛胡子全部脱落,只有用石灰水浸泡才可治疗。以前浙江将军张韶患此病,每夜可听到蚯蚓在身体中鸣叫。有一僧人教他用盐汤浸泡,浸泡数次病即痊愈。寇宗奭说:蚯蚓有毒。宋徽宗崇宁末年,陇州有一士兵夏天时光着脚,中了蚯蚓毒,以至于无法救治。过了几天,又有人中蚯蚓毒。有人教他用盐汤浸泡,并且饮服盐汤一杯,病即痊愈。

【解读】蚯蚓到处都有,笔者经常捕捉,手抓肤触,未曾有任何不适。案中所云蚯蚓咬人,可能是病因推测有误。但蚯蚓确实畏盐,因为盐与蚯蚓身体表面的水分形成浓盐水,使蚯蚓身体内外形成一个盐溶液的浓度差,水分会从浓度低的一边渗透到浓度高的一边,导致蚯蚓失水而死亡。

3. 蝮蛇咬伤

【出处】《本草纲目·卷14·白芷·附方》

【原文】毒蛇伤螫:临川有人被蝮伤,即昏死,一臂如股,少顷遍身皮胀,黄黑色。一道人以新汲水调香白芷末一斤,灌之。觉脐中搰(hú)搰然,黄水自口出,腥秽逆人,良久消缩如故云。以麦门冬汤调尤妙,仍以末搽之。又经山寺僧为蛇伤,一脚溃烂,百药不愈。一游僧以新水数洗净腐败,见白筋,挹(yì)干,以白芷末,入胆矾、麝香少许,掺之,恶水涌出。日日如此,一月平复。洪迈《夷坚志》。

【译文】毒蛇伤螫:临川有人被蝮蛇咬伤,当即昏死过去,一只手臂肿胀粗如大腿,片刻之间,全身皮胀,皮肤呈黄黑色。一个道士用新汲井水调香白芷末一斤,灌服。肚脐中发出搰搰的声音,黄水自口中流出,腥秽难闻,过了很久,手臂逐渐消肿,恢复如初。用麦冬汤调服尤妙,仍用白芷末外搽。又有一经山寺的僧人被蛇咬伤,一只脚溃烂,什么药都用了也不见效。一个云游四方的僧人用干净的水清洗伤口数次,洗掉腐烂的皮肉,直至看见白筋,然后将创面擦干,用白芷末,加入胆矾、麝香少许,掺在创面上,恶水涌出。每日如此,一个月后恢复如初。(洪迈《夷坚志》)

【解读】蝮蛇毒是以血循毒为主的血循、神经混合毒,被咬伤的病人表现为局部肿胀头痛、呼吸困难、眼睑下垂、颈项牵引感等。李时珍说:"《臞仙神隐书》言种白芷能辟蛇,则《夷坚志》所载治蝮蛇伤之方,亦制以所畏也,而本草不曾言及。"可见,白芷具有解蛇毒的功效,外敷内服,均可使用。

4. 毒蛇咬伤

【出处】《本草纲目·卷48·寒号虫·发明》

【原文】又有人被毒蛇所伤,良久昏愦。一老僧以酒调药二钱灌之,遂苏。仍以滓傅咬处,少顷复灌二钱,其苦皆去。问之,乃五灵脂 两,雄黄半两,同为末耳。其后有中蛇毒者,用之咸效。

【译文】又有人被毒蛇咬伤,稍久神志不清。一年老的僧人用酒调药末二钱灌服,便苏醒过来。再用药渣敷在咬伤处,一会儿后再灌服二钱,诸症皆愈。患者向僧人询问药方,乃是五灵脂一两,雄黄半两,一同研为细末。后来有中蛇毒的,用此方都有效果。

【解读】李时珍认为五灵脂能"解药毒及蛇、蝎、蜈蚣伤",雄黄以毒攻毒而解毒,可以治疗一切蛇虫、犬兽咬伤。两者伍用,可以治疗毒蛇咬伤。但方中雄黄温燥有毒,不可多服、久服。

5. 蛇蛟蝎螫

【出处】《本草纲目·卷11·矾石·附方》

【原文】蛇蛟蝎螫:烧刀矛头令赤,置白矾于上,汁出热滴之,立瘥。此神验之方也。真元十三年,有两僧流南方,到邓州,俱为蛇啮,令用此法便瘥,更无他苦。刘禹锡《传信方》。

【译文】蛇蛟蝎螫:烧刀尖矛头令红赤,将白矾放在上面,待汁出,趁热滴在患处,立愈。这是神验之方。真元十三年,有两位僧人被流放到南方,到邓州时,都被蛇咬伤,教给他们这种方法,使用后即愈,没有其他的病痛。

（刘禹锡《传信方》）

【解读】将白矾放于烧红的刀尖矛头上，白矾经过加热变为枯矾，枯矾能解毒杀虫、燥湿止血，所以能治疗蛇虫咬伤。

6. 误吞蜈蚣

【出处】《本草纲目·卷50·羊·血·附方》

【原文】误吞蜈蚣：刺猪、羊血灌之，即吐出。昔有店妇吹火筒中有蜈蚣入腹，店妇仆地，号叫可畏。道人刘复真用此法而愈。《三元延寿书》。

【译文】误吞蜈蚣：取猪血、羊血灌服，随即吐出。以前有一店铺的妇人用吹火筒吹火时，藏于吹火筒中的蜈蚣通过口进入其腹中，妇人仆倒于地，大声号叫，令人生畏。道士刘复真使用此法而愈。（《三元参赞延寿书》）

【解读】猪血、羊血有血腥味，蜈蚣闻得其味，即从腹中爬出。

7. 误饮蚂蟥

【出处】《本草纲目·卷7·黄土·发明》

【原文】《夷坚志》云：吴少师得疾，数月消瘦，每日饮食入咽，如万虫攒攻，且痒且病，皆以为劳瘵，迎明医张锐诊之。锐令明旦勿食，遣卒诣十里外，取行路黄土至，以温酒二升搅之，投药百粒饮之。觉痛几不堪，及登溷，下马蝗千余，宛转，其半已困死，吴亦惫甚，调理三日乃安。因言夏月出师，燥渴，饮涧水一杯，似有物入咽，遂得此病。锐曰：虫入人脏，势必孳生，饥则聚咂精血，饱则散处脏腑。苟知杀之而不能扫取，终无益也。是以请公枵腹以诱之，虫久不得土味，又喜酒，故乘饥毕集，一洗而空之。公大喜，厚赂谢之，以礼送归。

【译文】洪迈《夷坚志》记载：吴少师患病，几个月来身体逐渐消瘦，每日饮食下咽时，如有万条虫聚集攻冲，又痒又不适，都认为是劳瘵，迎接高明的医生张锐来诊疗。张锐让他第二日早上不要吃东西，派人到十里外取路上黄土，用温酒二升搅匀，取药丸百粒饮服。服药后，即觉腹中疼痛不堪忍受，上厕所时，泻下马蝗千余条，呈盘曲状，大半已死，吴少师也感到非常疲倦,调理三日才觉舒适。问及得病之因,方知吴少师夏天时率兵外出征讨,途中燥渴,饮山涧之水一杯,喝水时好像有物进入喉咽,于是得了此病。张锐说:虫进入到人的脏腑,势必会繁衍滋生,饥则聚积吮吸精血,饱则散于各处脏腑。如果只知道杀虫而不能彻底扫除,始终无益。因此请您空腹以诱虫出,虫久不得土味,又喜酒,一闻土、酒之味便都聚集在一起,用杀虫之药一扫而空。吴少师非常高兴,赠送大量财物表示感谢,用尊敬的礼节送他回去。

【解读】饮水不慎,虫入人体。用杀虫之药,不能尽灭,随杀随生,故病终不能愈。明医张锐,善为设法,令空腹勿食,且令人于十里外取土,不过是拖延时间,令患者胃内空虚,虫无从得食。体内之虫久不得食,便集聚于胃口以待食。虫喜土、酒之味,便用土、酒调杀虫之药,饥甚之虫食后便死,且能一网打尽。

8. 误吞水蛭

【出处】《本草纲目·卷5·浸蓝水·发明》

【原文】蓝水、染布水,皆取蓝及石灰能杀虫解毒之义。昔有人因醉饮田中水,误吞水蛭,胸腹胀痛,面黄,遍医不效。因宿店中渴甚,误饮此水,大泻数行,平明视之,水蛭无数,其病顿愈也。

【译文】蓝水、染布水里面含有蓝、石灰,能杀虫解毒。以前有个人因喝醉酒后口渴,饮田中水,误吞水蛭,致使胸腹胀痛,面色萎黄,到处诊治,没有效果。一次投宿旅店,夜间甚觉口渴,误饮蓝水后,大泻数次,次日清晨看见泻下物中有水蛭无数,其病霍然而愈。

【解读】蓝是指加工蓝色染料的植物,主要为蓼科植物蓼蓝。浸蓝水就是用蓼蓝、石灰等加工蓝色染料过程中产生的水。浸蓝水味辛、苦,性寒,无毒,功能除热、解毒、杀虫。水蛭属于中医"虫"的范畴,蓝水能杀虫,故能杀水蛭。

9. 虫豸咬伤

【出处】《本草纲目·卷16·蓝·发明》

【原文】颂曰：蓝汁治虫豸伤。刘禹锡《传信方》著其法云：取大蓝汁一碗，入雄黄、麝香二物少许，以点咬处，仍细服其汁，神异之极也。张荐员外住剑南，张延赏判官忽被斑蜘蛛咬头上，一宿，咬处有二道赤色，细如箸，绕项上，从胸前下至心。经两宿，头面肿痛，大如数升碗，肚渐肿，几至不救。张公出钱五百千，并荐家财又数百千，募能疗者。忽一人应召，云可治。张公甚不信之，欲验其方。其人云：不惜方，但疗人性命尔。遂取大蓝汁一碗，以蜘蛛投之，至汁而死。又取蓝汁加麝香、雄黄，更以一蛛投入，随化为水。张公因甚异之，遂令点于咬处。两日悉平，作小疮而愈。

【译文】苏颂说：蓝汁可以治疗虫子咬伤。刘禹锡《传信方》记录治疗方法：取大蓝汁一碗，加入雄黄、麝香少许，取汁点在咬伤处，再慢慢地饮服蓝汁，功效极其神异。员外张荐住在剑南时，判官张延赏忽被斑蜘蛛咬伤头部，一夜后，咬伤处皮肤上有两条红色的血络，细如筷子，绕项上，从胸前下至于心。过了两夜，头面肿疼，肿大得像数升的碗，肚子逐渐肿胀，差不多到了不可救治的地步。张延赏出钱五百千，加上张荐的家产又数百千，用来招募能治疗此病的人。忽然有一人应召，说可以治好。张延赏很不相信，想验证他的处方的疗效。应召之人说：我不是舍不得秘方的人，我只想救治人的性命。于是取来大蓝汁一碗，将活蜘蛛投放进去，蜘蛛至汁中而死。又取蓝汁加麝香、雄黄，再用一个蜘蛛投放进去，蜘蛛随即化为水。张延赏看见后感到很惊异，于是取汁点在咬伤处。两日后诸症皆减，化作小疮而愈。

【解读】方中大蓝汁能解各种虫毒；麝香辛香行散，开通走窜，可行血中之瘀滞，开经络之壅遏，功能活血散结、消肿止痛；雄黄温燥有毒，可以以毒攻毒而解毒杀虫疗疮。诸药合用，共奏消肿解毒之功。

10. 蜘蛛咬毒

【出处】《本草纲目·卷40·蜘蛛·集解》

【原文】按刘禹锡《传信方》云：判官张延赏，为斑蜘蛛咬颈上，一宿有二赤脉绕项下至心前，头面肿如数斗，几至不救。一人以大蓝汁入麝香、雄黄，取一蛛投入，随化为水。遂以点咬处，两日悉愈。

【译文】据刘禹锡《传信方》记载：判官张延赏，颈部被斑蜘蛛咬伤，一夜之间有两条红色的血络绕项下至心前，头面肿胀如有几斗大，几乎到了不可救治的地步。有一人用大蓝汁，加入麝香、雄黄，再取一个蜘蛛投进药液中，蜘蛛随即化成水。然后用药液点在咬伤处，两日后病即痊愈。

【解读】此案与上案同，只是行文较为简略。

11. 蜘蛛咬伤

【出处】《本草纲目·卷50·羊·乳·主治》

【原文】刘禹锡《传信方》云：贞元十年，崔员外言：有人为蜘蛛咬，腹大如妊，遍身生丝，其家弃之，乞食。有僧教啖羊乳，未几疾平也。

【译文】刘禹锡《传信方》记载：唐德宗贞元十年，崔员外说：有人被蜘蛛咬伤，腹部胀大如孕妇，遍身生丝，他的家人将他弃之于外。他便四处乞讨为生。有一僧人告诉他服用羊乳，他如法服用，没有多久病即痊愈。

【解读】羊乳味甘性温，具有益气补虚、养血润燥、润肺止渴等功效。《本草纲目》认为羊乳还能"解蜘蛛咬毒"，此为羊乳之特殊功效，临证时或可应急。

12. 蜂螫伤毒

【出处】《本草纲目·卷27·芋·叶茎·发明》

【原文】沈括《笔谈》云：处士刘阳隐居王屋山，见一蜘蛛为蜂所螫，坠地，腹鼓欲裂，徐行入草，啮破芋梗，以疮就啮处磨之，良久腹消如故。自后用治蜂螫有验，由此。

【译文】沈括《梦溪笔谈》记载：处士刘阳隐居在王屋山，看见一个蜘蛛被蜂螫伤，坠落于地，腹部鼓胀欲裂，慢慢爬入草丛中，咬破芋梗，将伤处向芋梗咬破处摩擦，稍久腹部鼓胀消失。从此以后用来治疗蜂螫有效，方法即由此来。

【解读】刘阳看见蜘蛛被蜂螫伤后，使用芋梗的汁液来疗伤，并在人的身上试用，也有效验。此法简便易行，临证可备参考。

13. 蚰蜒入耳

【出处】《本草纲目·卷22·胡麻·胡麻油即香油·附方》

【原文】蚰蜒入耳：刘禹锡《传信方》用油麻油作煎饼,枕卧,须臾自出。李元淳尚书在河阳日,蚰蜒入耳,无计可为。脑闷有声,至以头击门柱。奏状危困,因发御医疗之。不验。忽有人献此方,乃愈。《图经》。

【译文】蚰蜒入耳：刘禹锡《传信方》记载：用胡麻油制作煎饼,作为枕头睡卧,片刻之间,虫自然爬出。尚书李元淳在河阳的时候,蚰蜒爬入耳中,无计可施。脑闷有声,甚至用头撞击门柱。奏章中自述病情危急,于是皇帝派遣御医去给他治疗,没有效果。忽然有人呈献此方,依法而用,病得痊愈。(《本草图经》)

【解读】胡麻、油麻,都是指的芝麻。芝麻油是从芝麻中提炼出来的,具有特别的香味,故称为香油。用胡麻油制作煎饼,作为枕头睡卧,使香气离耳最近,蚰蜒闻到香味,则从耳中爬出,故病得解。民间戏言："单方一味,气死名医。"御医不能治疗之病,竟用这平常之物,巧妙化解,所以平常读书,单方也需留意。

14. 壁虱入耳

【出处】《本草纲目·卷22·稻·稻穰即稻秆·发明》

【原文】按《江湖纪闻》云：有人壁虱入耳,头痛不可忍,百药不效。用稻秆灰煎汁灌入,即死而出也。

【译文】据《江湖纪闻》记载：有一人,壁虱进入其耳中,导致头痛不可忍受,各种药物都没有效果。用稻秆灰煎汁灌入耳中,壁虱即死而从耳出。

【解读】壁虱,即是蜱虫。蜱虫蛰伏在浅山丘陵的草丛、植物上,或寄宿于牲畜的皮毛间。不吸血时,小的干瘪如绿豆般大小,也有极细如米粒的；吸饱血液后,有的饱满如黄豆大小,大的可达指甲盖大。蜱虫在叮刺吸血时多无痛感,可造成局部充血、水肿、急性炎症反应,还可引起继发性感染。

根据文中所述,可知稻秆灰煎汁对蜱虫有杀灭作用。

15. 天蛇毒疮

【出处】《本草纲目·卷43·水蛇·附方》

【原文】天蛇毒:刘松篁《经验方》云:会水湾陈玉田妻,病天蛇毒疮。一老翁用水蛇一条,去头尾,取中截如手指长,剖去骨肉。勿令病者见,以蛇皮包手指,自然束紧,以纸外裹之。顿觉遍身皆凉,其病即愈。数日后解视,手指有一沟如小绳,蛇皮内宛然有一小蛇,头目俱全也。

【译文】天蛇毒:刘松篁《经验方》记载:会水湾陈玉田的妻子,患天蛇毒疮。一老翁取水蛇一条,去掉头尾,取中间截断,如手指长,剖去骨肉,只取蛇皮。不要让患者看见,用蛇皮包裹手指,蛇皮自然束紧,外面用纸包裹。顿时觉得遍身凉爽,其病即愈。数日后解开察看,手指上有一沟如小绳,蛇皮内清楚可见有一小蛇,头目俱全。

【解读】天蛇毒,《中国医学大辞典》云:"此证生于手指尖,与蛇头疔同,闷肿无头,虽焮红痛如火燎,而毒势较蛇头疔为轻,始终可按蛇头疔法施治。"此证生于手指尖,患处看上去像蛇的形状,故以"蛇"命名。本病属于热毒所致的疔疮,与蛇无关,治宜清热解毒。水蛇皮味甘性平,具有解疮毒的功效,用之外敷患处,可治天蛇毒。

16. 天蛇螫毒

【出处】《本草纲目·卷43·天蛇·集解》

【原文】时珍曰:按沈存中《笔谈》云:天蛇生幽阴之地,遇雨后则出,越人深畏之。其大如箸而匾,长三四尺,色黄赤。浇之以醋则消,或以石灰糁之亦死。又云:天蛇不知何物?人遭其螫,仍为露水所濡,则遍身溃烂。或云草间花蜘蛛者,非矣。广西一吏为虫所毒,举身溃烂。一医视云:天蛇所螫,不可为矣。仍以药傅其一有肿处,以钳拔出如蛇十余,而疾终不起。又钱塘一田夫忽病癞,通身溃烂,号呼欲绝。西溪寺僧视之,曰:此天蛇毒,非癞也。以秦皮煮汁一斗,令其恣饮。初日减半,三日顿愈。

【译文】李时珍说:据沈括《梦溪笔谈》记载:天蛇生于阴静幽深的地方,每逢雨后则出来活动,越地的人十分畏惧它。它的外形如竹大而扁,长三四尺,呈黄赤色。用醋浇在它的身上可使它溶化,或者用石灰糁在它的身上可使它死亡。又说:天蛇不知道是何物,人被它咬伤后,伤口再被露水浸湿,则全身溃烂。有人说天蛇就是草丛里的花蜘蛛,这是错误的。广西有一官吏为虫毒所伤,遍身溃烂。一医生诊察后说:这是被天蛇所螫伤,病无法救治。仍用药敷在患者身上的一肿处,用钳子拔出像蛇的东西十余条,而最终病不能愈。又钱塘有一种田的农夫忽然患癞病,全身溃烂,哀号哭喊,疼痛欲绝。西溪寺有一僧人看见后,说:这是中了天蛇毒,不是癞病。用秦皮煮汁一斗,让他畅饮。第一日病情减半,三日后病愈。

【解读】天蛇为何物,已不可考。《本草纲目》天蛇条下仅有"集解"一项,亦是引用《梦溪笔谈》的资料,说明李时珍对天蛇的认识也不清楚。然中国地大物博,古代生态环境良好,蛇虫之物繁多,可能尚有未识者,留存以资博览。

17. 误饮蛟龙

【出处】《本草纲目·卷9·雄黄·发明》

【原文】《明皇杂录》云:有黄门奉使交广回。太医周顾曰:此人腹中有蛟龙。上惊问黄门有疾否? 曰:臣驰马大庾岭,热困且渴,遂饮涧水,竟腹中坚痞如石。周遂以消石、雄黄煮服之。立吐一物,长数寸,大如指,视之鳞甲皆具。此皆杀蛊毒之验也。

【译文】唐代郑处海《明皇杂录》记载:有黄门侍郎奉命出使交州、广州回来。太医周顾说:这位黄门侍郎腹中有蛟龙。皇上听后感到吃惊,问黄门侍郎患病没有? 黄门侍郎说:我驱马疾行于大庾岭时,身热困倦且觉口渴,于是喝了山涧之水,现在腹中竟然坚硬痞结如石。周顾便将硝石、雄黄煎煮后,给予黄门侍郎服用,立刻吐出一物,长数寸,粗如指,仔细查看,鳞甲皆具。这都是雄黄能杀虫解毒的证明。

【解读】周顾指虫为蛟龙,实是夸大其词。周顾认定此病由虫而致,故用雄黄杀虫,患者腹中坚硬痞结如石,故用硝石破坚散积。药证相符,故而病愈。方中雄黄有毒,不可多服久服,当中病即止。

18. 龙伏藏内

【出处】《本草纲目·卷41·蛞蝓·发明》

【原文】《翰苑丛记》云:李定言:石藏用,近世良医也。有人承簷溜浣手,觉物入爪甲内,初若丝发,数日如线,伸缩不能,始悟其为龙伏藏也。乃叩藏用求治。藏用曰:方书无此,以意治之耳。末蛞蝓涂指,庶免震厄。其人如其言,后因雷火绕身,急针挑之,果见一物跃出,亦不为灾。《医说》亦载此事。

【译文】《翰苑丛记》记载:李定说:石藏用,是近代的良医。有人用手承接屋檐的檐沟流下的水洗手,感觉用东西进入指甲内,开始细如丝发,数日后增粗如线,不能伸缩,才知道这是龙伏藏于内。于是叩见石藏用,请求他治疗。石藏用说:医书中没有记载此病,只能靠自己思考来治疗。将蛞蝓研成细末涂在指上,希望免除雷击之灾。那个人按照石藏用所说的做了。后来因为雷火绕身,急忙用针挑患处,果然看见有一物跃出,也没有灾病。张杲《医说》也记载此事。

【解读】蛞蝓味咸性寒,功能破瘀定惊、通便散结、拔毒去腐,可用于治疗噎膈反胃、腹胀便秘、癥瘕、惊痫、痔疮、疔肿等症。案中所述,医理难以考究。

十二、五官病案

（一）目疾诸症

1. 赤目肿痛

【出处】《本草纲目·卷8·古文钱·发明》

【原文】宗奭曰：古钱有毒，治目中障瘀，腐蚀坏肉，妇人横逆产，五淋，多用之。予少时常患赤目肿痛，数日不能开。客有教以生姜一块，洗净去皮，以古青铜钱刮汁点之，初甚苦，热泪蔻面，然终无损。后有患者，教之，往往疑惑；信士点之，无不一点遂愈，更不须再。但作疮者，不可用也。

【译文】寇宗奭说：古文钱有毒，用治目中翳障瘀肉，能腐蚀坏肉，也多用于治疗妇人横逆倒产，五淋（石淋、气淋、膏淋、劳淋、热淋）。我小时候常患目赤肿痛，数日不能睁眼。有一宾客告诉我用生姜一块，洗净去皮，用古青铜钱刮姜汁点眼，开始时感觉非常痛苦，热泪涌出，泪流满面，然而最后完好无损。后来碰见患有此病的，教给这种方法，往往有人疑惑，相信的人如法而用，无不是一用即愈，不需使用第二次。如果已经生疮，则不可使用。

【解读】古文钱能除翳障，治风热赤眼，刮取姜汁，是取姜汁辛散之功。古文钱与姜汁均是辛散之品，若已生疮，则能加重病情，故不宜使用。

2. 目赤痛肿

【出处】《本草纲目·卷25·烧酒·发明》

【原文】按刘克用《病机赋》云：有人病赤目，以烧酒入盐饮之，而痛止肿消。盖烧酒性走，引盐通行经络，使郁结开而邪热散，此亦反治劫剂也。

【译文】据刘克用《病机赋》记载：有一人病目赤肿痛，用烧酒加入少量盐饮用，而痛止肿消。这是因为烧酒之性善于走窜，能引盐通行经络，使郁结开而邪热得散，这也是反治法，属于劫剂。

【解读】《审视瑶函·卷三·目赤》："戴复庵云：赤眼有数种，气毒赤者，热壅赤者，有时眼赤者，无非血壅肝经所致，盖肝主血，通窍于眼，赤，血病也。"由此可知，目赤乃血分之热壅积所致。烧酒味辛、甘，性大热，李时珍认为："其味辛甘，升扬发散；其气燥热，胜湿祛寒。故能开怫郁而消沉积，通膈噎而散痰饮，治泄疟而止冷痛也。"盐味咸、气寒，功能清热凉血。二药伍用，烧酒能使郁结开而邪热散，盐能使血热清而目赤消。

3. 赤眼肿痛

【出处】《本草纲目·卷34·桂、牡桂·发明》

【原文】《医余录》云：有人患赤眼肿痛，脾虚不能饮食，肝脉盛，脾脉弱。用凉药治肝则脾愈虚，用暖药治脾则肝愈盛。但于温平药中倍加肉桂，杀肝而益脾，故一治两得之。

【译文】《医余录》记载：有人病目赤肿痛，脾气亏虚不能饮食，肝脉盛，脾脉弱。用凉性的药治肝则脾愈虚，用温性的药治脾则肝愈盛。只需要在性温而平和的药中重用肉桂，伐肝而补脾，一治而两得。

【解读】肝开窍于目，目赤肿痛，且诊得肝脉盛，可断为肝火上炎证，需用苦寒之药以清肝泻火，然而同时又存在着脾胃虚弱。如果用清肝泻火之药，则苦寒败胃，使脾愈虚；如果用温运脾胃之药，则又资肝火，使肝火更甚。在这种情况下，用药十分矛盾。此案之妙处，在于温平药中重用肉桂，抑肝木而扶脾土，一举两得。因为"木得桂而枯"，故肉桂可抑肝木；补命门之火可暖土，故肉桂可益脾。

4. 睡起目赤

【出处】《本草纲目·卷16·地黄·附方》

【原文】睡起目赤,肿起,良久如常者,血热也。卧则归于肝,故热则目赤肿,良久血散,故如常也。用生地黄汁,浸粳米半升,晒干,三浸三晒。每夜以米煮粥食一盏,数日即愈。有人病此,用之得效。《医余》。

【译文】睡觉起来眼目红赤,肿起,稍久后恢复如常的,是血分有热。睡卧则血归于肝,故血分有热则目赤红肿,起来稍久后血热散开,故恢复如初。取生地黄汁,浸泡粳米半升,晒干,浸三次晒三次。每日晚上用米煮粥吃一盏,数日即愈。有人患此病,用之有效。(《医余》)

【解读】肝开窍于目,人卧则血归于肝,血分有热,夜卧则血热聚于肝,致目赤肿痛,睡觉起来后血热散开,故恢复如初。生地黄甘寒养阴,苦寒泄热,入肾经而滋阴降火,养阴津而清泄伏热。使血分之热得除,则病自愈。

5. 赤眼生翳

【出处】《本草纲目·卷26·罗勒·子·发明》

【原文】时珍曰:按《普济方》云:昔庐州知录彭大辨在临安,暴得赤眼后生翳。一僧用兰香子洗晒,每纳一粒入眦内,闭目少顷,连膜而出也。一方:为末点之。时珍常取子试之水中,亦胀大。盖此子得湿即胀,故能染惹眵泪浮膜尔。然目中不可着一尘,而此子可纳三五颗亦不妨碍,盖一异也。

【译文】李时珍说:据《普济方》记载:以前庐州知录彭大辨在临安时,突患赤眼后眼生翳膜。一僧人将兰香子洗净晒干,每次将一粒放入眼角内,然后将眼睛闭上片刻,再将兰香子拿出来时翳膜即连带而出。一方:将兰香子研为细末点在翳膜上。李时珍经常取兰香子放入水中,兰香子也胀大。这大概是兰香子得湿即胀,所以能够沾染眼屎、眼泪,牵掣翳膜。然而眼中不可接触细小微尘之物,而容纳兰香子三五颗也没有妨碍,这也是一件很奇异的事。

【解读】罗勒,又名兰香。李时珍说:"今俗人呼为翳子草,以其子治翳也。"兰香子得湿即胀,具有吸湿的功能,所以能够沾染眼屎、眼泪,牵掣翳膜。

6. 赤眼内障

【出处】《本草纲目·卷48·伏翼·发明》

【原文】按《类说》云:定海徐道亨患赤眼,食蟹遂成内障。五年忽梦一僧,以药水洗之,令服羊肝丸。求其方。僧曰:用洗净夜明砂、当归、蝉蜕、木贼(去节)各一两,为末。黑羊肝四两,水煮烂,和丸梧子大。食后熟水下五十丸。如法服之,遂复明也。

【译文】据《类说》记载:定海人徐道亨病眼目红赤,吃螃蟹后形成内障。五年后忽然梦见一僧人,告诉他用药水洗眼,并服用羊肝丸。徐道亨向僧人求问药方。僧人说:用洗净后的夜明砂、当归、蝉蜕、木贼(去节)各一两,研为细末,黑羊肝四两,用水煮烂,与药末搅和,制成药丸,如梧桐子大小。饭后用沸腾后的水送下五十丸。徐道亨如法服用,眼睛果然复明。

【解读】以药测证,徐道亨之内障当由风、热、瘀、虚所致。方中蝉蜕、木贼能疏散风热,明目退翳;夜明砂味辛性寒,功能清热明目,活血消积;治风先治血,血行风自灭,故用当归补血活血;肝开窍于目,黑羊肝有补肝明目之效。诸药合用,共奏祛风散热、活血补肝之功。

7. 目赤失明

【出处】《本草纲目·卷11·玄精石·附方》

【原文】赤目失明,内外障翳:太阴玄精石阴阳火煅、石决明各一两,蕤仁、黄连各二两,羊子肝七个,竹刀切晒,为末,粟米饭丸梧子大。每卧时茶服二十丸。服至七日,烙顶心以助药力,一月见效。宋丞相言:黄典史病此,梦神传此方,愈。《朱氏集验方》。

【译文】目赤失明,内外翳障:太阴玄精石(文武火煅)、石决明各一两,蕤仁、黄连各二两,羊子肝(竹刀切片晒干)七个,同研为细末,和粟米饭制成药丸,如梧桐子大小。每次睡觉前用茶送服二十丸。服至第七日,烙头顶的中央以助药力,服至一月便可见效。宋丞相说:黄典史患此病,梦见神仙传授此方而愈。(《朱氏集验方》)

【解读】以药测证,此证当为风火上炎所致。方中黄连苦寒,能解上焦之热毒;蕤仁味甘性微寒,能疏风散热,养肝明目,重用此二味药,直折风火上炎之势。玄精石咸寒,功能滋阴降火,软坚消痰;石决明咸寒,功能清肝明目,平肝潜阳,辅以二味之沉降,以防虚火上炎。肝开窍于目,羊子肝能养肝明目,此乃治病必求于本。诸药合用,共奏疏风清热、养肝明目之功。

8. 目病生翳

【出处】《本草纲目·卷10·慈石·发明》

【原文】一士子频病目,渐觉昏暗生翳。时珍用东垣羌活胜风汤加减法与服,而以磁朱丸佐之。两月遂如故。

【译文】一读书人频繁患目病,逐渐觉得视物昏暗,眼生翳障。李时珍按照李东垣的羌活胜风汤的加减法给予服用,并佐以磁朱丸。两个月后病愈如初。

【解读】羌活胜风汤出自元代眼科专家倪维德《原机启微·卷下》,李时珍认为是李东垣所制之方,这是张冠李戴。羌活胜风汤由白术、枳壳、羌活、川芎、白芷、独活、防风、前胡、桔梗、薄荷、荆芥、甘草、柴胡、黄芩组成,主治风热上扰所致的目赤肿痛、羞明多泪、眵多眵躁、头痛鼻塞等症。磁朱丸出自孙思邈《备急千金要方》,由磁石、朱砂、神曲组成,主治心肾不交所致的视物昏花、心悸失眠、耳鸣耳聋等症。读书人苦读生心火,耗肾阴,兼感风热,故病是证。李时珍用羌活胜风汤散风除热;磁朱丸镇心安神,则心火不致上炎,益阴潜阳,则相火不得上扰。药证相符,故病愈如初。

9. 目中生翳

【出处】《本草纲目·卷48·寒号虫·发明》

【原文】宗奭曰:五灵脂引经有功,不能生血,此物入肝最速也。尝有人病目中翳,往来不定,此乃血所病也。肝受血则能视,目病不治血,为背理也。用五灵脂之药而愈。

【译文】寇宗奭说:五灵脂有引药入经的功效,不能生血,五灵脂入肝经最为迅速。曾经有一人病目中生翳,遮蔽物在眼中往来不定,这是病在血分。肝脏受血则能视,目病不治血,违背了医学道理。用五灵脂为引经药而病愈。

【解读】五灵脂苦泄温通,专入肝经血分,善于活血化瘀。肝开窍于目,肝受血而能视,目中生翳影响视觉,是肝经有瘀滞的表现,故用五灵脂入肝经化瘀消滞而病愈。

10. 痘后目障

【出处】《本草纲目·卷18·瓜蒌·根·附方》

【原文】痘后目障：天花粉、蛇蜕洗焙等分，为末。羊子肝批开，入药在内，米泔汁煮熟，切食。次女病此，服之旬余而愈。周密《齐东野语》。

【译文】发痘疮后目生翳障：天花粉、蛇蜕等份，洗净焙干，研为细末。羊肝切开，将药末纳入，然后用淘米水煮熟，切片食用。我的第二个女儿患此病，服用十多天后病愈。（周密《齐东野语》）

【解读】本病多由痘疮之热毒浊邪熏灼目窍所致，治宜清热解毒、祛风退翳。方中天花粉甘寒，既能清热泻火而解毒，又能消肿排脓以疗疮；蛇蜕是多种蛇脱下的皮膜，功能祛风、退翳、定惊、解毒、止痒；肝开窍于目，羊子肝以肝补肝，可奏补虚之功。诸药合用，清解热毒，退翳补虚，疗效确切。

11. 痘后目翳

【出处】《本草纲目·卷43·蛇蜕·附方》

【原文】痘后目翳：周密《齐东野语》云：小儿痘后障翳，用蛇蜕一条，洗焙，天花粉五分，为末。以羊肝破开，夹药缚定，米泔水煮食。予女及甥，皆用此得效，真奇方也。

【译文】痘后目生翳障：周密《齐东野语》记载：小孩长水痘后目生翳障，取蛇蜕一条，洗净焙干，天花粉五分，研为细末。羊肝剖开，将药物放入羊肝内，绑定，用淘米水煮熟，食用。我的女儿和外甥，都用此方得效，真是一奇方。

【解读】小儿生痘疹后，余热不解，导致热毒攻肝，肝开窍于目，则热毒上冲于目而生翳障。本方以羊肝为引经药，引诸药入肝，兼有明目之功；蛇蜕，是蛇脱下的皮膜，功能退翳、祛风、定惊、解毒、止痒；天花粉能退五脏之郁热。诸药合用，共奏清热退翳之功。

12. 内外翳障

【出处】《本草纲目·卷 11·消石·附方》

【原文】眼目障翳,男女内外障翳,或三五个月不见效者,一点复明。好焰消一两,铜器镕化,入飞过黄丹二分,片脑二分,铜匙急抄入罐内,收之。每点少许,其效如神。兖州朱秀才忽不见物,朝夕拜天,因梦神传此方,点之而愈。《张三丰仙方》。

【译文】眼目翳障,男女内外翳障,或治疗三五个月不见效的,用药点眼即复明。取好焰硝一两,于铜器内熔化,放入用水飞过的黄丹二分,片脑二分,用铜匙迅速抄取放入罐内,收用。每次取少许点眼,其效如神。兖州朱秀才忽然看不见东西,每日早晚向神祈祷,因而梦见神仙传授此方,点之而愈。(《张三丰仙方》)

【解读】眼病,分内障、外障。内障常见因脏腑内损,气血两亏,目失濡养;或阴虚火旺,虚火上炎;或忧思郁怒,七情过伤,肝失条达,气滞血瘀,玄府闭塞;或风火痰湿上扰清窍;或外障眼病之邪毒入里,以及外伤损及眼内组织等引起。外障多因六淫之邪外袭或外伤所致,亦可由痰湿积滞、脾虚气弱、肝肾阴虚、虚火上炎等引起。由此可知,这两大类眼病的发病原因、证候特点,以及辨证论治方面都有明显的不同。

以药测证,本方适用于外感风热所致的翳障。方中硝石味苦、微咸,性温,功能攻坚破积,利水泻下,解毒消肿;黄丹,又名铅丹,味辛,性微寒,有毒,外用能拔毒生肌,杀虫止痒;片脑,即龙脑冰片,为冰片之一种,味辛、苦,性凉,功能开窍醒神,散热止痛,明目去翳。三者伍用,共奏散风除热、消肿去翳之功。

13. 青盲内障

【出处】《本草纲目·卷 50·羊·肝·附方》

【原文】青盲内障:白羊子肝一具,黄连一两,熟地黄二两,同捣,丸梧子大。食远茶服七十丸,日三服。崔承元病内障丧明,有人惠此方报德,服之遂明。《传信方》。

【译文】青盲内障:白羊子肝一具,黄连一两,熟地黄二两,一同捣烂,制成药丸,如梧桐子大小。进食稍久后,用茶水送服七十丸,每日服三次。崔承元病内障失明,有人为报答他的恩德而惠赠此方,服用后眼睛复明。(《传信方》)

【解读】目病多火,方中黄连味苦性寒,功能泻火解毒,配伍羊肝可奏清热明目之效;目受血而能视,方中熟地黄甘温质润,能补阴益精以生血,配伍羊肝可奏养血补肝之功。诸药合用,攻补兼施,可用于治疗血虚夹热之眼病。

14. 青盲洗法

【出处】《本草纲目·卷36·桑·叶·附方》

【原文】青盲洗法:昔武胜军宋促孚患此二十年,用此法,二年目明如故。新研青桑叶阴干,逐月按日就地上烧存性,每以一合,于瓷器内煎减二分,倾出澄清,温热洗目,至百度,屡试有验,正月初八,二月初八,三月初六,四月初四,五月初六,六月初二,七月初七,八月二十,九月十二,十月十三,十一月初二,十二月三十。《普济方》。

【译文】治疗青盲的外洗方法:以前武胜军宋促孚患此病二十年,用这个方法,两年后眼睛明亮如前。采取新鲜的桑叶阴干,逐月按照日期将桑叶放在地上烧存性,每次取用一合,放在瓷器中煎煮,至药液减少十分之二,倒出来,沉淀杂质,使药液变清,用温热的药液洗眼,至一百次,屡次试用都有效验。烧制桑叶时间:正月初八,二月初八,三月初六,四月初四,五月初六,六月初二,七月初七,八月二十,九月十二,十月十三,十一月初二,十二月三十。(《普济方》)

【解读】青盲,是指眼外观正常,唯视力逐渐下降,或视野缩小,甚至失明的内障疾病。本病多因肝肾不足,精血暗耗,目失所养;或肝郁气滞,血行不畅,精气不能上荣于目;或头目外伤,脉络瘀滞,目系受损。桑叶甘润益阴以明目,长期用之洗目,能治肝肾精血不足、目失所养所致的青盲。

15. 酒毒目盲

【出处】《本草纲目·卷12·人参·附方》

【原文】酒毒目盲：一人形实，好饮热酒，忽病目盲而脉涩，此热酒所伤，胃气污浊，血死其中而然。以苏木煎汤，调人参末一钱服，次日鼻及两掌皆紫黑，此滞血行矣。再以四物汤，加苏木、桃仁、红花、陈皮，调人参末服，数日而愈。《丹溪纂要》。

【译文】酒毒所致的目盲：一人形体壮实，好饮热酒，忽然病目盲，诊其脉涩，这是被热酒所伤，胃气污浊，血死胃中所致。用苏木煎汤，调人参末一钱服用，第二日鼻和两手掌都呈紫黑色，这是瘀滞之血得行的表现。再用四物汤，加苏木、桃仁、红花、陈皮，调人参服用，经过数日而病愈。(《丹溪纂要》)

【解读】脉涩，是血瘀之象，患者为热酒所伤，瘀血停留胃中，治宜活血化瘀。苏木功能活血祛瘀，调服人参末者，以人参能补气，气足则能推动血液运行，促进瘀血消散。然药力偏弱，虽然滞血得行，但是化瘀之力不足，故鼻和两手掌都呈紫黑色。后方在前方的基础上加入桃红四物汤增强活血化瘀之力，又用陈皮理气行气，故疗效显著，数日而愈。

16. 目盲虚证

【出处】《本草纲目·卷10·礞石·发明》

【原文】朱丹溪言：一老人忽病目盲，乃大虚证，一医与礞石药服之，至夜而死。吁！此乃盲医虚虚之过，礞石岂杀人者乎？况目盲之病，与礞石并不相干。

【译文】朱丹溪说：一老年人忽然视力严重下降，是大虚之证，一医生给予礞石药服用，到了晚上便死了。唉！这是不识阴阳的医生虚证误用泻法的过失，礞石岂能置人于死地？况且视力严重下降的病证，用药与礞石并不相干。

【解读】《素问·五脏生成》云"目受血而能视"，患者年高之体，气血已虚，突然目盲，当是气血大虚之证。医者不察，给予礞石药服用，礞石为攻伐之品，能耗伤正气，故重虚其体而亡。然即使是辨证准确，目盲用礞石，也是风马牛不相及。

17. 阳虚失明

【出处】《本草纲目·卷15·胡卢巴·发明》

【原文】又张子和《儒门事亲》云：有人病目不睹，思食苦豆，即胡卢巴，频频不缺。不周岁而目中微痛，如虫行入眦，渐明而愈。按：此亦因其益命门之功，所谓益火之原，以消阴翳是也。

【译文】又张子和《儒门事亲》记载：有人病失明，想吃苦豆，即胡芦巴，频频食用，不使缺少。不到一年觉目中微痛，如有虫爬入眼角，逐渐复明而愈。按：这是因为胡芦巴有补益命门之功，即《黄帝内经》所谓的"益火之源，以消阴翳"。

【解读】以药测证，此失明之患者当为体内阴寒太盛所致。肾阳为一身阳气之根本，是五脏六腑阳气活动的动力，肾阳衰微，则脏腑组织器官的功能减弱，眼力失用而渐致失明。患者经常食用胡芦巴，胡芦巴本不是眼科用药，但胡芦巴能温肾助阳，能补命门之火，服用不到一年即觉目中微痛，如有虫爬入眼角，这是眼内阳气渐通的表现。仍坚持服药，肾阳逐渐得复，眼内阳气渐通，视力逐渐复明而病愈。

"益火之源，以消阴翳"，出自《素问·至真要大论》王冰注语，即用扶阳益火之法，以消退阴盛。常用于肾阳不足，命门火衰而出现的阴盛寒证。

18. 目昏羞明

【出处】《本草纲目·卷13·黄连·附方》

【原文】刘禹锡《传信方》：羊肝丸，治男女肝经不足，风热上攻，头目昏暗羞明及障翳青盲。用黄连末一两，羊子肝一具，去膜擂烂和，丸梧子大。每食后暖浆水吞十四丸，连作五剂瘥。昔崔承元活一死囚，囚后病死。一旦崔病内障逾年，半夜独坐，闻阶除悉窣（sū）之声，问之。答曰：是昔蒙活之囚，今故报恩。遂告以此方而没。崔服之，不数月，眼复明。因传于世。

【译文】刘禹锡《传信方》记载：羊肝丸，治男女肝经不足，风热上攻，头目昏暗，羞明畏光及翳障青盲。用黄连末一两，羊子肝一具，去膜擂烂捣和,制成丸药,如梧桐子大小。每次饭后用暖浆水吞服十四丸,连服五剂,病即痊愈。以前崔承元救活了一死囚,死囚后来病死。崔承元突然病内障超过一年,半夜独坐,听见台阶上悉窣之声,便问是何人。回答道:是过去承蒙您救活的死囚,现在特来报答恩情。于是将此方告诉了崔承元,便消失了。崔承元服用后,不到数月,便眼睛复明。因此流传于世。

【解读】羊肝味甘、苦,性凉,功能养肝、明目、补血、清虚热,多用于治疗各种目疾,《药性论》言"青羊肝服之明目",《随息居饮食谱》云"诸般目疾,并可食之"。黄连味苦,性寒,功能清热燥湿、泻火解毒,《神农本草经》说黄连"主热气目痛,眦伤泣出,明目"。二药共用,一以补虚,一以清热,对于肝血亏虚、风热上攻所致的障翳,疗效颇佳。

19. 至夜目疼

【出处】《本草纲目·卷15·夏枯草·发明》

【原文】时珍曰:黎居士《易简方》,夏枯草治目疼,用沙糖水浸一夜用,取其能解内热、缓肝火也。楼全善云:夏枯草治目珠疼至夜则甚者,神效。或用苦寒药点之反甚者,亦神效。盖目珠连目本,即系也,属厥阴之经。夜甚及点苦寒药反甚者,夜与寒亦阴故也。夏枯禀纯阳之气,补厥阴血脉,故治此如神,以阳治阴也。一男子至夜目珠疼,连眉棱骨,及头半边肿痛。用黄连膏点之反甚,诸药不效。灸厥阴、少阳,疼随止,半日又作。月余,以夏枯草二两,香附二两,甘草四钱,为末。每服一钱半,清茶调服。下咽则疼减半,至四五服良愈矣。

【译文】李时珍说:黎居士《易简方》记载,夏枯草治疗目疼,用沙糖水浸泡一夜后使用,这是取夏枯草解内热、缓肝火的功效。楼全善说:夏枯草治目珠疼痛,夜间为甚的,有神效。或用苦寒药点眼疼痛加重的,也有神效。这是因为目珠系目本(眼球深部),连目系(眼球内连于脑的脉络),属足厥阴肝经。疼痛夜间为甚,以及点苦寒药反而加重的,这是夜与寒都是属阴的缘故。夏枯草禀纯阳之气,补厥阴血脉,是以阳治阴,故治此病如神。一男子到了夜间目珠疼痛,连及眉棱骨,以及头半边肿痛。用黄连膏点眼反而痛甚,服用各种药物不见疗效。灸厥阴、少阳,疼痛随即止住,半日后又发作。患了此病一个多月，用夏枯草二两，香附二两，甘草四钱，研为细末。每次服用一钱半，清茶调服。药才下咽即疼痛减半，服至四五次，病乃痊愈。

【解读】肝开窍于目，且足厥阴肝经连目系，故目疾多从肝入手治疗。肝火上炎所致的目疼，当用清肝泻火之法治疗。黄连具苦寒之性，入心、脾、胃、胆、大肠经，不入肝经，故治之无效。夜卧则血归于肝，令肝气旺盛，故目疼夜间加重。夏枯草苦寒主入肝经，善泻肝火以明目；香附主入肝经气分，芳香辛行，善散肝气之郁结。两者伍用，使肝经火热得清，气滞得行，则病自愈。

20. 目不得闭

【出处】《本草纲目·卷36·郁李·发明》

【原文】按《宋史·钱乙传》云：一乳妇因悸而病，既愈，目张不得瞑。乙曰：煮郁李酒饮之使醉，即愈。所以然者，目系内连肝胆，恐则气结，胆横不下。郁李能去结，随酒入胆，结去胆下，则目能瞑矣。此盖得肯綮之妙者也。

【译文】据《宋史·钱乙传》记载：有一乳母因惊悸而生病，病好了以后，眼睛只能张开不能闭上。钱乙说：煮郁李仁酒，饮酒使之醉，酒醒病即痊愈。之所以如此，是因为目系（眼球后方与脑相连系的组织）内连肝胆，恐则气结，胆横而不下。郁李仁能去结，随酒入胆，结去则胆下，则眼睛能闭合。这大概是领悟到了医理的精妙之处。

【解读】《素问·举痛论》云："怒则气上，喜则气缓，悲则气消，恐则气下……惊则气乱，思则气结。"文中说"恐则气结"是错误的。本病因受惊而发，属于"惊则气乱"，受惊使胆气紊乱，横逆不下，目系内连肝胆，故目张不能闭。郁李仁质润多汁，用酒送服，能去肝系滞气，滞去则胆下，则目能闭合。

郁李仁泻结气的功效，后世医家也有应用。清代薛雪《湿热条辨》第二十七条云："湿热证，按法治之，诸证皆退，惟目瞑则惊悸梦惕，余邪内留，胆气未舒，宜酒浸郁李仁、姜汁炒枣仁、猪胆皮等味。"其自注云："滑可去着,郁李仁性最滑脱,古人治惊后肝系滞而不下,始终目不瞑者,用之以治肝系而去滞。此证借用,良由湿热之邪留于胆中,胆为清净之府,藏而不泻,是以病去而内留之邪不去,寐则阳气行于阴,胆热内扰,肝魂不安,用郁李仁以泄邪而以酒行之,酒气独归胆也。枣仁之酸,入肝安神,而以姜汁制,安神而又兼散邪也。"郁李仁的这一功效,现在医家用之甚少,故录之以备参考。

21. 烂弦疳眼

【出处】《本草纲目·卷18·覆盆子·叶·发明》

【原文】按洪迈《夷坚志》云:潭州赵太尉母病烂弦疳眼二十年。有老妪云:此中有虫,吾当除之。入山取草蔓叶,咀嚼,留汁入筒中。还以皂纱蒙眼,滴汁渍下弦。转盼间虫从纱上出,数日下弦干。复如法滴上弦,又得虫数十而愈。后以治人多验,乃覆盆子叶也,盖治眼妙品。

【译文】南宋洪迈《夷坚志》记载:潭州赵太尉的母亲患烂弦疳眼病二十年。有一老妇人说:你的眼中有虫,我当替你除去。于是进入山中采取一种草的蔓叶,咀嚼,留取汁液装入筒中。再用纱布蒙住眼睛,滴汁浸渍眼的下弦。转眼间有虫从纱布上冒出,数日后下弦干。再用上法滴眼的上弦,又出虫数十只而愈。后来用此方治疗多人,都有效果。这味药即是覆盆子叶,是治疗眼病的妙品。

【解读】烂弦风,又名眼弦赤烂,《银海精微·卷上·风弦赤眼》:"烂弦风之症,因脾胃壅热,久受风湿,更加吃诸毒物,日积月累,致成风烂。胞睑之内,变成风痘,动则发痒,不时因手拂拭,甚则连眼眶皆烂,无分春夏秋冬皆如是,眵泪满腮,有不近人手之怕。"疳眼,是指眼部干涩羞明,白睛失去润泽,黑睛生翳,溃穿可成蟹眼、旋螺突起,甚至珠塌失明,伴口渴、腹泻、肚胀、青筋暴露等症的眼疾,多因肝郁脾虚、湿热熏蒸所致。

由此可见,不论是烂弦风还是疳眼,皆由湿热所致,中医认为"湿热生虫",此案从"虫"来论治,可谓是别开生面,令人耳目新奇。未曾览及此案前,与友闲聊,谈及此事。谓其乡间老人每以一种草药治眼疾,捣烂后取汁滴入眼中,眼中则会有虫爬出,虫出尽则眼疾愈,余以为虚妄之谈,眼中岂能有虫寄生？故始终持怀疑态度。而其言之凿凿,亦不能使人完全不信。及至读书至此,方悟确有其事,友人所云之草药乃是覆盆子叶。

22. 烂弦风眼

【出处】《本草纲目·卷39·原蚕·原蚕沙·发明》

【原文】按《陈氏经验方》一抹膏:治烂弦风眼,以真麻油浸蚕沙二三宿,研细,以篦子涂患处。不问新旧,隔宿即愈。表兄卢少樊患此,用之而愈,亲笔于册也。时珍家一婢,病此十余年,试用之,二三次顿瘳,其功亦在去风收湿也。

【译文】陈氏《经验方》记载的一抹膏:治疗烂弦风眼,取真麻油浸泡蚕沙两三夜,研为细末,用篦子涂在患处。不论患病时间长短,经过一夜,病即痊愈。表兄卢少樊患此病,用此方而病愈,亲自记录于册。李时珍家里有一婢女,患此病十多年,试用此方,两三次即愈。这是取蚕沙去风收湿的功效。

【解读】烂弦风眼,是因脾胃素有积热,兼感受风湿之邪,更加劳作辛苦,日积月累,外受风邪,内伏积热,导致上下眼弦溃烂,红肿疼痛,羞明流泪。治宜祛风收湿。

蚕沙辛甘发散,可以祛风湿,止痒;入脾胃经,能化湿和胃。用之点眼,正合其用。

23. 各种目病

【出处】《本草纲目·卷9·炉甘石·发明》

【原文】时珍曰:炉甘石,阳明经药也。受金银之气,故治目病为要药。时珍常用炉甘石煅淬、海螵蛸、硼砂各一两,为细末,以点诸目病,甚妙。入朱砂五钱,则性不粘也。

【译文】李时珍说:炉甘石,是阳明经药。禀受金银之气,故为治疗目病之要药。我经常用炉甘石(煅淬)、海螵蛸、硼砂各一两,研为细末,用来点治各种目病,效果非常好。放入朱砂五钱,则药末不粘成团。

【解读】炉甘石甘平无毒,能解毒明目退翳,收湿止痒;海螵蛸,即乌贼骨,能收湿敛疮;硼砂能清热解毒,消肿防腐。三药配伍,可广泛用于各种目病的治疗。加入朱砂,可使药物之间不黏着,有助药物吸收。

24. 火盛目病

【出处】《本草纲目·卷33·西瓜·发明》

【原文】洪忠宣《松漠纪闻》言:有人苦目病。或令以西瓜切片曝干,日日服之,遂愈。由其性冷降火故也。

【译文】洪忠宣《松漠纪闻》记载:有人患目病。有人教他将西瓜切成片,晒干,每日服用,病即愈。这是西瓜性冷,能降火的缘故。

【解读】西瓜味甘性寒,据此可推测出案中患者的目病当是感受火热邪气所致。《相感志》云:"以瓜划破,曝日中,少顷食,即冷如水也。"将西瓜切成片,在太阳底下晒干,更能增其寒性。以西瓜之性寒,降目病之火热,故病可愈。

25. 治眼奇法

【出处】《本草纲目·卷36·蕤核·仁·发明》

【原文】按刘禹锡《传信方》所着治眼法最奇,云:眼风痒,或生翳,或赤眦,一切皆主之。宣州黄连(末)、蕤核仁(去皮,研膏)等分和匀,取无虫干枣二枚,割去头,去核,以二物填满,却以割下头合定,用少薄绵裹之,以大茶碗盛于银器中,文武火煎取一鸡子大,以绵滤罐收,点眼万万不失。前后试验数十人皆应,今医家亦多用得效也。

【译文】刘禹锡《传信方》所记载的治疗眼病的方法最为神奇,说:眼睛瘙痒,或生翳障,或眼角红赤,一切病症皆可治疗。宣州黄连(研末)、蕤核仁(去皮,研膏)等份和匀,取无虫干枣两枚,割去头部,去核,将前药填满枣内,然后将割去的头部对拢,用少量的薄绵裹住,用大茶碗盛放在银器中,文武火煎取一鸡蛋大,用绵滤过,瓷灌收贮,点眼,绝对有效。前后试验数十人,都有疗效,现在的医生经常使用也有效。

【解读】黄连味苦性寒,功能清热燥湿、泻火解毒;蕤仁味甘性温,祛风散热、养肝明目。将两者研末放于枣内煎煮,能使药性平和,兼有补益之功。此方寒热并用,攻补兼施,且都善于治疗眼病,故案中言其主一切眼病。

26. 蛴螬复明

【出处】《本草纲目·卷41·蛴螬·发明》

【原文】按陈氏《经验方》云:《晋书》吴中书郎盛冲母王氏失明。婢取蛴螬蒸熟与食,王以为美。冲还知之,抱母恸哭,母目即开。与本草治目中青翳白膜、《药性论》汁滴目中去翳障之说相合。予尝以此治人得验,因录以传人。

【译文】据陈氏《经验方》记载:《晋书》记载吴中书郎盛冲的母亲王氏眼睛失明。婢女取来蛴螬蒸熟给她食用,王氏认为味道香美。盛冲回家知道后,抱着母亲放声痛哭,他母亲的眼睛当即复明。这与本草用蛴螬治疗目中青翳白膜、《药性论》用蛴螬汁滴目中去翳障之说相吻合。我曾经用此方治疗病人有验,于是记录下来以传给他人。

【解读】蛴螬味咸,性微温,功能破瘀、散结、止痛、解毒。《神农本草经》云其主治"目中淫肤、青翳、白膜",《药性论》云"取汁滴目,去翳障",盖此药能行血分,散结滞,故能治疗以上各种眼病。

27. 蛇胆复明

【出处】《本草纲目·卷43·蚺蛇·胆·发明》

【原文】慎微曰:顾含养嫂失明,须用蚺蛇胆,含求不得。有一童子以一合授含。含视之,蚺蛇胆也。童子化为青鸟而去。含用之,嫂目遂明。

【译文】唐慎微说:顾含侍奉赡养他的嫂子,他的嫂子病失明,须用蚺蛇胆治疗,顾含到处寻求而不能得到。有一童子将一盒东西给了顾含。顾含打开一看,是蚺蛇胆。童子变成青鸟而飞去。顾含给他嫂子服用蚺蛇胆后,他嫂子的眼睛便复明了。

【解读】李时珍说:"蚺禀己土之气,其胆受甲乙风木,故其味苦中有甘,所主皆厥阴、太阴之病,能明目凉血,除疳杀虫。"童子献药后化为青鸟而去,故事情节离奇,难以使人相信,但蚺蛇胆明目的功效还是值得肯定的。

28. 石蟹复明

【出处】《本草纲目·卷45·蟹·发明》

【原文】洪迈《夷坚志》云：襄阳一盗，被生漆涂两目，发配不能睹物。有村叟令寻石蟹，捣碎滤汁点之，则漆随汁出而疮愈也。用之果明如初。漆之畏蟹，莫究其义。

【译文】洪迈《夷坚志》记载：襄阳有一盗贼，犯法后被生漆涂伤两目，发配后不能看见东西。有一村里的老人让他寻找石蟹，捣碎滤取汁液，点眼，则漆随汁出而疮愈。盗贼如法使用后，眼睛果然明亮如初。漆畏蟹，其医理难以推究。

【解读】生漆，是一种从漆树上采割下来的纯天然涂料。生漆具有黏性，涂于两目导致眼睑闭合而不能睁开，所以看不见东西，但是眼睛的生理结构并没有遭到破坏。《本草纲目·卷35·漆》引《相感志》云："漆得蟹而成水，盖物性相制也。"蟹汁可将漆溶解，眼睑得以睁开，故视物如初。

29. 露珠明目

【出处】《本草纲目·卷5·露水·发明》

【原文】薛用弱《续齐谐记》云：司农邓绍，八月朝入华山，见一童子，以五采囊盛取柏叶下露珠满囊。绍问之。答云：赤松先生取以明目也。今人八月朝作露华囊，象此也。

【译文】薛用弱《续齐谐记》记载：司农（古代官名）邓绍，八月的早晨进入华山，看见一个小孩，于柏树叶下采取露珠，用五色的锦囊盛取。邓绍好奇而询问。小孩说：这是赤松先生用来明目的。现在的人八月的早晨制作露华囊，即取义于此。

【解读】李时珍说：露是阴气集聚而形成的水液，夜间润泽之气沾濡道旁万物而形成。露水沾濡之物不同，功效则有差异。百花上露，令人容颜美好；柏叶上露、菖蒲上露能明目；韭叶上露，可以治疗白癜风；凌霄花上露，入目则能损目。

30. 羊肝益目

【出处】《本草纲目·卷50·羊·肝·发明》

【原文】汪机曰：按《三元延寿书》云：凡治目疾，以青羊肝为佳。有人年八十余，瞳子了然，夜读细字。云别无服药，但自小不食畜兽肝耳。或以本草羊肝明目而疑之，盖羊肝明目，性也，他肝则否。凡畜兽临杀之时，恣气聚于肝。肝之血不利于目，宜矣。

【译文】汪机说：据《三元参赞延寿书》记载：凡是治疗眼睛的疾病，以青羊肝为佳。有一人八十多岁，瞳孔清澈，夜间能看见小字，他说没有服用药物，只是从小不吃动物的肝脏。有人以本草书籍记载羊肝能明目而质疑，大概羊肝能明目，是它本身具有的功能，而其他肝脏则没有这个功效。凡是牲畜即将被宰杀之时，怒气聚集于肝。肝脏的血不利于眼睛，应该是这样。

【解读】李时珍说："按倪维德《原机启微集》云：羊肝，补肝与肝合，引入肝经，故专治肝经受邪之病。"羊肝味苦性寒，具有养血、补肝、明目的功效，古方治疗目疾多以羊肝入药，其他动物的肝脏入药极少，观案中所述，其理明矣。

（二）咽喉诸症

1. 咽喉肿痛

【出处】《本草纲目·卷39·蚕·发明》

【原文】王贶(kuàng)曰：凡咽喉肿痛及喉痹，用此下咽立愈，无不效也，大能救人。吴开(jiān)内翰云：屡用得效。

【译文】王贶说：凡是咽喉肿痛及喉痹，服用僵蚕，药才下咽，病即愈合，无不有效，可以救人性命。吴开内翰说：屡次使用都有效验。

【解读】僵蚕味辛行散，能祛外风、散风热；味咸，能软坚散结，又可化痰。咽喉为肺之门户，僵蚕入肺经，故风痰夹热所致之咽喉肿痛及喉痹，用僵蚕有效。

2. 九种喉痹

【出处】《本草纲目·卷35·皂荚·发明》

【原文】按庞安时《伤寒总病论》云：元祐五年，自春至秋，蕲、黄二郡人患急喉痹，十死八九，速者半日、一日而死。黄州推官潘昌言得黑龙膏方，救活数十人也。其方治九种喉痹：急喉风、缠喉风、结喉、烂喉、遁虫、虫蝶、重舌、木舌、飞丝入口。用大皂荚四十挺切，水三斗，浸一夜，煎至一斗半。入人参末半两，甘草末一两，煎至五升，去滓。入无灰酒一升，釜煤二匕，煎如饧，入瓶封，埋地中一夜。每温酒化下一匙，或扫入喉内，取恶涎尽为度。后含甘草片。

【译文】据庞安时《伤寒总病论》记载：宋哲宗元祐五年，自春至秋，蕲州、黄州二郡之人患急喉痹，十死八九，快的染病半日、一日即死。黄州推官潘昌言得到黑龙膏的药方，救活了数十人。他的药方可以治疗九种喉痹：急喉风、缠喉风、结喉、烂喉、遁虫、虫蝶、重舌、木舌、飞丝入口。取大皂荚四十挺，切碎，用水三斗，浸泡一夜，煎取一斗半。加入人参末半两，甘草末一两，煎至五升，去掉药渣。加入无灰酒一升，锅底墨二匕，煎如饴糖状，放入瓶中密封，埋在地下一夜。每次用温酒化开，服下一匙，或扫入喉中，使恶涎流尽为度。然后口含甘草片。

【解读】急喉痹，指多种原因所致的急性阻塞性喉病，症见咽喉肿痛迅速，胸闷气促，吞咽不利，痰涎壅盛，声如拽锯。多因肺胃积热、邪毒内蕴、风痰上涌所致。治宜清热毒、祛风痰。案中所云九种喉痹乃古人对喉痹的不同病名，有些病名已不可考，可考证者分述如下：

急喉风：是指发病迅速，病情危重，以喉部红肿剧痛，呼吸困难，痰涎壅盛，语言难出，汤水难下为主要症状的喉部急性病证，又名"紧喉风"。本病多由肺胃素有痰热，复感风热或疫疠之邪，内外合邪，风火相煽，引动痰热上壅，痰涎火毒结聚于喉，阻塞气道而发。

缠喉风：是指咽喉红肿疼痛，或肿疼连及胸前，项强而喉颈如蛇缠绕之状的病症。本病多由脏腑积热，邪毒内侵，风痰上涌所致。

结喉:是指咽喉阻塞不通的一类病症。

烂喉:是指感受温热时毒所引起的温毒温病,以咽喉肿痛、糜烂,发热为主要特征。

重舌:症见舌下血脉肿胀,状似舌下又生小舌,或红或紫,或连贯而生,状如莲花,饮食难下,言语不清,口流清涎,日久溃腐。多由心脾湿热,复感风邪,邪气相搏,循经上结于舌而成。

木舌:症见舌肿,渐胀塞满口,肿硬而不柔和。本病多由心脾积热上冲所致。

飞丝入口:飞飏游丝,误入口中,导致咽喉肿痛,呛血。

方中皂荚味辛而性窜,入鼻则嚏,入喉则吐,能开噤通窍,喉痹因痰涎壅盛、关窍阻闭者可用之;锅底墨,即是百草霜,功能清毒散火、消积止血;人参扶助正气,甘草祛痰止咳。诸药伍用,攻邪不伤正,使痰涎得以涌出,则喉痹可愈。

3. 缠喉风肿

【出处】《本草纲目·卷 10·阳起石·发明》

【原文】时珍曰:阳起石,右肾命门气分药也,下焦虚寒者宜用之,然亦非久服之物。张子和《儒门事亲》云:喉痹,相火急速之病也。相火,龙火也,宜以火逐之。一男子病缠喉风肿,表里皆作,药不能下。以凉药灌入鼻中,下十余行。外以阳起石烧赤、伏龙肝等分细末,日以新汲水调扫百遍。三日热始退,肿始消。此亦从治之道也。

【译文】李时珍说:阳起石,是右肾命门气分之药,能温壮命门之火,下焦虚寒者适合使用,但不能久服。张子和《儒门事亲》记载:喉痹,是相火上炎,急速所发之病。相火,是龙火,应该以火逐之。一男子病缠喉风肿,表里之症同时出现,药不能下喉。用性凉之药灌入鼻中,泻下十余次。外面取阳起石(烧红)、伏龙肝等份,研为细末,每日用新汲井水调匀,扫于肿处百遍。三日后热始退,肿始消。这也是从治之法的道理。

【解读】缠喉风,是指咽喉初起红肿疼痛,继则颈、颔等处迅速肿胀,甚则肿连胸前,颈项疼痛强直,如蛇缠之状,故称缠喉风。严重者,可出现胸膈气紧、呼吸短促、痰涎壅塞、牙关拘急、吞咽困难等急性喉阻塞症状。本病是由邪毒引动诸经积热,壅结于咽喉,所以咽喉突然肿痛;由于血热气盛,风火相扇,故扩散迅速,热毒蔓延,则颈项迅速漫肿疼痛,连及胸部,颈项如蛇缠绕;火为痰之本,火动则痰生,故痰涎壅盛、呼吸困难,胸膈气紧,汤水难咽。

咽喉漫肿,压迫食管,导致药不能下喉,用鼻饲法将泻火解毒之药灌入,大便泻下十余次,热毒随大便而出。此案妙在"甚者从之",病见热象而用阳起石、伏龙肝等热性药外用,阳起石能散诸热肿,伏龙肝能和中解毒,两者合用,使郁毒得散。

4. 患缠喉风

【出处】《本草纲目·卷22·大麦·发明》

【原文】宗奭曰:大麦性平凉滑腻。有人患缠喉风,食不能下。用此面作稀糊,令咽以助胃气而平。

【译文】寇宗奭说:大麦性平凉,光滑细腻。有人患缠喉风,饮食不能下咽。用大麦面煮成稀糊,令患者慢慢咽下以助胃气而病愈。

【解读】缠喉风,是指咽喉红肿疼痛,或肿疼连及胸前,项强而喉颈如蛇缠绕之状的病证。大麦具有宽胸下气、消积进食的功效,且其滑腻之性有助于进食,故饮食不能下咽者,用之得宜。

5. 喉痹吐方

【出处】《本草纲目·卷10·石胆·发明》

【原文】时珍曰:石胆气寒,味酸而辛,入少阳胆经。其性收敛上行,能涌风热痰涎,发散风木相火,又能杀虫,故治咽喉口齿疮毒有奇功也。周密《齐东野语》云:密过南浦,有老医授治喉痹极速垂死方,用真鸭嘴胆矾末,醋调灌之,大吐胶痰数升,即瘥。临汀一老兵妻苦此,绝水粒三日矣,如法用之即瘥。屡用无不立验,神方也。

【译文】李时珍说:石胆性寒,味酸而辛,入足少阳胆经。其性收敛上行,能涌吐风热痰涎,发散风木相火,又能杀虫,故用来治疗咽喉口齿疮毒有奇功。南宋周密《齐东野语》记载:我经过南浦时,有一年老的医生传授治疗喉痹发生迅速、很快死亡的药方,用真鸭嘴胆矾末(石胆呈鸭嘴色者质量为上),醋调灌服,大吐胶痰数升,病即愈。临汀有一老兵的妻子患此病,水谷不进已经三日了,按照上面的方法治疗,病即痊愈。屡次使用,无不立验,真乃神方。

【解读】痹者,闭也,因其病喉咙肿塞痹痛,甚则水浆不得入,喉不能言,故称喉痹。其病初期多为脏腑积热,邪毒内侵,风痰上涌所致。石胆性寒,味酸而辛,能涌吐风热痰涎,发散风木相火;醋,味酸而性温,具酸收之性,能散瘀消积。两者合用,使积痰得涌,则病症自除。

6. 食饧噎喉

【出处】《本草纲目·卷36·楮·发明》

【原文】时珍曰:《别录》载楮实功用大补益,而《修真秘旨》书言久服令人成骨软之痿。《济生秘览》治骨哽,用楮实煎汤服之,岂非软骨之征乎?按《南唐书》云:烈祖食饧喉中噎,国医莫能愈。吴廷绍独请进楮实汤,一服疾失去。群医他日取用皆不验,扣廷绍。答云:噎因甘起,故以此治之。愚谓此乃治骨哽软坚之义尔。群医用药治他噎,故不验也。

【译文】李时珍说:《名医别录》记载楮实子有很强的补益之功,而《修真秘旨》说久服能令人筋骨痿软。《济生秘览》治疗骨鲠,用楮实子煎汤服用,难道不是能软骨的验证吗?据《南唐书》记载:南唐烈祖李昪(biàn)吃饧糖时哽噎于喉中,御医不能治愈。只有吴廷绍让李昪进服楮实汤,服一剂病即愈。群医后来用楮实汤治疗喉噎都没有效果,叩问于吴廷绍。吴廷绍回答说:烈祖的噎病是因食用甜味的食物引起,所以用楮实汤治疗。我认为这是取楮实软坚之功,所以群医用楮实治疗其他的噎病无效。

【解读】楮实子味甘性寒,功能滋肾、清肝、明目、利尿,其软化骨鲠之功,本草典籍极少载录。据案中所述,李昪因吃甘味的饧糖哽噎于喉,吴廷绍用具有甘味的楮实子治疗,可发挥软坚之效。

噎病是吞咽之时,哽噎不顺,食物难下。本病多由痰、气、热、瘀胶阻于食管和胃而形成。噎病虽然和骨鲠阻于喉所表现的症状相似,但病机有别,所以群医用楮实子治疗噎病无效。

7. 骨鲠咽中

【出处】《本草纲目·卷11·蓬砂·发明》

【原文】洪迈《夷坚志》云:鄱阳汪友良,因食误吞一骨,哽于咽中,百计不下。恍惚梦一朱衣人曰:惟南蓬砂最妙。遂取一块含化咽汁,脱然而失。此软坚之征也。

【译文】南宋洪迈《夷坚志》记载:鄱阳人汪友良,进食时误吞一骨,哽于咽中,用尽一切办法,骨鲠也不下去。恍惚之间梦见一个穿红色衣服的人说:只有服用南硼砂最妙。于是取了一块南硼砂含化咽汁,骨鲠脱然而失。这是硼砂能软坚的证明。

【解读】硼砂味甘、咸,性凉,内服可清肺化痰,常用于治疗痰热咳嗽。因其味咸,咸能软坚,所以李时珍认为其能"消障翳,除噎膈反胃,积块结瘀肉,阴溃,骨哽"。

8. 肋肉哽喉

【出处】《本草纲目·卷12·贯众·发明》

【原文】王璆《百一选方》,言滁州蒋教授,因食鲤鱼玉蝉羹,为肋肉所哽,凡药皆不效。或令以贯众浓煎汁一盏,分三服,连进至夜,一咯而出。亦可为末,水服一钱。观此可知其软坚之功,不但治血治疮而已也。

【译文】南宋王璆《是斋百一选方》记载:滁州有一姓蒋的教授(古时设置在地方官学中的学官),因食用鲤鱼玉蝉羹,被肋肉所梗阻,用药都无效。有人教他用贯众煎浓汁一盏,分三次服用,连续进服至夜间,一咯而出。也可研为细末,用水送服一钱。观此可知贯众具有软坚之功,它的功效不仅仅能治血治疮而已。

【解读】贯众味苦,性微寒,功能清热解毒、凉血止血、杀虫,其能消骨鲠的功效在本草典籍中少有提及,《本草纲目》记载贯众能"治下血崩中,带下,产后气血胀痛,斑疹毒,漆毒,骨哽。"李时珍认为贯众能消骨鲠的功效便是从此案推测而出。

9. 鱼刺鲠喉

【出处】《本草纲目·卷31·橄榄·发明》

【原文】时珍曰:按《名医录》云:吴江一富人,食鳜鱼被鲠,横在胸中,不上不下,痛声动邻里,半月余几死。忽遇渔人张九,令取橄榄与食。时无此果,以核研末,急流水调服,骨遂下而愈。张九云:我父老相传,橄榄木作取鱼棹(zhào)篦(bì),鱼触着即浮出,所以知鱼畏橄榄也。

【译文】李时珍说:据《名医录》记载:吴江有一富人,吃鳜鱼被鱼骨鲠住,横在胸后食管中,不上不下,呼痛的声音惊动了邻里,历经半月余,濒临死亡。偶然遇到渔夫张九,他让人取橄榄给患者食用,当时时令已过,没有橄榄果,即取橄榄核研末,用急流水调服,鱼骨遂下而病愈。张九说:乡里老人相传,将橄榄木做成鱼棹篦,鱼碰到后即浮出水面,所以知道鱼畏橄榄。

【解读】橄榄,即是青果,功能清热解毒、利咽生津。食用青果,可以化鱼骨,仓促之时,可以试用。

10. 鸡骨哽喉

【出处】《本草纲目·卷32·盐麸子·根白皮·发明》

【原文】时珍曰:按《本草集议》云:盐麸子根能软鸡骨。岑公云:有人被鸡骨哽,项肿可畏。用此根煎醋,啜至三碗,便吐出也。又彭医官治骨哽,以此根捣烂,入盐少许,绵裹,以线系定吞之,牵引上下,亦钩出骨也。

【译文】李时珍说:据《本草集议》记载:盐麸子根能软鸡骨。岑公说:有人被鸡骨哽住,颈部肿得令人望而生畏。用盐麸子根煎醋,饮服至三碗,便将鸡骨吐出。又彭医官治疗骨鲠,取盐麸子根捣烂,加入少量盐,绵布包裹,用线系住吞下,牵引使之上下,也能钩出骨。

【解读】李时珍说:"盐麸子气寒味酸而咸,阴中之阴也。咸能软而润,故降火化痰消毒;酸能收而涩,故生津润肺止痢。"盐麸子根能软鸡骨,大抵是取其咸能软坚之义。

（三）舌　　胀

1. 舌胀塞口

【出处】《本草纲目·卷17·蓖麻·子·附方》

【原文】舌胀塞口：蓖麻仁四十粒，去壳研油涂纸上，作撚(niǎn)烧烟熏之。未退再熏，以愈为度。有人舌肿出口外，一村人用此法而愈。《经验良方》。

【译文】舌体胀大，塞满口内：取蓖麻仁四十粒，去壳，研出油，涂在纸上，做成纸撚(用表芯纸搓成的细纸卷儿，用以点火或吸水烟)，烧烟熏舌。如果肿胀没有消退则再熏，以病愈为度。有一人舌体肿胀，伸出口外，一乡村人用这种方法治之而愈。(《经验良方》)

【解读】《太平圣惠方·卷第十一·治伤寒舌肿诸方》云："心候于舌，主于血，血虚为热所乘，又脾之大络出于舌下，若心脾有热，则令舌肿也。"《本草纲目·卷4·口舌》："肿胀是心脾火毒。"可见，舌肿多因心脾有热所致，治宜清热泻火。而蓖麻味甘、辛，性平，并不具有清热泻火之功，案中用之收效者，盖其能开通舌窍经络，使经络得通，火毒散去，则舌肿自消。

2. 舌胀满口

【出处】《本草纲目·卷19·香蒲、蒲黄·发明》

【原文】蒲黄，手足厥阴血分药也，故能治血治痛。生则能行，熟则能止。与五灵脂同用，能治一切心腹诸痛，详见禽部寒号虫下。按许叔微《本事方》云：有士人妻舌忽胀满口，不能出声。一老叟教以蒲黄频掺，比晓乃愈。又《芝隐方》云：宋度宗欲赏花，一夜忽舌肿满口。蔡御医用蒲黄、干姜末等分，干搽而愈。据此二说，则蒲黄之凉血活血可证矣。盖舌乃心之外候，而手厥阴相火乃心之臣使，得干姜是阴阳相济也。

【译文】蒲黄，是手厥阴心包经、足厥阴肝经的血分药，所以能治疗血证、痛证。生用能行血，炒熟能止血。和五灵脂同用，能治疗心腹部的所有疼痛,详见于禽部的寒号虫条下。据许叔微《普济本事方》记载:有一读书人的妻子忽然舌胀满口,不能发出声音。有一老人教她用蒲黄频繁掺在舌面上,等到天亮时病已痊愈。又《芝隐方》记载:宋度宗想要去赏花,一夜忽然舌肿满口。蔡御医用蒲黄、干姜末等份为末,干涂舌面而愈。根据这两例病案,则蒲黄凉血活血的功效可以得到证明了。大概是心开窍于舌,舌为心的外候,而手厥阴心包经为手少阴心经的臣使,蒲黄入手厥阴心包经,故亦能清心经之热;用性凉之蒲黄配伍性温之干姜,是取阴阳相济的道理。

【解读】心开窍于舌,舌胀满口,多是心经热盛所致,治宜凉血消肿。蒲黄入手厥阴心包经,手厥阴心包经为手少阴心经之臣使,故蒲黄亦入手少阴心经。蒲黄具有凉血活血的作用,故士人之妻用之掺于舌面上而病愈。蔡御医治疗宋度宗舌肿满口,加入了一味干姜,是取干姜辛热行散之性,与性凉之蒲黄相伍,一热一凉,阴阳相济,共奏凉血散血之功。

(四)酒 渣 鼻

鼻上酒齄

【出处】《本草纲目·卷18·紫葳·附方》

【原文】鼻上酒齄(zhā):王璆《百一选方》用凌霄花、山栀子等分,为末。每茶服二钱,日二服,数日除根。临川曾子仁用之有效。

【译文】酒渣鼻:宋代王璆《是斋百一选方》用凌霄花、山栀子等份,研为细末。每次用茶送服二钱,每日服两次,数日即可除掉病根。临川曾子仁使用有效。

【解读】酒渣鼻,又名鼻赤,多由脾胃湿热上熏于肺所致。症见鼻准发红,久则呈紫黑色,甚者可延及鼻翼,皮肤变厚,鼻头增大,表面隆起,高低不平,状如赘疣。治宜清利脾胃湿热,兼以凉血散结。方中凌霄花辛散行血,能破瘀通经,性寒清热,能凉血祛风;栀子苦寒清降,功能清热利湿、凉血解毒。二药合用,药证合拍,收效迅捷。

(五)痄　腮

仁宗痄腮

【出处】《本草纲目·卷24·赤小豆·发明》

【原文】《朱氏集验方》云:宋仁宗在东宫时,患痄腮,命道士赞宁治之。取小豆七七粒为末,傅之而愈。

【译文】宋代朱佐《朱氏集验方》记载:宋仁宗在东宫做太子时,患痄腮,命道士赞宁治疗。取赤小豆四十九粒研为细末,外敷而愈。

【解读】痄腮,是指因感受风温邪毒,壅阻少阳经脉而引起的时行疾病,症见发热、耳下腮部漫肿疼痛。赤小豆具有消肿排脓之功,故可用于治疗痄腮。

(六)面　黑

郁久面黑

【出处】《本草纲目·卷16·女菀·发明》

【原文】《名医录》云:宋兴国时,有女任氏色美,聘进士王公辅,不遂意,郁久面色渐黑,母家求医。一道人用女真散,酒下二钱,一日二服。数日面貌微白,一月如故。恳求其方,则用黄丹、女菀二物等分尔。

【译文】《名医录》载:宋代太平兴国年间,有一姓任的女子姿色美貌,嫁给进士王公辅,不如其意,情怀抑郁,郁久面色逐渐变黑,母家求医治疗。一道士取女真散,用酒送服二钱,每日服两次。数日后面色稍微变白,一个月后恢复如初。恳求其方,即是用黄丹、女菀二味药物等份制成。

【解读】情怀抑郁,郁久则化火耗伤肝阴,阴不涵阳,致肝火上炎,熏灼面部肌肤,面部肌肤失于阴液的滋养而逐渐变黑。其治宜降肝火、滋肝阴、疏肝郁。黄丹,又名铅丹,味辛,性微寒,有毒,内服能坠痰镇惊、攻毒截疟;女菀味辛,性温,功能温肺下气、化痰止咳、利尿。可见,女真散并不具有疏肝解郁、滋阴降火之效。而案中云其服用有效,医理难明;又铅丹有毒,临床不要效仿。

十三、养生服食病案

（一）服 食 延 年

1. 煎露饮服

【出处】《本草纲目·卷5·露水·发明》

【原文】又郭宪《洞冥记》云：汉武帝时，有吉云国，出吉云草，食之不死。日照之，露皆五色。东方朔得玄、青、黄三露，各盛五合，以献于帝。赐群臣服之，病皆愈。朔曰：日初出处，露皆如饴。今人煎露如饴，久服不饥。

【译文】郭宪《洞冥记》记载：汉武帝时，有吉云国产吉云草，吃了后长生不老。太阳照在吉云草叶上的露珠上面，呈现五种颜色。东方朔得玄、青、黄三种颜色的露珠，各盛五合，呈献给汉武帝。汉武帝赐给群臣服用，所患之病皆愈。东方朔说：太阳刚刚升起的地方，露都像饴糖。现在的人采集露水煎煮至如饴糖状，经常服用，人不会感觉到饥饿。

【解读】陈藏器说："秋露繁时，以盘收取，煎如饴，令人延年不饥。"由此可见，露水有祛病疗疾、延年益寿之功。

2. 服食黄精

【出处】《本草纲目·卷12·黄精·发明》

【原文】慎微曰：徐铉《稽神录》云：临川士家一婢，逃入深山中，久之见野草枝叶可爱，取根食之，久久不饥。夜息大树下，闻草中动，以为虎攫，上树避之。及晓下地,其身歘(xū)然凌空而去,若飞鸟焉。数岁家人采薪见之,捕之不得,临绝壁下网围之,俄而腾上山顶。或云此婢安有仙骨,不过灵药服食尔。遂以酒饵置往来之路,果来,食讫,遂不能去,擒之,具述其故。指所食之草,即是黄精也。

【译文】北宋唐慎微说:徐铉《稽神录》记载:临川一士族家里有一婢女,逃入深山中,时间久后,腹中饥饿,看见野草的枝叶令人喜爱,便取根食用,经过很长时间也没有饥饿感。夜间于大树下休息,听见草中有动静,以为是老虎伺机攫取,便爬上树以躲避。第二日拂晓从树上下地,她的身体忽然凌空而去,如同飞鸟。几年后,家人砍柴时碰见她,捕之而不得,于是在靠近陡峭不能攀缘的山崖上设下绳网来围捕她,可是她顷刻之间飞腾到山顶。有人说这个婢女有仙骨,是因为服食了灵药。于是将酒食放在她经常经过的路旁,她果然来了,吃完酒食,身体不再轻健,便不能离去,抓住她后,她详细地叙述了其中的缘故。经她指认所食之草,即是黄精。

【解读】李时珍说:"黄精为服食要药,故《别录》列于草部之首,仙家以为芝草之类,以其得坤土之精粹,故谓之黄精。"五行与五色相配属,则"土"对应"黄",本品得土之精粹,故名之为黄精。

黄精性味甘平,功能补五劳七伤,助筋骨,耐寒暑,益脾胃,润心肺。久服轻身延年不饥。

黄精在古代养生家眼中,是一味神奇的延年益寿之品,史料中不乏记载。《神仙芝草经》记载:"黄精宽中益气,使五脏调良,肌肉充盛,骨髓坚强,其力增倍,多年不老,颜色鲜明,发白更黑,齿落更生。"西晋张华《博物志》云:"黄帝问天姥(mǔ)曰:'天地所生,岂有食之令人不死者乎?'天姥曰:'太阳之草,名曰黄精,饵而食之,可以长生;太阴之草,名曰钩吻,不可食,入口立死。'人信钩吻之杀人,不信黄精之益寿,不亦惑乎!"晋代葛洪《神仙传》亦载:"尹轨学道,常服黄精,年数百岁,后到太和山中。王烈常服黄精,年三百三十八岁,犹有少容,登山历险,步行如飞。"历史上的文人雅士也对黄精推崇有加,诗人杜甫曾经写下这样的诗句,"扫除白发黄精在,君看他时冰雪容";散曲家王磐有一首黄精诗,"神州黄精,济我穷氓,代粮辟谷,且使长生。胡不食之,羽化身轻,受兹饥馁,苦志劳形"。由此可见,不论是历代医家,还是文人雅士,都认为黄精有延年益寿之功,这已形成共识。文中述及婢女服食黄精后身轻若飞,是夸大之词。

3. 服食玉竹

【出处】《本草纲目·卷12·萎蕤·发明》

【原文】陈寿《魏志·樊阿传》云:青粘一名黄芝,一名地节。此即萎蕤,极似偏精。本功外,主聪明,调血气,令人强壮。和漆叶为散服,主五脏益精,去三虫,轻身不老,变白,润肌肤,暖腰脚,惟有热不可服。晋·嵇绍有胸中寒疾,每酒后苦唾,服之得愈。草似竹,取根花叶阴干用。昔华陀入山见仙人所服,以告樊阿,服之寿百岁也。

【译文】西晋陈寿《魏志·樊阿传》云:青粘,一名黄芝,又名地节。这就是萎蕤,很像偏精。除本来的功效之外,还能使人耳聪目明,调畅血气,令人强壮。和漆叶捣为散服用,能补益五脏之精,杀虫,使身体轻健,延年益寿,皮肤变白,润泽肌肤,使腰脚暖和,只是有热的人不能服用。晋代的嵇绍患有胸中寒疾,每次饮酒后口吐涎唾,服用此方而愈。草像竹,取根、花、叶阴干后用。以前华佗进入山中时看见仙人服食萎蕤,将这件事告诉了樊阿,樊阿服用后活到百岁。

【解读】玉竹味甘,性微寒,功能养阴润燥,生津止渴。李时珍说:"予每用治虚劳寒热痁疟及一切不足之证,用代参、芪,不寒不燥,大有殊功。"可见,玉竹兼有补虚之功,所以古人将其视为益寿延年之药。漆叶,为漆树科植物漆树的叶,性味辛温,微有小毒,功能杀虫、散瘀。古时体力劳动较重,卫生条件较差,寄生虫引发的疾病为数不少,日常经常服用此方,用玉竹补虚,漆叶杀虫,可收益寿延年之效。

4. 服食苍术

【出处】《本草纲目·卷12·术·苍术·发明》

【原文】葛洪《抱朴子·内篇》云:南阳文氏,汉末逃难壶山中,饥困欲死。有人教之食术,遂不饥。数十年乃还乡里,颜色更少,气力转胜。

【译文】东晋葛洪《抱朴子·内篇》载:南阳有一姓文的人,汉朝末年逃难到壶山中,饥饿困顿欲死。有人教他服食苍术,便不觉饥饿。数十年后返还乡里,面容气色看上去更为年轻,体力更胜从前。

【解读】苍术味甘而辛烈,性温而燥,功能燥湿健脾、祛风散寒。本品不宜长期服用,否则燥竭胃汁,对身体有害。

5. 服食仙茅

【出处】《本草纲目·卷12·仙茅·发明》

【原文】五代唐筠州刺史王颜著《续传信方》,因国书编录西域婆罗门僧服仙茅方,当时盛行。云五劳七伤,明目益筋力,宣而复补。云十斤乳石不及一斤仙茅,表其功力也。本西域道人所传。开元元年婆罗门僧进此药,明皇服之有效,当时禁方不传。天宝之乱,方书流散,上都僧不空三藏始得此方,传与司徒李勉、尚书路嗣供、给事齐杭、仆射张津封服之,皆得力。路公久服金石无效,得此药,其益百倍。齐给事守晋云曰少气力,风疹继作,服之遂愈。八九月采得,竹刀刮去黑皮,切如豆粒,米泔浸两宿,阴干捣筛,熟蜜丸梧子大,每旦空心酒饮任便下二十丸。忌铁器,禁食牛乳及黑牛肉,大减药力。

【译文】唐末五代时期,筠州刺史王颜撰著《续传信方》,因国书编录西域婆罗门僧服仙茅方,当时普遍流行。认为其能治疗五劳七伤,明目益筋力,宣而复补。说十斤钟乳石比不上一斤仙茅,这是在显示它的功效。此方原本是西域道人所传。开元元年婆罗门僧进献此药,唐玄宗服之有效,当时作为珍秘的药方不能外传。天宝年间发生安史之乱,方书流散,京城里的僧人不空三藏才得到此方,传给司徒李勉、尚书路嗣供、给事齐杭、仆射张建封服用,皆有效验。路嗣供久服金石之药无效,得服此药,其效百倍。齐给事守晋云说:气力虚少,风疹继作,服用此方,病乃痊愈。八九月时采取仙茅,用竹刀刮去黑皮,切如豆粒大小,淘米水浸泡两夜,阴干,捣细过筛,炼蜜为丸,如梧桐子大小,每日早晨空腹用酒或温水送下二十丸。忌铁器,禁食牛乳及黑牛肉,否则药力大减。

【解读】仙茅辛热燥烈,善补命门而兴阳道,是男女肾阳不足、命门火衰的常用药,功能培补肝肾,用治肝肾亏虚、须发早白、目昏目暗等症。对于唐代盛行服用仙茅以求养生延年之风,后人颇有异议。近代名医张山雷《本草正义·卷之一·草部·山草类上·仙茅》说:"世有妄谈温补,盛称仙灵脾、仙茅等物之功效者,皆惑于方士之谬说,如唐人喜服乳石、礜石,自戕生命之类,宜援左道惑众之例,诛之无赦可也。"仙茅为壮阳之药,有毒,史书记载因误服、滥服而致病、致死者甚多。凡药能治病,亦能伤人,壮阳之药也是如此。仙茅之类的壮阳之药,性多温燥,有毒,凡性欲亢奋,阴虚火旺之人,欲借此以恣情纵欲者,那真是自促寿命,祸不旋踵。

6. 服食热药

【出处】《本草纲目·卷12·仙茅·发明》

【原文】沈括《笔谈》云:夏文庄公禀赋异于人,但睡则身冷如逝者,既觉须令人温之,良久乃能动。常服仙茅、钟乳、硫黄,莫知纪极。观此则仙茅盖亦性热,补三焦命门之药也,惟阳弱精寒、禀赋素怯者宜之。若体壮相火炽盛者服之,反能动火。

【译文】北宋沈括《梦溪笔谈》记载:夏文庄禀赋异于常人,只要是睡卧则身冷如死人,睡醒后需要令人温暖他的肢体,很久才能动。经常服用仙茅、钟乳石、硫黄,没有限度。观此可知,仙茅也是性热,补三焦命门之药,只有阳弱精寒、禀赋素来怯弱者适宜服用。如果体质壮实、相火炽盛者服用,反能动火。

【解读】仙茅味辛,性热,有毒,善补命门之火而壮阳道;钟乳味甘,性温,功能温肺气、壮元阳、下乳汁,可用于治疗虚劳喘咳、寒嗽、阳痿、腰脚冷痹、乳汁不通等症;硫黄味酸,性温,有毒,乃纯阳之品,入肾大补命门之火而助元阳。此三种药皆为性热之品,功能补火助阳,虚寒体质的人可以服食,实热体质的人服用后反生祸患。

7. 服食乌附

【出处】《本草纲目·卷17·附子·发明》

【原文】时珍曰:乌附毒药,非危病不用,而补药中少加引导,其功甚捷。有人才服钱匕,即发燥不堪,而昔人补剂用为常药,岂古今运气不同耶？荆府都昌王，体瘦而冷，无他病。日以附子煎汤饮，兼嚼硫黄，如此数岁。蕲州卫张百户，平生服鹿茸、附子药，至八十余，康健倍常。宋张杲《医说》载，赵知府耽酒色，每日煎干姜熟附汤吞硫黄金液丹百粒，乃能健啖，否则倦弱不支，寿至九十。他人服一粒即为害。若此数人，皆其脏腑禀赋之偏，服之有益无害，不可以常理概论也。

【译文】李时珍说：乌头、附子之类的毒药，不是危重的疾病不要轻易使用，然而补药中少量加入以宣导气血，功效非常迅捷。有人仅仅服用钱匕（古代量取药末的器具，一钱匕为 1.5~1.8g），即发燥不能忍受，而过去的人在补益的方剂中作为常药使用，难道是古今的运气有所不同吗？荆府都昌王，身体瘦弱而畏冷，除此之外没有其他的疾病。每日用附子煎汤饮用，同时嚼服硫黄，如此数年。蕲州卫（卫，明代驻兵的地点）张百户，平生服用鹿茸、附子，到了八十多岁时，身体健康倍于常人。宋代张杲《医说》记载，赵知府嗜酒好色，每日煎干姜熟附汤，吞服硫黄金液丹百粒，才能饮食量大，否则倦怠乏力，不能支撑，最后活到了九十岁。其他的人服用硫黄金液丹一粒即对身体造成损害。像这样的几个人，都是脏腑禀赋有偏，服用后有益无害，不可以常理一概而论。

【解读】乌头、附子大辛大热，均为有毒之品。近代名医张山雷曾以身试之，云："予曾以天生之乌头、附子等分为末，试服二厘，至一小时，力轻浮微茫，如分剂再加，即至眩晕，因知此药先至脑部。"硫黄有毒，乃纯阳之品，入肾大补命门火而助元阳。荆府都昌王每日饮附子汤，嚼食硫黄，而身体无恙；鹿茸禀纯阳之性，具生发之气，能壮肾阳、益精血。张百户平生服用鹿茸、附子，年高寿长，且康健倍常。干姜辛热，能温阳守中，金液丹即由硫黄所制成，赵知府每日煎干姜熟附汤吞硫黄金液丹百粒，方能正常饮食。此三人服用大辛大热、补火助阳，兼有毒性之类的药物，不但对身体无害，反而有益，这说明他们的体质特异，不可与常人相提并论。若平常人服用此类药，必然会对身体造成损害。

8. 服补骨脂

【出处】《本草纲目·卷 14·补骨脂·发明》

【原文】颂曰:破故纸今人多以胡桃合服,此法出于唐郑相国。自叙云:予为南海节度,年七十有五。越地卑湿,伤于内外,众疾俱作,阳气衰绝,服乳石补药,百端不应。元和七年,有诃陵国舶主李摩诃,知予病状,遂传此方并药。予初疑而未服,摩诃稽首固请,遂服之。经七八日而觉应验。自尔常服,其功神效。十年二月。罢郡归京,录方传之。用破故纸十两,净择去皮,洗过曝,捣筛令细。胡桃瓤二十两,汤浸去皮,细研如泥,更以好蜜和,令如饴糖,瓷器盛之。旦日以暖酒二合,调药一匙服之,便以饭压。如不饮酒人,以暖热水调之,弥久则延年益气,悦心明目,补添筋骨。但禁芸薹(tái)、羊血,余无所忌。此物本自外番随海船而来,非中华所有。番人呼为补骨脂,语讹为破故纸也。王绍颜《续传信方》,载其事颇详,故录之。

【译文】苏颂说:补骨脂,现在的人多与胡桃一起服用,这种服法出自郑相国。在他的自叙中说:我做南海节度使时,已经七十五岁了。越地地势低下,气候潮湿,湿邪侵袭内外,多种疾病同时发作,阳气衰绝,服用钟乳石等补药,用尽一切办法也没有效果。唐宪宗元和七年,有来自诃陵国的船主,名叫李摩诃,知道我的病状,于是传授给我此方和药物。我开始心存怀疑,没有服用,李摩诃行跪拜礼坚持请我服用,于是我便服用。服经七八日而感觉有效。自此以后经常服用,功效如神。元和十年二月,解除职守,回来京城,记录下处方,广为宣传。用补骨脂十两,去皮择净,洗过晒干,捣末过筛令细。胡桃瓤二十两,水浸去皮,研细如泥,再用好的蜂蜜和匀,令如饴糖状,瓷器盛装。每日早上用温酒二合,调药一匙服用,然后吃饭,用饭压住。如果是不饮酒的人,用温热水调服。时间久了能延年益气,悦心明目,补添筋骨。只需要禁食芸薹、羊血,其他的没有禁忌。补骨脂本来是从外国随海船运来,非中国所有。外国人称为补骨脂,语音讹传为破故纸。王绍颜《续传信方》记载这件事非常详细,所以抄录下来。

【解读】补骨脂苦辛温燥,善壮肾阳,暖水脏,能使心包之火与命门之火相通,且兼有涩性,善补肾助阳,固精缩尿,能使元阳坚固,骨髓充实;胡桃属木,润燥养血,血属阴,恶燥,故油之润之。佐补骨脂,有木火相生之妙。两者伍用,能温补脾肾,先后天之阳得补,则生化有源,元阳得固,人自有延年之期。

9. 服万年草

【出处】《本草纲目·卷30·橘·青橘皮·附方》

【原文】法制青皮:常服安神调气,消食解酒益胃,不拘老人小儿。宋仁宗每食后咀数片,乃邢和璞真人所献,名万年草。刘跂改名延年草,仁宗以赐吕丞相。用青皮一斤浸去苦味,去瓤炼净,白盐花五两,炙甘草六两,舶茴香四两,甜水一斗煮之。不住搅,勿令著底。候水尽慢火焙干,勿令焦。去甘草、茴香,只取青皮密收用。王氏《易简方》。

【译文】法制青皮:经常服用能安神调气,消食解酒益胃,不拘老人小孩。宋仁宗每次饭后咀嚼数片,此方是邢和璞真人所献,名万年草。刘跂改名为延年草,宋仁宗将药方赐给了吕夷简丞相。取青皮一斤,用水浸去苦味,去瓤炼净,白盐花五两,炙甘草六两,舶茴香四两,甜水一斗,煎煮,不停搅拌,不要让药物聚于锅底。等水蒸发完后用慢火焙干,不要让药物焦糊。然后去掉甘草、茴香,只取青皮密封收用。(王硕《易简方》)

【解读】方中重用青皮,以之为君药。青皮辛行苦降温通,有消积化滞、和降胃气、行气止痛之功,兼能疏肝破气,故食积兼有肝气不疏者尤为适宜用之。炙甘草味甘,功能补脾益气;茴香味辛性温,功能理气和胃、散寒止痛;盐花味咸,可治食停上脘、胸腹胀痛。诸药合用,共奏消食、解酒、益胃之功。

10. 服食苍耳

【出处】《本草纲目·卷15·葈耳·发明》

【原文】按《苏沈良方》云:葈(xǐ)耳根、苗、叶、实,皆洗濯(zhuó)阴干,烧灰汤淋,取浓汁,泥连两灶炼之。灰汁耗,即旋取傍釜中热灰汤益之。一日夜不绝火,乃旋得霜,干瓷瓶收之。每日早晚酒服二钱,补暖去风驻颜,尤治皮肤风,令人肤革清净。每澡沐入少许尤佳。宜州学昌从谏,服此十余年,至七八十,红润轻健,皆此药力也。

【译文】据《苏沈良方》记载:苍耳的根、苗、叶、实,都洗干净后阴干,烧灰,用热水淋在上面,接取浓汁。用两灶两锅炼制药液,一锅盛灰汁,加热不使冷却;一锅炼灰汁,加热蒸发水分。锅中灰汁减少,马上取旁边锅中热灰汁补充。一昼夜不断火,最后析出霜,用干瓷瓶收贮。每日早晚用酒送服二钱,能补暖去风驻颜,尤其善治皮肤感受风邪所致的病症,令人皮肤清净。每次洗澡时放入少许尤佳。宜州学昌从谏,服此药十余年,到了七八十岁时,面色红润,身体轻健,都是此药的效力所致。

【解读】苍耳善于祛风,故能用于治疗皮肤感受风邪所致的病症。其补暖驻颜之效,方书少载,且全株有毒,不宜久服。

11. 服食地黄

【出处】《本草纲目·卷16·地黄·熟地黄·附方》

【原文】服食法:地黄根净洗,捣绞汁,煎令稠,入白蜜更煎,令可丸,丸如梧子大。每晨温酒送下三十丸,日三服。亦可以青州枣和丸。或别以干地黄末入膏,丸服亦可,百日面如桃花,三年身轻不老。《抱朴子》云:楚文子服地黄八年,夜视有光。《神仙方》。

【译文】服食法:将地黄根清洗干净,捣烂绞取汁,煎汁至稠,放入白蜜再煎,煎至可以制作成丸剂,制成药丸,如梧桐子大小。每日清晨用温酒送下三十丸,每日服三次。也可以用青州枣和丸。或另用干地黄末下入膏中,制成丸药服用亦可,服用百日后,面色红润如桃花,服用三年后,身体轻健,延年益寿。晋代葛洪《抱朴子》记载:楚文子服用地黄八年,夜晚视物有光。(《神仙方》)

【解读】生地黄苦寒泻热,入营血分,为清热、凉血、止血之要药;又具甘寒质润之性,能清热生津止渴。《本经逢原·卷二·隰草部·干地黄》:"干地黄,心紫通心,中黄入脾,皮黑归肾,味厚气薄,内专凉血滋阴,外润皮肤荣泽。病人虚而有热者宜加用之。"故血虚兼血分有热之人服用后,面色红润。然生地黄具有苦寒之性,平人久服,会伤脾胃阳气,而致大便溏泄等症。案中将生地黄绞汁与蜜久煎,能减弱苦寒之性,增加补益之功,故可常服。

12. 服何首乌

【出处】《本草纲目·卷18·何首乌·集解》

【原文】李翱（áo）乃著《何首乌传》云：何首乌者，顺州南河县人。祖名能嗣，父名延秀。能嗣本名田儿，生而阉弱，年五十八，无妻子，常慕道术，随师在山。一日醉卧山野，忽见有藤二株，相去三尺余，苗蔓相交，久而方解，解了又交。田儿惊讶其异，至旦遂掘其根归。问诸人，无识者。后有山老忽来。示之。答曰：子既无嗣，其藤乃异，此恐是神仙之药，何不服之？遂杵为末，空心酒服一钱。七日而思人道，数月似强健，因此常服，又加至二钱。经年旧疾皆痊，发乌容少。十年之内，即生数男，乃改名能嗣。又与其子延秀服，皆寿百六十岁。延秀生首乌。首乌服药，亦生数子，年百三十岁，发犹黑。有李安期者，与首乌乡里亲善，窃得方服，其寿亦长，遂叙其事传之云。

【译文】李翱著述的《何首乌传》中说：何首乌，是顺州南河县人。祖父名何能嗣，父亲名何延秀。何能嗣本名叫作田儿，天生阳道痿弱，到了五十八岁，还没有娶妻生子，常仰慕道家的修行之术，随师父居住在山里。一日饮酒，醉卧于山野中，忽然看见有两株藤蔓，相距三尺多远，藤蔓相互交缠在一起，很久才解开，解开后又交缠在一起。田儿对这种异象感到很惊讶，等到第二日早晨便将藤蔓的根挖掘起来带回。询问众人，没有认识此物的。后来山中有一位老人忽然来到，田儿让他来辨认，他说：你既然没有子嗣，这种藤又这么奇异，这恐怕是神仙之药，你何不服食呢？于是田儿将藤蔓的根捣为细末，空腹用酒送服一钱。七日后思男女交合，数月后身体强健，因此经常服用，又加大剂量至二钱。一年后旧病皆愈，头发乌黑，容貌年轻。十年之内，即生下数个儿子，于是改名为何能嗣。又给他的儿子何延秀服用，都活了一百六十岁。何延秀生何首乌。何首乌服此药，也生下数个儿子，到了一百三十岁，头发还是乌黑的。有一个叫李安期的人，与何首乌是同乡，彼此亲近友善，窃得其方服用后，他的寿命也很长。于是叙述这件事以流传。

【解读】何首乌为蓼科植物何首乌的块根。秋后茎叶枯萎时或次年未萌芽前采挖其块根，削去两端，洗净，切片，晒干或微烘，称为生首乌；用黑豆煮汁拌蒸，晒干后变为黑色，称为制首乌。生首乌有截疟、解毒、通便之效；制首乌功善补肝肾、益精血、乌须发，可用于治疗精血亏虚、须发早白、腰膝酸软等症。故文中所服之首乌当为制首乌。制首乌的延年益寿之功，历代医家多有论述，《日华子本草》言其"久服令人有子"，《开宝本草》说它"久服长筋骨，益精髓，延年不老"。可见，历代医家对于制首乌的延年益寿之功的观点是一致的，但需要久服常服。另外，大便溏泄及湿痰较重者不宜服用。

13. 服食菖蒲

【出处】《本草纲目·卷19·菖蒲·附方》

【原文】健忘益智：七月七日，取菖蒲为末，酒服方寸匕，饮酒不醉，好事者服而验之。久服聪明。忌铁器。《千金方》。

【译文】治疗健忘，提高智力：在七月七日这一日，取菖蒲研为细末，用酒送服方寸匕，能使人饮酒不醉，爱多事的人为验证其疗效，服用后果有效验。久服聪耳明目。忌接触铁器。（《千金方》）

【解读】饮酒过多，集聚于胃，形成湿浊，阻碍脾胃运化，气机上逆则呕吐，湿浊蒙窍则神昏。石菖蒲辛温芳香，善化湿浊、醒脾胃、行气滞、消胀满，故能使饮酒不醉。《素问·灵兰秘典论》："心者，君主之官也，神明出焉。"石菖蒲入心经，开心窍、益心智、安心神、聪耳明目，故能治疗健忘，提高智力。具有补益心肾、益智安神的孔圣枕中丹即用到了石菖蒲。

14. 服食柏叶

【出处】《本草纲目·卷34·柏·发明》

【原文】时珍曰：柏性后凋而耐久，禀坚凝之质，乃多寿之木，所以可入服食。道家以之点汤常饮，元旦以之浸酒辟邪，皆有取于此。麝食之而体香，毛女食之而体轻，亦其证验矣。毛女者，秦王宫人。关东贼至，惊走入山，饥无所食。有一老公教吃松柏叶，初时苦涩，久乃相宜，遂不复饥，冬不寒，夏不热。至汉成帝时，猎者于终南山见一人，无衣服，身生黑毛，跳坑越涧如飞，乃密围获之，去秦时二百余载矣。事出葛洪《抱朴子》书中。

【译文】李时珍说：侧柏叶的本性，晚于其他草木凋落，并且能存在很长时间，禀受牢固的质地，是寿命比较长的树木，所以可用来服食，以求长生。道家用它点汤常饮,元旦时用它浸酒辟邪,都是取义于此。麝食用侧柏叶后身体发出香味,毛女食用侧柏叶后身体轻健,也可以证明它的效验。毛女,是秦朝时皇宫里面的宫女。函谷关以东的贼寇攻进皇宫,宫女受惊后奔跑进入山中,腹中饥饿,没有可以吃的东西。有一个老人教她吃松柏叶,开始吃时觉得味道苦涩,时间久了觉得味道可口,并且不再感到饥饿,冬不畏寒,夏不怕热。到了汉成帝时,打猎的人在终南山看见一人,没有穿衣服,身上生有黑毛,跳过坑洼,越过水沟,像飞一样快,于是秘密地围捕她,抓获她后询问,方知距离秦朝已经两百多年了。这则故事出自葛洪《抱朴子》书中。

【解读】侧柏叶苦涩性寒,功能凉血止血、化痰止咳、生发乌发。《名医别录》认为侧柏叶:"轻身益气,令人耐寒暑,去湿痹,生肌。"其功效与案中所描述的毛女服食侧柏叶后的变化一致,但难免有夸大之嫌。清代黄宫绣《本草求真·卷五·凉血·侧柏叶》的观点完全相反,认为:"服此大能伐胃。虽有止血凉血之功,而气味与血分无情,不过仗金气以制木,借炒黑以止血耳。《别录》称为补益,似属未是。但涂汤火伤损,生肌杀虫,炙罨冻疮,汁染须发最佳。"考侧柏叶味苦性寒,能克伐脾胃之气,不可久服,故黄宫绣的观点较为中肯。

15. 服食楮实

【出处】《本草纲目·卷36·楮·发明》

【原文】颂曰:仙方单服,其实正赤时,收子阴干,筛末,水服二钱匕,益久乃佳。抱朴子云:楮木实赤者服之,老者成少。令人彻视见鬼神。道士梁须年七十,服之更少壮,到百四十岁,能行及走马。

【译文】苏颂说:长生不老的药方中用它单独服用,楮实子呈大红色时,采收阴干,筛去药末,用水送服二钱匕,服用时间越久,效果越好。葛洪说:服用红色的楮实子,可返老还童,能使人透视,看见鬼神。道士梁须七十岁,服食后人显得更加年轻,身体更加强壮,活到一百四十岁时,行走的速度比得上奔跑的马。

【解读】楮实子甘寒养阴,善补肝肾之阴。《日华子本草》言其"壮筋骨、助阳气、补虚劳、助腰膝",《本草汇言》言其"健脾养肾,补虚劳,明目"。本品具有补益之效,故能延年益寿,然毕竟性寒,不可久服。

16. 服食乳汁

【出处】《本草纲目·卷52·乳汁·发明》

【原文】《南史》载宋·何尚之积年劳病,饮妇人乳而瘥。又言:穰(ráng)城老人年二百四十岁,惟饮曾孙妇乳也。按白飞霞《医通》云:服人乳,大能益心气,补脑髓,止消渴,治风火证,养老尤宜。

【译文】《南史》记载:南北朝时期刘宋大臣何尚之患痨病多年,喝妇人的乳汁而病愈。又说:穰城有一老人年至二百四十岁,只饮用曾孙妻子的乳汁。据白飞霞《韩氏医通》记载:饮服人的乳汁,大能益心气,补脑髓,止消渴,治疗风火证,奉养老人尤为适宜。

【解读】乳汁,味甘、咸,性平,功能益气补血、填精充液、壮脾养胃、聪耳明目,故服乳可治疗各种虚损病证。

17. 服交感丹

【出处】《本草纲目·卷14·莎草、香附子·附方》

【原文】交感丹:凡人中年精耗神衰,盖由心血少,火不下降;肾气惫,水不上升,致心肾隔绝,营卫不和。上则多惊,中则塞痞,饮食不下,下则虚冷遗精。愚医徒知峻补下田,非惟不能生水滋阴,而反见衰悴。但服此方半年,屏去一切暖药,绝嗜欲,然后习秘固泝流之术,其效不可殚述。俞通奉年五十一,遇铁瓮城申先生授此,服之老犹如少,年至八十五乃终也。因普示群生,同登寿域。香附子一斤,新水浸一宿,石上擦去毛,炒黄,茯神去皮木,四两,为末,炼蜜丸弹子大。每服一丸,侵早细嚼,以降气汤下。降气汤用香附子如上法半两,茯神二两,炙甘草一两半,为末。点沸汤服前药。萨谦斋《瑞竹堂经验方》。

【译文】交感丹:凡是人到中年,精耗神衰,是由心血虚少,火不下降;肾气衰惫,水不上升,致心肾隔绝,营卫不和。上则多惊,中则痞塞、饮食不下,下则虚冷遗精。愚笨的医生只知道峻补下焦,非但不能生水滋阴,反而日见衰弱憔悴。只需要服用此方半年,摒去一切性温之药,杜绝嗜欲,然后练习秘固沶流之术,其功效不可尽述。俞通奉,五十一岁,遇到铁瓮城申先生传授此方,服用后,到了老年犹如少年模样,寿至八十五岁而终。因此将处方公布给大众,使得人人能尽享天年。香附子一斤,用才打来的水浸泡一夜,于石上擦去毛,炒黄,茯神去皮木,四两,研为细末,炼蜜为丸,如弹子大小。每次服一丸,清早细嚼,用降气汤送下。降气汤:用香附子如上法半两,茯神二两,炙甘草一两半,研为细末。用沸腾后的水点服前药。(萨谦斋《瑞竹堂经验方》)

【解读】心肾不交,肾水不能上济心火则多惊,心火不能下暖肾水则遗精,影响气机运行,形成气滞则脘腹痞满、饮食不下。李时珍说:"盖妇人以血用事,气行则无疾。老人精枯血闭,惟气是资。小儿气日充,则形乃日固。大凡病则气滞而馁,故香附于气分为君药,世所罕知。臣以参、芪,佐以甘草,治虚怯甚速也。"此方着眼于气机运行,香附除了善于疏肝解郁之外,还能理气调中,故用香附疏通气机;茯神宁心安神,使心火下潜于肾水,则肾水自能上济于心火。此方药味看似平淡,而制方之理严谨高深。

18. 服地仙丹

【出处】《本草纲目·卷36·枸杞、地骨皮·发明》

【原文】兵部尚书刘松石,讳天和,麻城人。所集《保寿堂方》载地仙丹云:昔有异人赤脚张,传此方于猗氏县一老人,服之寿百余,行走如飞,发白反黑,齿落更生,阳事强健。此药性平,常服能除邪热,明目轻身。春采枸杞叶,名天精草;夏采花,名长生草;秋采子,名枸杞子;冬采根,名地骨皮。并阴干,用无灰酒浸一夜,晒露四十九昼夜,取日精月华气,待干为末,炼蜜丸如弹子大。每早晚各用一丸细嚼,以隔夜百沸汤下。此药采无刺味甜者,其有刺者服之无益。

【译文】兵部尚书刘松石,名讳天和,麻城人。他所集录的《保寿堂方》一书,记载有地仙丹,说:以前有奇人赤脚张,将此方传给猗氏县的一位老人,老人服后,活了一百多岁,走路快得像飞一样,头发由白变黑,掉落的牙齿又重新长出,性功能强健有力。这种药药效平和,经常服用能祛除邪热,明目轻身。春天采枸杞叶,名为天精草;夏天采花,名为长生草;秋天采子,名为枸杞子;冬天采根,名为地骨皮。将采取的叶、花、子、根都阴干,用无灰酒浸泡一夜,日晒夜露经过四十九日,吸取日月之精华,待干后研为细末,炼蜜为丸,如弹子大小。每日早晚各服用一丸,慢慢嚼服,用隔夜的百沸汤送服。此药要从枝干无刺、枸杞味甜的枝条上采取,如果枝条有刺,则服之无益。

【解读】枸杞味甘性平,能滋肝肾之阴,为平补肾精肝血之品,长期服用,具有延年益寿的功效。其延年益寿之功,为历代医家所称道,其传说也散见于本草典籍中。宋代医书《太平圣惠方·九十四卷·神仙服胡麻法》记载:有一人到西河为使,路逢一女子,年近十五六岁,打一年近八九十岁的老翁。使者见此情景,感到非常奇怪,问女子:"此老人是何人?"女子说:"他是我的曾孙,打他有什么奇怪的呢?此有良药不肯服食,致使年老不能行步,所以决罚。"使者于是问女子:"你今年多大年纪了?"女子说:"三百七十二岁。"使者又问:"服食的药有哪几种,可以告诉我吗?"女子说:"药只有一种,但是有五个名字。"使者说:"是哪五个名字?"女子说:"春名天精,夏名枸杞,秋名地骨,冬名仙人杖,也叫西王母杖。以四时采取服食,令人与天地齐寿。"使者说:"四时如何采取?"女子说:"……依次采治服之,二百日内,身体光泽,皮肤酥润;三百日慢步行走也像马一样快,老者复少,久服延年,可为真人。"不言而喻,此则故事应用了夸张的手法。令人与天地齐寿,女子活到三百七十二岁,还像十六七岁的少女,这是绝对不可能的事。但从另一方面也说明了枸杞子具有强身健体、延缓衰老的作用。

枸杞能助阳,但力量不强,如坚持服用,可增强性功能。《本草纲目·卷36·枸杞》云:"俗谚云:去家千里,勿食萝摩、枸杞。此言二物补益精气,强盛阴道也。"意思是说男人出门在外,不要吃萝摩、枸杞,吃了很容易激发性欲而拈花惹草。故文中云老人服食枸杞,寿至百余岁犹阳事强健。

19. 服食丸药

【出处】《本草纲目·卷 14·补骨脂·附方》

【原文】定心补肾,养血返精丸:破故纸炒二两,白茯苓一两,为末。没药五钱,以无灰酒浸高一指,煮化和末,丸梧子大。每服三十丸,白汤下。昔有人服此,至老不衰。盖故纸补肾,茯苓补心,没药养血,三者既壮,自然身安。《朱氏集验方》。

【译文】定心补肾,养血返精丸:补骨脂(炒)二两,白茯苓一两,研为细末,没药五钱,用无灰酒浸泡,液面高出药物一指,煎煮至没药溶化,与药末拌匀,制成药丸,如梧桐子大小。每次服用三十丸,白开水送下。过去有人服用此方,到了老年也不见衰老。这是因为补骨脂补肾,茯苓补心,没药养血,三者既壮,身体自然安康。(《朱氏集验方》)

【解读】《本草经疏·卷九·草部中品之下·补骨脂》言补骨脂:"能暖水脏,阴中生阳,壮火益土之要药也。"补骨脂能补脾肾之阳,使生化有源,肾精得固;心者主火,肾者主水,心火妄动则灼伤肾水,茯苓能宁心安神使火不妄动;没药辛散走窜,味苦通泄,既入血分,又入气分,内能宣通脏腑气血,外能透达经络。三药伍用,补骨脂温补脾肾,茯苓宁心安神,没药行气活血,气血充足,则身体自然安康。

20. 服豨莶丸

【出处】《本草纲目·卷15·豨莶·发明》

【原文】按江陵府节度使成讷(nè)《进豨莶丸方表》略云:臣有弟䜣(yán),年二十一中风,伏枕五年,百医不瘥。有道人钟针因睹此患,曰:可饵豨莶丸必愈。其草多生沃壤,高三尺许,节叶相对。当夏五月以来收之,每去地五寸剪刈,以温水洗去泥土,摘叶及枝头。凡九蒸九暴,不必太燥,但以取足为度。仍熬捣为末,炼蜜丸如梧子大,空心温酒或米饮下二三十丸。服至二千丸,所患忽加,不得忧虑,是药攻之力;服至四千丸,必得复。至五千丸,当复丁壮。臣依法修合,令䜣服之,果如其言。服后须吃饭三五匙压之。五月五日采者佳。

又知益州张咏《进豨莶丸表》略云:切以餐石饮水,可作充肠之馔;饵松含柏,亦成救病之功。是以疗饥者不在于羞珍,愈病者何烦于异术?倘获济时之药,辄陈鄙物之形。不耻管窥,辄干天听。臣因换龙兴观,掘得一碑,内说修养气术,并药方二件。依方差人访问采觅,其草颇有异,金棱银线,素茎紫荄,对节而生。蜀号火枕,茎叶颇同苍耳。不费登高历险,每常求少获多。急采非难,广收甚易。倘勤久服,旋见神功。谁知至贱之中,乃有殊常之效。臣自吃至百服,眼目清明;即至千服,髭须乌黑,筋力轻健,效验多端。臣本州有都押衙罗守一,曾因中风坠马,失音不语。臣与十服,其病立瘥。又和尚智严,年七十,忽患偏风,口眼喎斜,时时吐涎。臣与十服,亦便得痊。

【译文】江陵府节度使成讷《进豨莶丸方表》大致上说:我有一个弟弟,名叫成讱,二十一岁时中风,卧床五年,用尽各种办法治疗没有效果。有一个名叫钟针的道士看见成讱的病状后,说:可服食豨莶丸,必定痊愈。这种草多生长在肥沃的土壤里,高三尺左右,枝节与叶相对。当在夏天五月时采收,离地五寸割取,用温水洗去泥土,摘去叶及枝头。共九蒸九晒,不必太燥,以足够使用为度。再炒干捣为细末,炼蜜为丸,如梧桐子大小,空腹温酒或米汤送下二三十丸。服至两千丸时,所患病证的症状忽然加重,不要忧虑,这是药攻之力;服至四千丸时,必得康复。至五千丸,当恢复健壮。我依照方法采集、加工、配制,令成讱服用,后来果如其言。服丸药后须吃三五匙饭压住。以五月五日采收者为佳。

又有益州知府张咏《进豨莶丸表》说:我认为服石饮水,可以作为充饥的饮食;服食松柏,也有治病的功效。因此充饥不在于珍馐美味,治病又何须奇异的方法?如果得到济世之药,即使药物粗鄙,也立即陈述它的外形。不耻于目光短浅、见闻不广,立即向陛下报告我的见闻。我因翻修龙兴观,挖掘得到一块碑,上面刻有呼吸吐纳的方法和两个药方。按照药方的记载派人四处访问,采得药草。这种草与众不同,金色棱角,银色线条,茎呈白色,根为紫色,对节而生。蜀地称它为火枕,茎叶同苍耳很相似。不需登高历险,每次只求少量却得到很多。急需时采取不难,大量采收也很容易。如果勤久服用,则可见特效。谁知道至贱之物,能有这么好的功效。我自己吃了一百服后,便眼睛清亮,视物清晰。食用至一千服时,胡须变得乌黑发亮,肢体轻健有力,效验很多。我所在的州郡有一都押衙名罗守一,曾因中风后从马上摔下来,不能说话。我给他服了十服后,他的病马上就好了。

又有智严和尚,七十岁,忽然患了偏风,口眼㖞斜,时时吐涎。我给他服了十服后,也得痊愈。

【解读】豨莶草能祛风湿,通经络,利关节。生用性寒,熟则性温。用酒蒸制后转为甘温,祛风除湿之中寓有补益肝肾之功,故可用于治疗中风半身不遂、风湿四肢麻痹、筋骨疼痛等证。但此药单用作用缓慢,需要久服方能见效。

21. 服首乌丸

【出处】《本草纲目·卷18·何首乌·发明》

【原文】嘉靖初,邵应节真人,以七宝美髯丹方上进。世宗肃皇帝服饵有效,连生皇嗣。于是何首乌之方,天下大行矣。宋怀州知州李治,与一武臣同官。怪其年七十余而轻健,面如渥丹,能饮食。叩其术,则服何首乌丸也。乃传其方。后治得病,盛暑中半体无汗,已二年,窃自忧之。造丸服至年余,汗遂浃体。其活血治风之功,大有补益。其方用赤白何首乌各半斤,米泔浸三夜,竹刀刮去皮,切焙,石臼为末,炼蜜丸梧子大。每空心温酒下五十丸。亦可末服。

【译文】明代嘉靖初年,邵应节真人,以七宝美髯丹方上贡进献。嘉靖皇帝服用有效,连续生了几个儿子。于是何首乌之方,天下广泛流行。宋代怀州的知州李治,与一武将同时为官。武将七十多岁,而身轻体健,面色红润,能饮能食,李治感到很奇怪,叩问保养之术,则是服用何首乌丸。于是武将将方药传授给他。后来李治得病,盛暑时半边身体没有汗,已经两年,私下里很是忧虑。制作何首乌丸服至一年有余,汗出遍体。何首乌丸活血治风之功,大有补益。其方取赤何首乌、白何首乌各半斤,用淘米水浸泡三夜,竹刀刮去皮,切片焙干,于石臼内捣为末,炼蜜为丸,如梧桐子大小。每次空腹用温酒送下五十丸。也可研为细末服用。

【解读】七宝美髯丹:由赤何首、白何首、赤茯苓、白茯苓、牛膝、当归、枸杞子、菟丝子、补骨脂组成,具有补益肝肾、乌发壮骨之功,主治肝肾不足所致的须发早白、脱发、齿牙动摇、腰膝酸软、梦遗滑精、肾虚不育等症。本方因嘉靖皇帝服用有效,故天下流行。

李治盛暑时半身无汗,常有偏枯之虑。《素问·生气通天论》云:"汗出偏沮,使人偏枯。"马莳注解说:"或左或右,一偏阻塞而无汗,则无汗之半体,他日必有偏枯之患。"本病多由气血不能畅流周身所致。何首乌功能活血治风,兼有补益之功,坚持服用,使全身气血通畅,则自然遍体汗出。

22. 服大造丸

【出处】《本草纲目·卷52·人胞·附方》

【原文】大造丸:世医用阳药滋补,非徒无益,为害不小。盖邪火只能动欲,不能生物。龟板、黄檗,补阳补阴,为河车之佐;加以杜仲补肾强腰,牛膝益精壮骨;四味通为足少阴药,古方加陈皮,名补肾丸也。生地黄凉血滋阴,得茯苓、砂仁同黄檗则走少阴,白飞霞以此四味为天一生水丸也。天、麦门冬能保肺气,不令火炎,使肺气下行生水。然其性有降无升,得人参则鼓动元气,有升有降,故同地黄为固本丸也。又麦门冬、人参、五味子三味,名生脉散,皆为肺经药。此方配合之意,大抵以金水二脏为生化之原,加河车以成大造之功故也。一人病弱,阳事大痿,服此二料,体貌顿异,连生四子。一妇年六十已衰惫,服此寿至九十犹强健。一人病后不能作声,服此气壮声出。一人病痿,足不任地者半年,服此后能远行。《诸证辨疑》。

【译文】大造丸:世间之医,用助阳的药滋补,不但没有益处,反而为害不小。大概是邪火只能引动人的欲望,不能滋生有形之物。龟板、黄柏,补阳补阴,为河车之佐助;加以杜仲补肾强腰,牛膝益精壮骨;此四味都为足少阴肾经之药,古方加陈皮,名为补肾丸。生地黄凉血滋阴,得茯苓、砂仁同黄柏则入足少阴肾经,韩懋用此四味药合成一方,名为天一生水丸。天冬、麦冬能滋阴润燥,清肺降火,可不使火热上炎,使肺气下行而生水。然而其性有降无升,得人参则鼓动元气,有升有降,所以同地黄合为一方,名为固本丸。又麦冬、人参、五味子三味药,名生脉散,都是肺经之药。此方药物配伍的含义,大概是金水二脏为生化之源,加河车以成大造之功的缘故。一人身体虚弱,阳痿不举,服此药两剂,形体面貌发生很大改变,连续生了四个儿子。一妇人六十岁时,身体已经衰弱疲惫,服用此方活到九十岁还身强体健。一人生病后不能发出声音,服用此方后气壮声出。一人患痿病,不能下床走路已经半年,服用此方后能行走远路。(《诸证辨疑》)

【解读】紫河车本血气所生,大补气血为君;龟板得阴气最全,黄柏禀阴气最厚,滋阴补水为臣。杜仲润肾补腰,牛膝强筋壮骨,生地黄养阴退热,制以茯苓、砂仁,入少阴而益肾精;天冬、麦冬将火清金,合之人参、五味子,能生脉而补肺气。大要以金水为生化之源,合补之以成大造之功也。

23. 苏合香丸

【出处】《本草纲目·卷34·苏合香·发明》

【原文】时珍曰:苏合香气窜,能通诸窍脏腑,故其功能辟一切不正之气。按沈括《笔谈》云:太尉王文正公气羸多病。宋真宗面赐药酒一瓶,令空腹饮之,可以和气血,辟外邪。公饮之,大觉安健。次日称谢。上曰:此苏合香酒也。每酒一斗,入苏合香丸一两同煮。极能调和五脏,却腹中诸疾。每冒寒夙兴,则宜饮一杯。自此臣庶之家皆仿为之,此方盛行于时。其方本出唐玄宗开元《广济方》,谓之白术丸。后人亦编入《千金》《外台》,治疾有殊效。

【译文】李时珍说:苏合香辛香走窜,能温通诸窍脏腑,所以具有辟除一切不正之气的功效。据沈括《梦溪笔谈》记载:太尉(古代官名)王曾体质虚弱,平素多病。宋真宗当面赐给王曾一瓶药酒,让他空腹饮用,说可以调和气血,辟除外来邪气。王曾饮用后,感觉身体非常舒适。第二日,王曾向宋真宗道谢。宋真宗说:这是苏合香酒。每取酒一斗,放入苏合香丸一两同煮。极能调和五脏,除却腹中各种疾病。每次早起触冒寒邪,则适宜饮服一杯。自此以后,上至大臣,下至百姓,都模仿而制作此酒,故此方盛行于当时。这个药方原本出自唐玄宗开元年间编纂的《广济方》,称为白术丸。后人也将此方编入《千金方》《外台秘要》,治病有特殊的疗效。

【解读】苏合香丸由苏合香、安息香、白术、香附、青木香、白檀香、沉香、丁香、麝香、荜茇、诃子、朱砂、犀角(水牛角代)、龙脑、熏陆香组成。

　　王子接《绛雪园古方选注·中卷·内科丸方·苏合香丸》云:"苏合香能通十二经络、三百六十五窍,故君之以名其方,与安息香相须,能内通脏腑。

龙脑辛散轻浮,走窜经络,与麝香相须,能内入骨髓。犀角入心,沉香入肾,木香入脾,香附入肝,薰陆香入肺,复以丁香入胃者,以胃亦为一脏也。用白术健脾者,欲令诸香留顿于脾,使脾转输于各脏也。诸脏皆用辛香阳药以通之,独心经用朱砂寒以通之者,以心为火脏,不受辛热散气之品,当反佐之,以治其寒阻关窍,乃寒因寒用也。"

　　本方以芳香开窍为主,配伍行气解郁、辟秽化浊、温中止痛之品,故触冒寒邪者适宜服用。本方因皇帝赐给大臣服用有效而流行当世,但不是人人俱可服用之方。方中药物辛香走窜,有损胎气,孕妇慎用,脱证、热闭证均忌用。

24. 服食散药

【出处】《本草纲目·卷35·漆·漆叶·发明》

【原文】《华佗传》载:彭城樊阿,少师事佗。佗授以漆叶青粘散方,云服之去三虫,利五脏,轻身益气,使人头不白。阿从其言,年五百余岁。漆叶所在有之。青粘生丰沛、彭城及朝歌。一名地节,一名黄芝。主理五脏,益精气。本出于迷人入山,见仙人服之,以告佗。佗以为佳,语阿。阿秘之。近者人见阿之寿而气力强盛,问之。因醉误说,人服多验。后无复有人识青粘,或云即黄精之正叶者也。时珍曰:按葛洪《抱朴子》云:漆叶、青粘,凡薮之草也。樊阿服之,得寿二百岁,而耳目聪明,犹能持针治病。此近代之实事,良史所记注者也。洪说犹近于理,前言阿年五百岁者,误也。或云青粘即葳蕤。

【译文】《华佗传》记载:彭城人樊阿,年少时拜华佗为师。华佗传授给他一药方,名漆叶青粘散,说服用后可以驱除人体内的寄生虫,对五脏有益,能轻身益气,使人头发不白。樊阿听从华佗的教导,坚持服用漆叶青粘散,活了五百多岁。漆叶到处都有。青粘生长在丰沛、彭城和朝歌,又名地节、黄芝,能疏理五脏,补益精气。本方源自有人在山中迷路,看见仙人服食,便告诉了华佗。华佗认为此方很好,告诉了樊阿。樊阿将药方秘藏起来,不让大家知道。与樊阿相亲近的人看见樊阿高寿且精力旺盛,向他询问,樊阿因喝醉了酒而误说出了药方,人们服用后大多有效。后来不再有人认识青粘,有的人说青粘就是黄精的正叶。李时珍说:据葛洪《抱朴子》记载:漆叶、青粘,是平凡常见的药草。樊阿服食,寿至二百岁,且耳聪目明,还能拿着针来治病。这是近代实有的事,优秀的史官所记录的史实。葛洪的说法较为合理,前面说樊阿活了五百岁,是错误的。有人说青粘就是玉竹。

【解读】漆叶青粘散由漆树叶、青粘组成。青粘,一种认为是黄精,另一种认为是玉竹。漆树叶具有活血解毒、杀虫敛疮的功效,并不具备补益之功;黄精味甘性平,功能补气健脾、润肺益肾,可以延缓衰老、延长寿命;玉竹味甘,性微寒,功能养阴润燥、生津止渴,然体质虚寒者不宜长期服用。由此观之,方中仅黄精可以长期服用,故此方的延年益寿之效尚需斟酌。

(二)服食中毒

1. 朱砂中毒

【出处】《本草纲目·卷9·丹砂·发明》

【原文】朱砂镇养心神,但宜生使。若炼服,少有不作疾者。一医疾,服伏火者数粒,一旦大热,数夕而毙。沈存中云:表兄李胜炼朱砂为丹,岁余,沐浴再入鼎,误遗一块。其徒丸服之,遂发懵冒,一夕而毙。夫生朱砂,初生小儿便可服;因火力所变,遂能杀人,不可不谨。

【译文】朱砂功能镇养心神,但应该用生的。如果炼后服用,很少有不生病的。有一医生患病,服用经炼制后的朱砂数粒,一日之内,身体即发大热,数天后死亡。沈括说:我的表兄李胜炼制朱砂为丹药,年末时,沐浴后再将朱砂放入鼎中,不小心漏掉了一块。他的徒弟拾得后做成丸药服用,便昏迷不省人事,当晚就死了。生的朱砂,即便是初生小儿也可服用。朱砂经加热炼制后变为毒性物质,服用后能致人死亡,不可不谨慎。

【解读】朱砂的主要成分是硫化汞,经加热炼制后可析出汞及其他有毒物质。汞与人体蛋白质中巯基有特别的亲和力,高浓度时,可抑制多种酶的活性,使代谢发生障碍,直接损害中枢神经系统。急性中毒的症状表现为尿少或尿闭、浮肿,甚至昏迷抽搐或因肾衰竭而死亡。慢性中毒的症状表现为口中有金属味、流涎增多、口腔溃疡、牙龈肿痛、恶心呕吐、腹痛腹泻等。现在基本不再服食丹药,像医案中的急性中毒不再存在,但中药中的朱远志、朱茯神、朱生地、朱麦冬等使用时还需注意,一是不宜长期大剂量口服,以免引起蓄积中毒;二是入煎剂时,因朱砂不溶于水而沉附于煎器底部,经长时间受热发生化学反应,可析出汞及其他有毒物质,增加毒性。所以必须控制剂量,中病即止。

2. 水银中毒

【出处】《本草纲目·卷9·水银·发明》

【原文】水银入药,虽各有法,极须审谨,有毒故也。妇人多服绝娠。今有水银烧成丹砂,医人不晓误用,不可不谨。唐·韩愈云:太学士李干遇方士柳泌,能烧水银为不死药,以铅满一鼎,按中为空,实以水银,盖封四际,烧为丹砂。服之下血,四年病益急,乃死。余不知服食说自何世起,杀人不可计,而世慕尚之益至,此其惑也。在文书所记、耳闻者不说。今直取目见,亲与之游,而以药败者六七公,以为世诫。工部尚书归登,自说服水银得病,有若烧铁杖自颠贯其下,摧而为火,射窍节以出,狂痛呼号泣绝,其裀席得水银,发且止,唾血十数年以毙。殿中御史李虚中,疽发其背死。刑部尚书李逊谓余曰:我为药误。遂死。刑部侍郎李建,一旦无病死。工部尚书孟简,邀我于万州,屏人曰:我得秘药,不可独不死,今遗子一器,可用枣肉为丸服之。别一年而病。后有人至,讯之,曰:前所服药误,方且下之,下则平矣。病二岁卒。东川节度御史大夫卢坦,溺血,肉痛不可忍,乞死。金吾将军李道古,以柳泌得罪,食泌药,五十死海上。此皆可为戒者也。

【译文】水银作为药物使用,虽然各有方法,但是需要非常谨慎,因为它有毒。妇女多服可致绝育。现在有将水银烧炼成的丹砂,医生不知晓而误用,不可不谨慎。唐代韩愈说:太学士李干碰到方士柳泌,柳泌说他能烧炼水银成为不死药。取一鼎,鼎中盛满铅,中间掏空,用水银填实,上面盖上盖子,周边密封严实,烧制成为丹砂。李干服食后大便下血,四年后病重而死。我不知道服食丹砂的说法起于何世,服食丹砂而死的人不可计数,而举世向往尊崇之风更甚，这真使人感到困惑。书中所记、亲耳听闻的就不说了，现在直接选取亲眼所见、亲自交往而服食丹砂致死的六七人的事例，以告诫于世人。工部尚书归登，自己说服食水银得病，好像有烧红的铁棒从颠顶贯通于下，摧折而为火，从孔窍关节喷射而出，大叫剧痛，哭泣而晕绝，他坐卧的垫具用了水银，则病情不发作，最后吐血十余年而亡。殿中御史李虚中，疽发于背而死。刑部尚书李逊对我说：我为药所误。便死了。刑部侍郎李建，一日之内无病而死。工部尚书孟简，在万州时邀请我，让他人回避后对我说：我得到一秘方，不想独自不死，现在送你一份，可用枣肉为丸服用。孟简在离别一年后生病。后来有人自孟简处来，我询问孟简的情况，说：前面所服的药有误，尚且可以用泻下的药治疗，泻下后病情平稳，患病两年后便死了。东川节度御史大夫卢坦，尿血，肉内疼痛不可忍，求死。金吾将军李道古举荐柳泌为唐宪宗炼制长生不老药，唐宪宗服食后躁怒，不久暴死，柳泌伏诛，李道古待罪，李道古服食柳泌炼制之药，五十岁时死于海上。这都可以引以为戒。

【解读】水银，即是单体金属元素汞，水银中毒患者在数分钟到数十分钟即引起急性腐蚀性口腔炎和胃肠炎，口腔和咽喉灼痛，并有恶心、呕吐、腹痛，继有腹泻，呕吐物和粪便常有血性黏液和脱落的坏死组织，患者常可伴有周围循环衰竭和胃肠道穿孔，在3~4天后可发生急性肾功能衰竭，同时可有肝脏损害。所以李时珍说："水银乃至阴之精，禀沉着之性。得凡火煅炼，则飞腾灵变；得人气熏蒸，则入骨钻筋，绝阳蚀脑。阴毒之物无似之者。"

3. 热药中毒

【出处】《本草纲目·卷9·石钟乳·发明》

【原文】张杲《医说》载：武帅雷世贤多侍妾，常饵砂、母、钟乳，日夜煎炼，以济其欲。其妾父苦寒泄不嗜食，求丹十粒服之，即觉脐腹如火，少焉热狂，投井中，救出遍身发紫泡，数日而死。而世贤服饵千计，了无病恼，异哉！沈括《笔谈》载：夏英公性豪侈，而禀赋异于人。才睡即身冷而僵如死者，常服仙茅、钟乳、硫黄，莫知纪极。每晨以钟乳粉入粥食之。有小吏窃食,遂发疽死。此与终身服附子无恙者,同一例也。

【译文】南宋张杲《医说》记载:武帅雷世贤有很多侍妾,他经常服食朱砂、云母、石钟乳燥热壮阳之药,日夜不停地炼制,来满足他的性欲。他的一个侍妾的父亲病寒泄,不欲饮食,向他求来丹药十粒,服用后即觉脐腹部像火焚烧一样,不一会儿发热狂躁,跳入井中,救出时已遍身发紫泡,数日而死。而雷世贤服用的丹药数以千计,毫无痛苦,这真是奇怪。沈括《梦溪笔谈》记载:夏英公性情豪华奢侈,而禀赋异于常人。才睡下即身冷僵硬如死人,经常服用仙茅、石钟乳、硫黄性热之药,没有限度。每日早晨取钟乳粉拌入粥中食用。有一小吏偷吃后,发疽而死。这与终身吃附子而没有发生疾病的,是同一个例子。

【解读】人之禀赋有厚薄,体质有差异,一般来说,阳虚之人,服用壮阳之药对身体有益。仙茅、钟乳、硫黄属于辛热之品,壮阳之药,夏英公服之以祛阴寒,故服用后身体无恙。正常之人,阴阳调和,如服此大辛大热之品,则必化为热毒,而生痈疽疮疡。

4. 礜石中毒

【出处】《本草纲目·卷 10·礜石·发明》

【原文】予兄文安公镇金陵,秋暑减食。医者汤三益教服礜(yù)石丸。已而饮啖日进,遂加意服之。越十月而毒作,衄血斗余。自是数数不止,竟至精液皆竭而死。时珍窃谓洪文安之病,未必是礜石毒发。盖亦因其健啖自恃,厚味房劳,纵恣无忌,以致精竭而死。夫因减食而服石,食既进则病去,药当止矣。而犹有服之不已,恃药妄作,是果药之罪欤?

【译文】我的兄长文安公镇守金陵时,初秋感受暑热,饮食量减少。有一名叫汤三益的医生教他服用礜石丸。服后饮食日增,于是特别用心地服用。十个月后毒性发作,流鼻血一斗有余。自此以后,经常流鼻血不止,最后精液皆竭而死。李时珍认为洪文安的病未必是礜石毒发,也可能是因为他自恃饮食量大,多食肥甘厚味,性生活频繁,纵恣无度,无所禁忌,以致精竭而死。因为饮食减少而服用礜石,食量增则病已去,药当停服,而犹服之不已,且仗着药力,任意胡为,果真是药的罪过吗?

【解读】礜石味辛,性大热,有毒,功能消冷积、祛寒湿、蚀恶肉、杀虫,可用于治疗痼冷腹痛、积聚坚癖、风冷湿痹、痔瘘息肉、恶疮癣疾等病症。患者感受暑热而食减,乃是胃阴受损,用辛热之礜石,是重耗其阴。礜石性大热,能助脾胃阳气,故食增。而恣情纵欲,耗竭肾阴。诸阴并耗,故精液皆竭而死。

5. 服玄明粉

【出处】《本草纲目·卷11·玄明粉·发明》

【原文】震亨曰:玄明粉火煅而成,其性当温。曰长服久服,轻身固胎,驻颜益寿,大能补益,岂理也哉? 予亲见一二朋友,不信予言而亡,故书以为戒。

【译文】朱丹溪说:玄明粉经火煅而成,其性当温。说长久服用玄明粉,能使身体轻健,胎孕得固,容颜不老,益寿延年,大有补益之功,哪有这样的道理呢? 我亲自看见我的一两个朋友,不相信我的话,服食玄明粉而亡,所以记录于此,以为训诫。

【解读】玄明粉的主要成分为无水硫酸钠,是将朴硝同其他药物同煮,结晶后再脱水风化而成。玄明粉味辛、咸,性寒,具有泻热通便、软坚散结、清热解毒、消积和胃的功效,可用于治疗实热积滞、大便不通、目赤肿痛、咽肿口疮、痈疽肿毒等症。李时珍说:《神农本草经》记载朴硝经炼制后服食,能使身体轻健,成为神仙,这可能是方士窜改增入的言论。后世之人因此制作成玄明粉,用火煅炼多遍,并佐以甘草,以去其咸寒之毒。如果遇到三焦肠胃实热积滞,且年少气壮者,酌量给予服用,也有速效。如果脾胃虚冷及阴虚火动者服用此药,能使病情加速恶化。

6. 服金花丸

【出处】《本草纲目·卷13·黄连·发明》

【原文】我明荆端王素多火病,医令服金花丸,乃芩、连、栀、檗四味,饵至数年,其火愈炽,遂至内障丧明。观此则寒苦之药,不但使人不能长生,久则气增偏胜,速夭之由矣。

【译文】明朝荆端王素来多火病,医生让他服用金花丸,由黄芩、黄连、栀子、黄柏四味药组成,服至数年,其火愈发炽盛,最后发内障而失明。观此可知,苦寒之药,不但不能使人长生,久服则导致寒热偏胜偏衰,还能使人加速死亡。

【解读】金花丸出自王肯堂《证治准绳·类方·卷八》,由黄芩、黄连、栀子、黄柏、大黄(便秘加之)组成,功能清热泻火。荆端王素多火病,服用金花丸,药证相符,然需中病即止,坚持服用数年,苦寒化燥伤阴,故火愈盛,阴精耗伤,不能上荣于目,故目生内障而失明。可见,性味偏盛之药,不可常服。

7. 服食川芎

【出处】《本草纲目·卷14·芎䓖·发明》

【原文】沈括《笔谈》云:一族子旧服芎䓖,医郑叔熊见之云:芎䓖不可久服,多令人暴死。后族子果无疾而卒。又朝士张子通之妻,病脑风,服芎䓖甚久,一旦暴亡。皆目见者。此皆单服既久,则走散真气。若使他药佐使,又不久服,中病便已,则焉能至此哉?

【译文】沈括《梦溪笔谈》记载:有一同族兄弟之子过去服用川芎,医生郑叔熊看见后说:川芎不可久服,多服令人暴死。后来兄弟之子果然没有生病就死了。朝士(古代官名)张子通的妻子,病脑风,服用川芎很久了,突然暴死。这都是亲眼所见的。这二人单独服用川芎,且时间久远,能走散真气。如果以他药为佐使,又不久服,疾病愈合之后,便停止服用,怎么可能发展到这个地步呢?

【解读】脑风,是指风冷侵袭脑户的病症。《圣济总录·卷第一十五·脑风》云:"夫风生高远,始自阳经,然督脉阳维之会,自风府而上至脑户。脑户者,督脉足太阳之会也。又太阳之脉,起于目内眦,上额交巅,上入络脑。今风邪客搏其经,稽而不行,则脑髓内弱,故项背怯寒,而脑户多风冷也。"川芎辛温能散,能上行头目,祛风止痛,为治头痛要药,无论风寒、风热、风湿、血虚、血瘀头痛均可随证配伍治疗,故李东垣言"头痛须用川芎"。《神农本草经》言川芎"主中风入脑头痛、寒痹,筋脉缓急,金疮,妇人血闭无子"。脑风为感受风邪所致,用川芎治疗,颇为对证。但川芎性温升散,久服必走散真气,致人夭亡,故须中病即止。

8. 多服毒药

【出处】《本草纲目·卷17·乌头·发明》

【原文】时珍曰:草乌头、射罔,乃至毒之药。非若川乌头、附子,人所栽种,加以酿制,杀其毒性之比。自非风顽急疾,不可轻投。甄权《药性论》言其益阳事,治男子肾气衰弱者,未可遽然也。此类止能搜风胜湿,开顽痰,治顽疮,以毒攻毒而已,岂有川乌头、附子补右肾命门之功哉?吾蕲郝知府自负知医,因病风癣,服草乌头、木鳖子药过多,甫入腹而麻痹,遂至不救,可不慎乎。

【译文】李时珍说:草乌头、射罔,是毒性最大的药。不像川乌头、附子,经过人们栽种,又加以炮制,减轻了它的毒性。如果不是风顽急症,不可轻易使用。甄权《药性论》认为草乌头能补肾壮阳,治疗男子肾气衰弱,这种说法不能遽下定论。这类药只能搜风胜湿,开顽痰,治顽疮,以毒攻毒而已,怎么会有川乌头、附子补右肾命门的功效呢?我们蕲春的郝知府自以为知晓医理,因患风癣病,服草乌头、木鳖子过多,药才入腹即觉麻痹,以至于不可救治,难道不应该谨慎使用吗?

【解读】乌头分为川乌、草乌,草乌毒性较川乌大。乌头因采集时间,炮制、煎煮时间不同,中毒剂量差别很大。乌头中毒可见口舌及全身发麻、恶心呕吐、肢体痉挛、呼吸困难、血压下降、体温不升、心律失常、神志昏迷,以至循环、呼吸衰竭而死亡。因此应特别注意中毒的早期症状,及早救治。临床使用乌头也宜以小剂量开始试用,然后逐渐加量。乌头毒性大,故必须经过炮制才可内服,内服处方上也应写明制川乌、制草乌。另外,前人认为乌头不宜与半夏、瓜蒌、贝母、白蔹、白及同用。

9. 木鳖中毒

【出处】《本草纲目·卷18·木鳖子·发明》

【原文】按刘绩《霏雪录》云:木鳖子有毒,不可食。昔蓟门有人生二子,恣食成瘢。其父得一方,以木鳖子煮猪肉食之。其幼子当夜、长子明日死。友人马文诚方书亦载此方。因著此为戒。时珍曰:南人取其苗及嫩实食之无恙,则其毒未应至此。或者与猪肉不相得,或犯他物而然,不可尽咎木鳖也。

【译文】明代刘绩《霏雪录》记载:木鳖子有毒,不可食用。过去蓟门有人生了两个儿子,恣意饮食,形成瘢证。他们的父亲得到一个药方,用木鳖子煮猪肉食用。其幼子当夜即死,长子第二日亦死。友人马文诚的方书中也记载有此方。因此记录下来,以为告诫。李时珍说:南方人采取木鳖子的苗和鲜嫩的果实食用,没有产生疾病,这说明木鳖子的毒性没有上面所说的厉害。可能是与猪肉之性相反,或者违反了其他的饮食禁忌而导致的,不能全部归咎于木鳖子。

【解读】木鳖子,为葫芦科植物木鳖子的成熟种子,生品有毒,多供外用,内服宜慎。前事不忘,后事之师,木鳖子同猪肉煮食,两人因之而亡,来者当以之为戒。现在,人们也采木鳖子的嫩茎叶食用,说明其茎叶是无毒的。

10. 附子中毒

【出处】《本草纲目·卷24·绿豆·发明》

【原文】按《夷坚志》云:有人服附子酒多,头肿如斗,唇裂血流。急求绿豆、黑豆各数合嚼食,并煎汤饮之,乃解也。

【译文】据《夷坚志》记载:有一人服用附子酒过多,头肿大如斗,唇口开裂,有血流出。急忙取来绿豆、黑豆各数合,咀嚼食用,并且煎汤饮服,病才解除。

【解读】李时珍说:"(黑豆)煮汁,解礜石、砒石、甘遂、天雄、附子、射罔、巴豆、芫青、斑蝥、百药之毒及蛊毒。"可见,黑豆可解附子之毒。宁原说:"(绿豆)解一切药草、牛马、金石诸毒。"附子属于药草之毒,故绿豆也可解附子之毒。将绿豆、黑豆合用,解毒之功更著。

11. 冰片中毒

【出处】《本草纲目·卷34·龙脑香·发明》

【原文】又宋·文天祥、贾似道皆服脑子求死不得,惟廖莹中以热酒服数握,九窍流血而死。此非脑子有毒,乃热酒引其辛香,散溢经络,气血沸乱而然尔。

【译文】宋代的文天祥、贾似道都服用龙脑香求死而不得,只有廖莹中用热酒送服数把而死。这并不是龙脑香有毒,而是热酒引其辛香,散溢于经络之中,引起气血沸乱所致。

【解读】龙脑大辛善走,其辛散之性,加以热酒引导,进入经络,使百脉中气血沸乱,气散尽而亡。

12. 杏仁服法

【出处】《本草纲目·卷29·杏·发明》

【原文】《野人闲话》云:翰林学士辛士逊,在青城山道院中,梦皁姑谓曰:可服杏仁,令汝聪明,老而健壮,心力不倦。求其方,则用杏仁一味,每盥漱毕,以七枚纳口中,良久脱去皮,细嚼和津液顿咽。日日食之,一年必换血,令人轻健。此申天师方也。又杨士瀛《直指方》云:凡人以水浸杏仁五枚,五更端坐,逐粒细嚼至尽,和津吞下。久则能润五脏,去尘滓,驱风明目,治肝肾风虚,瞳人带青,眼翳风痒之病。珍按:杏仁性热降气,亦非久服之药。此特其咀嚼吞纳津液,以消积秽则可耳。古有服杏丹法,云是左慈之方。唐慎微收入本草,云久服寿至千万。其说妄诞可鄙,今删其纰谬之辞,存之于下,使读者毋信其诳也。

【译文】宋代景焕《野人闲话》记载:有一个叫辛壬逊的翰林学士,住在青城山的道院中,晚上梦见皇姑对他说:可经常服用杏仁,令你耳目聪明,老而健壮,脑力充足,不易疲倦。辛壬逊向皇姑叩问药方,则用杏仁一味,每次洗漱完毕,取七枚纳于口中,稍久脱去外皮,细嚼后和津液一起咽下,每日食用,一年后必换血,令人身轻体健。这是申天师的药方。又杨士瀛《仁斋直指方》记载:凡人以水浸杏仁五枚,五更端坐,逐粒细嚼至尽,和口中津液吞下,日久则能润五脏,去尘滓,祛风明目,治肝肾风虚、瞳仁带青、眼翳风痒之病。李时珍按:杏仁性热,能降气,并非可以久服之药,这是取其咀嚼吞纳津液,用来消积滞秽浊则可。古时有服杏丹的方法,说是左慈的药方,唐慎微收入本草,说久服寿命可至千岁万岁,这种说法虚妄不实,令人鄙夷,今删除荒谬的言辞,存之于下,使读者不要相信其诳言。

【解读】杏仁分为苦杏仁、甜杏仁。苦杏仁味苦、性微温,有小毒,功能止咳平喘、润肠通便。甜杏仁味甘性平,功效与苦杏仁类似,药力较缓。一般药用多为苦杏仁。苦杏仁有小毒,非久服之品。文中所述的养生法乃"咽津法",口含杏仁,使津液微生,逐渐充满口腔,再一次咽下,可奏溉脏润身、滋流百脉之功。苏轼亦有一类似养生法,他每日闲暇之时,常取刚煮熟的芡实米一粒,放入口中缓缓地含,直至满口唾津,再鼓漱几遍,才徐徐咽下。每日他用此法含吃芡实 10~30 粒,日复一日,年复一年,坚持成习。无论是口含杏仁,还是芡实,真正起作用的是人体自身分泌的津液。

13. 服食杏仁

【出处】《本草纲目·卷 29·杏·附方》

【原文】颂曰:古方用杏仁修治如法,自朝蒸至午,便以慢火微炒,至七日乃收之。每旦空腹啖之,久久不止,驻颜延年,云是夏姬之法。然杏仁能使人血溢,少误必出血不已,或至委顿,故近人少有服者。或云服至二三年,往往或泻,或脐中出物,皆不可治也。

【译文】苏颂说:古方使用杏仁的炮制方法,将杏仁自早晨蒸至中午,然后用慢火微炒,满七日后收贮。每日清晨空腹服用,经久不止,可以容颜不老,延年益寿,说是夏姬所传之法。然而杏仁能使血失常道而溢出,稍有差错必然会出血不已,或者导致萎顿不堪,所以近来很少有人服用。有的说服至两三年,往往会腹泻,或脐中出物,这都是治不好的。

【解读】杏仁味苦、性微温,有小毒,不可久服,服食杏仁可延年益寿、驻颜美容之说乃虚妄之言,不值一信。

14. 烟熏中毒

【出处】《本草纲目·卷 26·莱菔·发明》

【原文】《延寿书》载:李师逃难入石窟中,贼以烟熏之垂死,摸得萝卜菜一束,嚼汁咽下即苏。此法备急,不可不知。

【译文】元代李鹏飞《三元参赞延寿书》记载：李师逃难进入石窟中，盗贼用烟熏入石窟，李师垂绝欲死，摸得萝卜菜一把，嚼汁咽下即苏醒过来。此法能防备仓促之急，不可不知。

【解读】萝卜能解烟熏之毒，仓促之间，可以救急。有方书记载，晨起空腹时，嚼食萝卜三片，久之，吸烟时即觉恶心，此法可谓是戒烟良方。即使不能戒掉烟瘾，也能在一定程度上化解烟毒。

15. 壁鱼食字

【出处】《本草纲目·卷41·衣鱼·集解》

【原文】俗传壁鱼入道经中，食神仙字，则身有五色。人得吞之，可致神仙。唐·张易之少子，乃多书神仙字，碎剪置瓶中，取壁鱼投之，冀其蠹食而不能得，遂致心疾。书此以解俗说之惑。

【译文】民间传说壁鱼钻入道家的经书中，吃了神仙字，则身上有五种颜色。人如果捕得吞服，可成神仙。唐代张易之的儿子，写了很多神仙字，剪碎放在瓶中，然后取来壁鱼投入瓶中，希望壁鱼蛀蚀神仙字而没有成功，反倒因劳思、忧愤而生病。书录于此用来解除民间传说的迷惑。

【解读】中医讲究"以意用药"，用好了则疗效神奇，用错了则弄巧成拙。苏轼《东坡志林·记与欧公语》记载了苏轼和欧阳修谈论"以意用药"的一段对话，可堪玩味。

欧阳修曾经说："有一个患病的人，医生向他询问得病的缘由。病人说：'乘船的时候遇到大风，受到惊吓而得。'医生取来多年的舵牙，在舵手汗液常年浸渍的地方，刮下细末，同朱砂、茯神之类的药，服用后病即痊愈。现在的《本草诸别药性论》说：'止汗，可用麻黄根和旧的竹扇研末服用。'医生以意用药，大多类此，初似儿戏，然而也有有效的，大概是不好轻易去推究。"苏轼对欧阳修说："用笔墨烧灰给求学的人服用，能治疗昏昧怠惰吗？推此而广之，则喝了伯夷洗漱后的水，可以治疗贪心；吃了比干剩下的食物，可以治疗奸佞；舔了樊哙的盾牌，可以治疗胆怯；闻了西施的耳环，可以治疗恶疾。"欧阳修于是抚掌大笑。

○病症索引

七画

八画

九画